基础教育测评模型构建与应用丛书

◎丛书主编　宋乃庆

中国学龄儿童动商

测评模型构建与应用研究

》常金栋　宋乃庆◎著

西南大学出版社

国家一级出版社　全国百佳图书出版单位

图书在版编目（CIP）数据

中国学龄儿童动商测评模型构建与应用研究 / 常金栋，宋乃庆著 . -- 重庆：西南大学出版社，2024.5
ISBN 978-7-5697-1576-7

Ⅰ . ①中… Ⅱ . ①常… ②宋… Ⅲ . ①学龄儿童 – 生长发育 – 研究 – 中国 Ⅳ . ①R179

中国国家版本馆CIP数据核字（2024）第062345号

重庆市"十四五"重点出版物出版项目

国家社会科学基金项目（批准号：15CTY011）成果
西南大学2023年度中央高校基本科研业务费专项资金项目（批准号：SWU2309514）成果

中国学龄儿童动商测评模型构建与应用研究

ZHONGGUO XUELING ERTONG DONGSHANG CEPING MOXING GOUJIAN YU YINGYONG YANJIU

常金栋　宋乃庆　著

策划编辑	王　宁　周万华
责任编辑	郑祖艺
责任校对	朱春玲
特约校对	蒋云琪
装帧设计	汤　立
排　版	江礼群
出版发行	西南大学出版社（原西南师范大学出版社）
	地　址　重庆市北碚区天生路2号
	邮　编　400715
印　刷	重庆正文印务有限公司
成品尺寸	185 mm×260 mm
印　张	18.75
字　数	366千字
版　次	2024年5月　第1版
印　次	2024年5月　第1次印刷
书　号	ISBN 978-7-5697-1576-7
定　价	95.00元

序言一

　　基础教育质量测评模型和标准是挖掘教育大数据价值和规避大数据风险的战略工具，能够在复杂的信息和数据中获取教育改革和发展的关键要素，将大数据变成"小数据"，从不确定性中寻找确定性，增强大数据对教育决策的价值，从而降低大数据带来的决策风险，是教育决策科学化和国家新型智库建设的有力支撑，也是教育研究科学化的重要突破口。

　　"基础教育测评模型构建与应用丛书"致力于基础教育领域的测评研究，重在开发测评的指标体系及测评工具，既考虑学生课业负担、学生阅读素养、学龄儿童动商、学生美术表现素养、学生学习兴趣，也考虑教科书难度、教师数学素养、学校效能、学校特色发展，还考虑学生STEAM学习能力、劳动教育等；既考虑学生测评，也考虑教师测评、学校测评和政府测评；既考虑学生能力测评，也关注学生情意测评和学习负担，进而多学科、多角度地关注基础教育测评的重大问题，构建系统性、全局性的系列基础教育测评模型，并通过实践应用，充分体现出测评在教育中的指挥棒作用。该丛书围绕基础教育评价的重点、热点、难点问题，厘清相关问题的内涵与结构特征、测评指标体系，构建系列在国内具有原创价值的测评模型，有效回应基础教育领域相关主题的评价难题。这对基础教育质量监测、基础教育评估、基础教育督导等相关领域的研究与实践具有重要的学术贡献和参考价值。

　　由国家级教学名师、当代教育名家、中国基础教育质量监测协同创新中心首席专家、西南大学二级教授、教育部西南基础教育课程研究中心主任、西南大学基础教育研究中心主任、中国教育学会原副会长、教育部基础教育课程教材专家工作委员会原副主任、原西南师范大学校长、西南大学原常务副校长宋乃庆教授组织编写的"基础教育测评模型构建与应用丛书"，系深入落实中共中央 国务院《深化新时代教育评价改革总体方案》之作，该丛书贯彻习近平总书记"扭转不科学的教育评价导向"等讲话精神，创造性地提出基础教育测评模型构建范式及应用范例，对全面把握基础教育发展现状、科学诊断现存问题、有效提出改进策略、科学提供决策咨询等具有极强的理论价值和现实意义。近年来,该团队已完成20余个有影响力的基础教育测评模型构建及工具开发工作,走在全国前列;围绕基础教育测评成功申报国家级、省部级项目20余项;在《中国社会科学》《教育研究》《教育学报》《华东师范大学学报》等重要核心期刊发表论文60余篇。西南大学"教育测评之家"科技创新团队被共青团中央、全国青联、全国学联、全国少工委授予大学生"小平科技创新团队"称号,获得"第十一届中国青少年科技创新奖",受到时任副总理孙春兰的接见,取得了丰硕的研究成果。

综上所述,该丛书设计视角独特,创新性强,具有较高的学术价值、应用价值和出版价值。虽难度较大,但团队积淀深厚,攻坚能力强。

江西财经大学

邱东

2023 年 10 月 8 日

【邱东,经济学博士,全国哲学社会科学基金项目评审组统计学召集人,1993年经国务院学位办批准为博士生导师,国务院政府特殊津贴获得者。曾任东北财经大学校长、中央财经大学党委书记,世界银行第8轮ICP技术咨询组(TAG)成员、教育部学位办应用经济学学科评议组成员、教育部学位办统计学学科评议组成员、教育部科技委学部委员。现任江西财经大学讲席教授、统计学院名誉院长。】

序言二

　　教育测评是新时代党和国家教育事业发展的重大理论和实践问题。习近平总书记在全国教育大会上指出，扭转不科学的教育评价导向，坚决克服唯分数、唯升学、唯文凭、唯论文、唯帽子的顽瘴痼疾，从根本上解决教育评价指挥棒问题。2020年，中共中央 国务院颁布《深化新时代教育评价改革总体方案》，其中提出，到2035年，基本形成富有时代特征、彰显中国特色、体现世界水平的教育评价体系。然而，当前对如何在基础教育领域开展教育测评，发挥测评引领教育质量观、提升教育质量的功能这一全局性、战略性、前瞻性的研究尚不系统。

　　中国基础教育质量监测协同创新中心首席专家、中国教育学会原副会长、西南大学宋乃庆教授团队以国家"2011协同创新中心"中国基础教育质量监测协同创新中心西南大学分中心、重庆市人文社会科学重点研究基地西南大学基础教育研究中心等平台，以及教育学国家"双一流学科"、心理学国家重点学科、统计学一级学科为依托，多年来一直深耕基础教育测评研究，特别是创造性地开展基础教育测评模型研究，开辟了基础教育测评研究的新领域，构建了20余个原创性教育测评模型，并形成了基础教育测评模型的构建范式，取得系列高水平、标志性成果。

　　如今，西南大学宋乃庆教授团队将多年来的基础教育测评模型研究成果汇集成含16册书的"基础教育测评模型构建与应用丛书"，是基于2012年以来国家哲学社会科学重点基金课题，尤其是中国基础教育质量监测协同创新中心支持中国基础教育质量监测协同创新中心西南大学分中心开展的一系列测评模型构建与应用的课题研究，并结合国家2020年《深化新时代教育评价改革总体方案》的要求，研究与实践成果的集成表现，是团队在基础教育测评研究方面的阶段性成果总结，是对构建的系列重要教育测评模型的集中呈现。

　　该丛书创新性强，编写团队率先创造性地开拓了基础教育测评模型构建与应用这一研究领域，其成果"大数据时代的教育测评模型及其范式构建"在国内人文社科顶级刊物《中国社会科学》（2019年第12期）上发表，尝试构建中国特色的基础教育测评话语体系,具有重要的理论和现实意义。此外,基础教育测评模型构建是一个涉及教育学、心理学、管理学、信息科学、统计学、数学等多学科的跨学科领域,难度极高但意义重大。相信它对基础教育测评的研究、实践和决策都将产生重要的影响。

北京工商大学

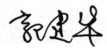

2023 年 10 月 8 日

【郭建华,北京工商大学党委副书记、校长,统计学教授,博士生导师。第八届国务院学位委员会统计学科评议组召集人,国家杰出青年科学基金获得者,"新世纪百千万人才工程"国家级人选,教育部新世纪优秀人才。】

目 录

第一章

绪论

❈　第一节　研究背景　❈

一、社会背景

2012年5月14日,《中国体育报》刊发了《关注动商,提高学生运动潜能》[①]一文。该报道引用了一个新概念"动商",此概念一经报道,各大媒体敏锐地捕捉到其新颖点,在国内掀起了一股挖掘动商的热潮。同时,教育、文化、体育等各领域的学者们也都敏锐地察觉到了动商研究的新颖性,纷纷加入动商研究的热潮。而动商概念在国内首次出现之时正好是当年国家公布学生体质健康测试结果的时候,当时学生体质健康测试的主要指标结果已经连续下降20多年,社会各界广泛关注此事。学生体质健康水平下降导致的全民焦虑,使学生体质成了全民讨论的焦点,各大媒体都在寻找破解学生体质下降的"灵丹妙药"。突然出现的动商理念一经报道就搅动了社会各界的"神经",动商这枚"灵丹妙药"俨然成了破解儿童青少年体质健康水平下降问题的"救命稻草"。然而,儿童青少年体质下降是一个复杂的社会问题,这个问题也不是中国所独有的。据2022年世界卫生组织报道,世界上80%以上的青少年身体活动不足[②],而身体活动不足是儿童青少年体质下降的重要根源。可见,世界各国都面临着儿童青少年体力活动减少带来的负面效应。除此之外,国内儿童青少年还有另外一个压力源——高考的学业压力。虽然目前主流观点认为素质教育已经成为基础教育阶段的主导,但是在学业压力下,体育锻炼大多还是会让位于文化学习。国内动商概念就是在这样的社会大背景下应运而生的。

二、政策背景

面对儿童青少年身体活动不足的现状,各国政府都采取了相应的儿童青少年身体活动干预措施。截至2020年,世界卫生组织中56%的成员都实施了身体活动干预政策。我国党和政府始终高度重视儿童青少年的身体健康,习近平总书记多次就儿童青少年健康作出重要讲话、指示和批示。中共中央、国务院等先后出台了《中共中央 国务院关于加强青少年体育增强青少年体质的意见》(中发〔2007〕7号)、《国务院办公厅转发教育部等部门关于进一步加强学校体育工作若干意见的通知》(国办发〔2012〕53号)、

---

① 项涓,海宇.关注动商,提高学生运动潜能[N].中国体育报,2012-05-14(5).
② 世界卫生组织.身体活动[EB/OL].(2022-10-05)[2023-01-15].https://www.who.int/zh/news-room/fact-sheets/detail/physical-activity.

《国务院办公厅关于强化学校体育促进学生身心健康全面发展的意见》(国办发〔2016〕27号)等一系列旨在提升儿童青少年健康水平的政策文件。

2016年10月,中共中央、国务院印发了《"健康中国2030"规划纲要》。这一重要战略安排的出发点是基于人民对美好生活的需求,旨在全面提高人民健康水平、促进人民健康发展。把人民健康放在优先发展的战略地位是对新时代社会主要矛盾进行判断而作出的正确决策。儿童是祖国的未来,儿童健康事关祖国未来的发展。促进儿童全面发展是落实《国务院关于实施健康中国行动的意见》(国发〔2019〕13号)的基本要求,是促进儿童身心健康和全面素质发展的重要保障。同时,促进儿童身体素质发展也是中共中央办公厅、国务院办公厅印发的《关于全面加强和改进新时代学校体育工作的意见》中的重要内容。

2019年,国务院办公厅印发了《体育强国建设纲要》(简称《纲要》)。《纲要》明确指出要推进幼儿体育发展,引导建立幼儿体育课程体系和师资培养体系;促进青少年提高身体素养,全面实施青少年体育活动促进计划;完善并推行国家体育锻炼标准和运动水平等级标准等。《"健康中国2030"规划纲要》和《体育强国建设纲要》是2035年基本实现社会主义现代化远景目标,建成文化强国、教育强国、人才强国、体育强国和健康中国的重要政策保障。尽管我国党和政府高度重视儿童青少年身体健康,但2014年国家学生体质健康监测数据显示,我国儿童青少年体质健康状况仍不容乐观[①]。如何破解儿童青少年体质健康问题,是当前国内社会各界共同关注的焦点。在习近平总书记教育强国、体育强国等系列重要讲话精神的指导下,为破解儿童青少年体质健康问题,我国学者提出了用"动商"破解体质难题的设想。2012年中国动商研究应运而生,经《中国体育报》报道后,《中国教育报》、《中国青年报》、《新华日报》、中央电视台等100多家新闻媒体对"动商"主题进行了跟进报道。此后,在健康中国、体育强国等系列国家战略及其指导思想的引领下,政府大力促进学校体育建设,引导社会尤其是家长关注儿童的健康发展。

三、学术背景

2012年,动商概念在国内一经提出就受到了新闻媒体的高度关注。2013年,时任共青团中央书记处第一书记的秦宜智同志对动商理念给予了充分肯定,建议尽快探索出成果并推广应用[②]。在国内语境中,动商作为继智商、情商之后被大家了解到的一个新

---

① 国家体育总局.2014年国民体质监测公报[EB/OL].(2015-11-25)[2023-05-10].https://www.sport.gov.cn/n315/n329/c216784/content.html.

② 常金栋.青少年动商研究的理论溯源与框架构建[J].南京理工大学学报(社会科学版),2016,29(1):35-39.

概念,与智商和情商有某种程度上的关联①,却无法与智商、情商的知名度相比。但经过媒体传播,动商概念受到社会各界的高度关注,其热度也持续攀升。2016年,"动商"一词的百度搜索量超过1亿次,远超智商与情商的搜索量。

2016年1月,在南京举行的首届亚太动商研究学术论坛上,来自中国、韩国等亚太国家的专家学者汇聚一堂,以"动商"为主题进行了广泛而深入的研讨,"动商"一词正式在国内学界占有了一席之地。而动商概念在国际上是否已经存在,何时产生,因何而起,目前国内学界对此众说纷纭。有学者提出动商概念"中国首创说",认为动商概念是中国首创的理论②;有学者提出"启示说",认为动商概念源于智商和情商,是受智商和情商的启发而提出来的③;有学者提出"雏形说",认为哈佛大学加德纳(Gardner)教授提出的多元智能理论中的"身体–动觉智力"是动商的雏形④;有学者认为卡佩特(Capute)使用的运动商数(motor quotient,MQ)就是动商概念的源头⑤;也有学者溯源发现安德森(Anderson)在体育教学中曾应用动商进行成绩等级评价⑥。通过文献检索可以发现,麦克乐(McCloy)博士1934年提出的"一般运动能力""潜力测验"是最早对动商的研究⑦。因此,被国内学者称为一个新概念的动商及其"中国首创说""启示说""雏形说"等学说认知,是因信息不对称而引起的。Motor Quotient一词早在1934年就出现在国外的文献中,其研究在历史变迁中并未受到应有的重视和开发,这既有历史的原因,也是研究分化的结果。动商的价值在当时没有引起人们的重视,动商也未得到学界的准确定位,导致相关研究多以运动技能商为主,动商很少被用于儿童青少年运动的整体研究。直到中国学者用理论阐释了动商,这才引起国内外学者浓厚的研究兴趣。

2016年12月,由西南大学动商研究所承办的"2016年高等学校动商与教育发展论坛",汇聚国内外专家研讨动商与教育发展问题,再次推动了动商研究的热潮。由于国内学界对动商的理解和认知是基于对中国儿童青少年体质健康问题的思考,中国动商研究更多是基于感情认知,是基于对问题的批判性思维总结。在较短的研究时间内,国内研究的重心更多是对动商概念学说、理论的阐述,或基于伟人的个案解读,针对儿童动商的测评研究文献严重匮乏,且研究范式多采用理论推定,而非实证研究。

① 李化侠,宋乃庆,辛涛.从智商、情商到动商——刍议动商的内涵、价值及路径[J].课程·教材·教法,2017,37(7):4-10.

② 张红兵,李海燕,崔成均,等.动商测试量表、动商公式和评价标准构建——以5—6岁儿童动商测评体系研究为例[J].武汉体育学院学报,2016,50(2):69-74.

③ 李红亮,印艳.动商——人类潜能的认知学探索[J].南京理工大学学报(社会科学版),2015,28(6):1-6.

④ 王宗平,丁轶建,崔成均.动商研究的基本框架[J].南京理工大学学报(社会科学版),2017,30(1):40-45.

⑤ 王宗平,张怡.动商——人类全面发展的重要支脚[J].体育学刊,2014,21(4):13-16.

⑥ 常金екс.青少年动商研究的理论溯源与框架构建[J].南京理工大学学报(社会科学版),2016,29(1):35-39.

⑦ 祝大鹏,陈蔚.动商:概念界定、类型划分与测量工具的再审视[J].上海体育学院学报,2017,41(1):13-17.

一个学科、概念或观点的成立不仅要有理论推断,更要经过实证检验。在国内时间不长的动商研究中,不仅呈现出多学科繁荣的局面(已有哲学、教育学、心理学、历史学、物理学、化学、生命科学等学科专家参与著书立说),而且其新闻媒体曝光度也在不断提升。先后有中央媒体(中国青年报、中国体育报、中国教育报、中央电视台)、地方媒体(新华日报、羊城晚报、重庆日报、重庆商报等)、网络媒体及自媒体(动商研究中心、动商研究院、动商101)对动商进行了关注和报道。动商理念在媒体上的传播,让"用'动商'诠释校园足球"进入了内蒙古中考试卷①。动商概念经新闻媒体传播逐渐成为家喻户晓的名词。但究竟何为动商,动商概念源于何时,国外是否有相关研究或报道,它的内涵、价值、意义是什么,如何测量它,如何应用它,它能为儿童生活带来什么,这一系列问题仍亟待探索。

基于对以上问题的思考,本书从动商概念的产生入手,剖析动商概念及其测评的发展过程,解析动商概念的属性、目的和功能,探讨动商概念的内涵、价值与意义,构建儿童动商的测评指标、方法和模型,为儿童动商理论发展及其实践应用提供科学依据。

第二节　研究意义

一、理论意义

(一)探索儿童运动发展的机制,拓展儿童运动测评研究的领域

运动对促进儿童终身发展具有重要的意义。首先,儿童成长过程中存在运动发展的敏感期,在敏感期对其进行有针对性的运动干预可起到事半功倍的效果,而动商测评正是为儿童敏感期运动干预提供科学方法的重要途径。其次,动作发展是儿童生长发育的基石,是动作技能提高的保障和健康行为培育的捷径。儿童在动作学习过程中通过与他人的合作,不仅可以建立良好的人际关系,而且可以培养儿童的运动意识、担当意识、责任意识、集体意识和爱国意识,这正是新时代学校体育教育落实立德树人的重要途径和抓手。

此外,儿童时期是终身运动锻炼习惯养成的启蒙期,也是探索儿童运动发展机制的黄金期。通过建立与儿童身心健康相关的测评指标体系,测评儿童的运动能力、运动表

---

① 王宗平.用"动商"诠释校园足球[N].中国科学报,2015-04-16(7).

现和运动行为,可以了解儿童运动产生、发展和成熟的机制。这是构建儿童动商测评理论体系,建立儿童动商测评模型的重要理论意义之一。

(二)构建中国动商测评理论体系,提升中国运动测评的国际影响力

在国内,"动商"作为具有中国特色的概念是由特定元素构成的,它是基于我国儿童青少年身体健康问题而提出的,是为破解中国儿童青少年体质下降难题而产生的新理念。动商研究有利于丰富国际运动测评理论的研究内容,尤其是儿童运动测评与教育领域。动商测评研究不仅丰富了国际运动测量领域的内容,推动中国研究进入国际,提升我国原创研究的国际影响力,而且还为丰富我国运动测量与评价体系提供了重要助力。此外,儿童动商测评模型的应用将会带动儿童运动教育研究领域的发展,将进一步拓展儿童运动教育领域的研究范围。由此可见,动商测评研究不仅可以丰富国内外运动测评研究理论体系,而且对推动我国本土理论国际化,提高我国儿童运动测评研究的国际影响力,提升我国学者在国际学术研究中的话语权等具有重要意义。

二、实践意义

(一)保障儿童运动教育实践的科学实施

体质健康问题已成为困扰我国儿童青少年的难题之一,动商理念的引入为破解儿童体质健康问题注入了活力。动商测评研究为儿童运动能力、运动技能和运动心理的监测提供了全方位的保障,是一种突破性的儿童体质干预思路。一是突破了传统的对体质问题的思考模式,探索从多维度测评儿童体质,分析儿童体质下降的原因,并采取儿童体质干预措施。二是突破了传统的体质测评核心,改变了以体能为主的测评模式,增加了动作技能和运动心理两大维度,为全面评估儿童体质健康提供了新的方法。三是引入动商新概念,为儿童成长提供与智商、情商并列的理论体系,使家庭、学校和社会等各方面更加重视儿童运动教育。因此,动商测评在为儿童运动教育提供科学保障方面具有重要的实践意义。

(二)监测与评估儿童运动成长发展过程

儿童动商测评研究不仅研制了测评工具,而且在应用领域探索建立了基于年龄和性别分布的儿童动商常模。儿童动商常模作为评估儿童运动发展水平的标准,具有重要的应用价值。一是儿童动商常模可用于诊断儿童运动发展现状,及时诊断儿童运动发展障碍并制定干预措施。二是儿童动商常模可用于儿童运动成长发展监控,可根据

不同性别、年龄儿童的对应动商值,全面系统地监控儿童的运动发展过程。因此,监测与评估儿童运动成长发展过程是儿童动商测评研究的重要实践价值。

第三节 核心概念

概念界定不外乎属性论、目的论和功能论[1],认识和界定"动商"概念主要包含两大方面:一是区分"发育"与"发展"的界限问题,即动商的内涵与外延;二是区分"正常"与"障碍"的界限问题,即动商内部的划分,也就是操作性概念的界定。可从动商的属性、目的和功能三个方面来分析动商的内涵和外延,通过内涵与外延分析对动商概念进行界定。

一、动商

(一)动商属性分析

属性是事物在同其他事物发生关系时表现出来的本质,人们通过观察、分析事物的属性来认识事物的本质[2]。换言之:事物通过其自身属性反映自身特征[3]。因此,对动商的认识从本质上讲,就应该而且必须建立在对动商属性和其性质变化关系及其规律的结构认知之上。无论是麦克乐(McCloy)的动商理论[4],还是佐斯梅尔(Zausmer)和塔尔(Tower)提到的动商年龄差[5]或卡佩特(Caupte)提出的运动商数[6],国际上的动商概念都是建立在智商与运动发育商的基础上,并不断修订完善而确定的。多数研究是通过对个体自身运动能力和运动行为的测量,获取其在群体中对应位置的评分,从而判断个体的动商指数。因而可以明确动商是一个相对值概念。由此推断,动商概念的属性体现了两个方面的特征。一是动商的本体属性。这是个体本体所具有的运动能力的结果呈现,是个体通过存在、运动、变化、发展或其他的关系反映出来的自身本质特征。二是动

---

① 熊文,张尚晏.关于体育概念界定的哲学反思[J].体育学刊,2007,14(1):9-14.

② 刘建华.基于属性论高考招生模型的研究[D].桂林:广西师范大学,2000:4-7.

③ 冯嘉礼.思维与智能科学中的性质论方法[M].北京:原子能出版社,1990:26.

④ MCCLOY C H.The measurement of general motor capacity and general motor ability[J].Research quarterly. American physical education association,1934,5(sup1):46-61.

⑤ ZAUSMER E,TOWER G.A quotient for the evaluation of motor development[J].Physical therapy,1966,46(7),725-727.

⑥ CAPUTE A J,SHAPIRO B K.The motor quotient:a method for the early detection of motor delay[J].American journal of diseases of children,1985,139(9):940-942.

商的行为属性。它是个体通过努力改变动商的结果反映,它是只有依靠事物的存在才会显现出来的特征。界定动商概念除了要考虑本体属性与行为属性,还需要考虑我国教育的实际,从而构建有中国特色的动商概念。首先,动商测评的核心是鉴定个体在群体中的位置;其次,动商测评还可以区分个体运动差异,鉴别运动障碍。因此,在确定我国动商概念的属性时,还需考虑我国的教育方针政策,根据"培养德智体美劳全面发展的社会主义建设者和接班人"的要求,准确把握动商与体育运动的关系。国家重视"体",动商概念内涵就需要融入"体",以期通过动商的培育,全面提升儿童青少年的身体健康水平。至此,动商的属性可明确界定为运动研究范畴内本体属性与行为属性的有机结合。

(二)动商目的分析

有学者提出动商是个体的运动商数,是个体克服自身和客观事物进行身体运动的能力,是人的运动天赋水平和对运动潜能的发挥能力[1]。这个表述反映了国内动商概念中的两个界定,一是身体运动的能力,二是运动天赋水平和对运动潜能的发挥能力。两者所表达的含义都归结于"运动能力",这种表述方式忽视了动商的目的属性,也就是忽视了动商对"体"和"育"含义的理解。研究动商,首先需要确定动商概念的核心是"动"。"动"的含义是"改变原来位置或脱离静止状态""动作、行动""改变(事物)原来的位置或样子"等。综合分析,与体育密切相关的"动"是"动作、行动",这与国际上动商的"motor"相呼应。从1948年安德森使用麦克乐类比智商的动商理论对学校体育课程成绩进行评定开始,到1985年卡佩特的动商年龄比率公式的出现,这一时期动商的界定标准是一个相对标准。研究动商概念的目的主要体现在两个方面:一是诊断,诊断个体在群体中的位置;二是培育,通过诊断结果制定培育或干预措施。因此,动商研究的目的是围绕个体的诊断进行干预,为培育健康的人而服务。这为后续动商研究的可持续性奠定了坚实基础。

(三)动商功能分析

智商主要用来测试个体的智力水平,情商主要用来评价个体在情绪、情感、意志、耐受挫折等方面的品质,情商不像智商一样可以通过标准测验分数来准确表达,只能根据个人的综合表现进行判断。那么,动商究竟要考查什么?是考查个体的运动水平,还是个体的运动能力?基于动商的属性和目的,研究认为动商的主要功能应围绕"动"的属

---

[1] 王宗平,张怡.动商——人类全面发展的重要支脚[J].体育学刊,2014,21(4):13-16.

性。"动"包含了运动能力和运动行为,其中运动能力主要通过运动成绩来体现,而运动行为较为复杂,除了运动的意愿、运动的体验等心理层面的因素以外,还有动作技能学习等因素。因此,可以判断动商的功能主要是考查个体"动"的能力,它主要是由技能学习、技能控制和技能发展三个方面构成的。由此可见,动商的功能概念对动商的研究内容进行了有效的界定,将动商的研究内容界定在运动能力与运动行为要素范围内。通过测评运动能力要素(技能学习、技能控制、技能发展)和运动行为要素(运动体验、运动意愿),以系统的方法拟合,我们可以构建符合中国儿童特点的动商测评体系。

(四)动商概念定义

给概念下定义的重要方法是种差加上属的概念[1],动商的"属概念"(上位概念)和"种概念"(下位概念)要有明确的界限,才能有效区分动商的广义和狭义概念。当前动商的属概念是指人身体活动的自然属性和社会属性,种概念是指动作学习、动作控制和动作发展。从概念属性、目的和功能的角度分析,动商属概念的定位层次是清晰的,但其种概念的内涵却值得商榷,而属、种概念的对应关系不一致会导致动商内涵错乱。从属概念和种概念的属性、目的和功能的角度分析,动商概念的定位始终要以"运动"为主线,以"育人"为核心,要体现出"动育结合、以动育人"的动商核心理念。因此,动商的属概念不仅要体现运动的自然属性,还要体现运动的社会属性,也就是动商是人体运动自然属性与社会属性的有机结合。动商概念的自然属性体现在动商是人类与生俱来的,是伴随着人类的成长而自然变化的,比如适当的运动可提高人体的基本活动能力,特定的训练可改变人体的身体机能等。动商概念的社会属性体现在动商随着人类社会的进步而变化,还体现在"运动育人"环节,比如运动教育不仅可以传授运动技能,而且能够培养运动习惯,改善运动行为,提高运动水平。这也是动商种概念中体现的"运动能力与运动行为有效结合"的"育人"核心理念,可以看作动商是运动与教育的有效融合体。

总之,动商概念可分为广义和狭义。广义动商是指人类身体活动的能力水平,它包含人类日常生活、工作、锻炼以及特殊目标活动(如运动员竞技训练、患者运动康复等)。狭义动商是指人类的运动商数(motor quotient, MQ),也称为个体综合运动能力指数(individual complex motor index, ICMI),是个体运动能力、运动技能和运动心理各项测验得分之和在其对应性别和年龄群体中的位置。它是通过一系列标准化测验对个体的运动能力、运动技能和运动心理因素进行测量,按照各测验得分之和与群体中对应年龄的得分均值进行比较,转化得到一个比值,该比值即为个体的运动商数。比值越高,表明动

---

① 熊文,张尚晏.关于体育概念界定的哲学反思[J].体育学刊,2007,14(1):9-14.

商越好。简单来说,动商为个体运动能力、运动技能和运动倾向(运动心理因素)得分总和在其对应性别和年龄群体中的位置,即个体的百分位数。

二、动能商

动能商概念是由"动能"和"商"两个部分组成的,其中"动能"是指身体的运动能力,"商"是指商数,动能商也就是"运动能力商数"的简称。动能商是指个体运动能力在其所对应性别和年龄群体中的位置,与智商概念类似,是一个比值概念。由此可知,儿童动能商概念的界定要围绕儿童"运动能力"与"商数"两个核心要素讨论。

关于运动能力的概念界定有两种观点。一种认为运动能力是身体在运动中表现出的活动能力,它包括一般运动能力和特殊运动能力。另一种观点认为运动能力是人参加运动和训练所具备的能力,是人的身体形态、素质、机能、技能和心理能力等因素的综合表现[1]。按照人体运动能力的功能,可将其分为基础运动能力和竞技运动能力两个类别。

基础运动能力与竞技运动能力的分类是以适用对象为区分点的,前者适用于普通人群,后者适用于职业或业余竞技者。此外,基础运动能力是个体必备的能力,是普通人群重点关注和发展的身体能力。因此,研究儿童群体运动能力重点应关注基础运动能力。有研究阐述基础运动能力包括力量素质、速度素质、耐力素质、协调素质、柔韧素质和灵敏素质等六个主要内容,而这也正是人体体能概念所涉及的内容。

"商数"是一个数学术语,在数学领域被称为除法算术的答案。例如,在算式3÷2=1.5中,3是被除数,2是除数,1.5就是商数。在教育测量领域,商数概念在智力测试早期被广泛使用。心理学家经过不断拓展,用测试对象的心理年龄,除以其测试成绩所对应的生理年龄,然后乘以100,由此获得的数值就是广为流行的比例智商(IQ),其计算见公式1-1。后来,经过不断发展,学者们又提出了离差智商,即通过均值和标准差来计算智商,其计算见公式1-2。

$$IQ_{比例} = \frac{心理年龄}{生理年龄} \times 100 \qquad (公式1-1)$$

$$IQ_{离差} = 100 + 15Z = 100 + 15\left(\frac{x - \bar{x}}{s}\right) \qquad (公式1-2)$$

其中,x 为儿童实测分数,$\bar{x}$ 为儿童所在年龄组的平均分数,s 为该年龄组的标准差,Z 为标准分数。

---

[1] 顾晓菁,何江明,刘旭.运动人体机能研究的理论与方法[M].成都:西南交通大学出版社,2012:143.

在比例智商(公式1-1)中,如果一个儿童的心理年龄与生理年龄等值,则IQ为100,即100代表智商正常和平均智力,高于100表明智力发展迅速,低于100则表明智力发展迟缓。在离差智商(公式1-2)中,100代表均值,在低于15个标准差(分值低于85)时,代表智力发育迟钝甚至可能存在智力缺陷。综合比较两个智商计算公式发现,离差智商公式在动能商测评中更具有可操作性和易解读性。因而,在动能商值计算中借鉴离差智商的计算公式。

综上所述,儿童动能商研究的目的是评价儿童运动能力的发展水平,它是儿童个体运动发展水平在其对应性别和年龄群体中的位置,是一个相对比值的概念。

三、动技商

动技商是个体运动技能商的简称。学龄儿童动技商是指学龄儿童掌握和完成身体动作能力与其同龄人基本动作能力均值的比值。运动技能又称动作技能,是指人体运动中掌握和有效完成专门动作的一种能力。人的一生中,个体运动技能的发展会发生巨大的变化:婴儿时期,从伸手取物到独立行走;儿童时期,从学习简单动作技能到掌握复杂动作技能;青少年至成年期,有些人能成为动作技能高超的运动员、钢琴家或舞蹈家。这些变化是如何发生的,以及这些变化的过程是运动技能发展研究领域关注的重点。也就是说,运动技能发展是人的整个生命周期中运动行为的变化以及这些变化背后的过程[①]。

在过去的一个世纪中,科研人员对儿童运动技能进行了大量的研究,他们探索了某种运动技能何时出现、某些运动技能出现的顺序、运动技能发展受哪些因素影响,以及运动技能内部各要素之间的关系等。基于将这些信息整合并建立一个运动技能评价指数,让人们更为直观地了解儿童运动技能发展的思考,经文献梳理,本研究提出了运动技能商的基本概念框架。为准确测量儿童的运动技能商,需要研制一套科学的测评工具,构建一个学龄儿童动技商测评模型。测评工具发展与模型构建的理论和方法有很多,其中Lazarfeld认为发展测评工具需要经过四个步骤:构念发展、构念确认、指标建立和指标值形成,这与威尔逊四步建模法构建图中的前两步以及项目设计的步骤基本吻合。因此,在学龄儿童动技商测评工具研制与模型构建中,本研究将采用威尔逊四步建模法的基本程序,融合经典测量理论(CTT)与项目反应理论(IRT)的基本方法,构建一套科学、客观、可信、可操作的儿童动技商测评工具与模型。

---

① CLARK J E, WHITALL J. What is motor development? The lessons of history[J].Quest,1989,41(3):183-202.

四、动心商

概念"动心"与"不动心"均出自《孟子》,"不动心"源于"动心"。在《公孙丑章句上》中,公孙丑请教孟子:"夫子加齐之卿相,得行道焉,虽由此霸王,不异矣。如此,则动心否乎?"[①]。由于《孟子》提到"养勇"问题,很多学者认为公孙丑说的"动心"与恐惧有关。如汉代赵岐注:"丑问孟子,如使夫子得居齐卿相之位,行其道德,虽用此臣位而辅君行之,亦不异于古霸王之君矣。如是,宁动心畏难、自恐不能行否邪?丑以此为大道不易,人当畏惧之,不敢欲行也。"宋代朱熹注:"若得位而行道,则虽由此而成霸王之业,亦不足怪。任大责重如此,亦有所恐惧疑惑而动其心乎?"[②]。但是,也有学者认为以"恐惧"解释"动心",虽与"养勇"吻合,却与上文讨论的内容矛盾。所以,公孙丑所问的"动心"二字不是指有所恐惧疑惑而动其心,而是指面对诱惑而动心。然而,如果这样来理解"动心",又会产生另外一个问题:假如"动心"不是指恐惧疑惑,为何孟子会花费大量篇幅来谈"勇"呢?有学者提出"动心"包含两种情况,一是面对诱惑的向往,二是面对困难的畏惧。当公孙丑问孟子是否动心时他用的是特指,即专指面对诱惑而动心;孟子回答"我四十不动心"则是泛指,是指坚守自己的心志,不会被外界的任何力量所动摇,不论面对诱惑还是面对困难都不会动心,特别是面临困难时不会恐惧疑惑[③]。

孟子的"不动心"是以仁义为内在根据的。孟子认为:"仁,人心也;义,人路也。"[④] 他把人的天然本心概括为"仁",把遵循这种天然本心概括成"义",认为"义"是人的行为的最高原则(人路)。"不动心"(维护与固守天然本心)就是让自己的心始终沿着"义"这条大路前行而不偏离,不论是面对外界诱惑产生欲望还是面对外界恐惧而退缩疑惑,都是偏离了"义",都是"动心"。

战国时期距今已经两千多年,孟子的"不动心"思想仍然熠熠生辉。随着现代心理学的发展,"动心"与"不动心"概念也产生了新的内涵。本研究提出的"动心商"就是"动心"概念发展的新内涵。孟子"不动心"是指固守本心,而本研究的"不动心"指向消极层面的"懒惰"之义,"动心"指向积极层面的"勤奋、主动"之义。如儿童运动积极与否,"动心"指向积极参与运动,而"不动心"则指向消极运动或不参与运动。

基于"动心"与"不动心"指向的积极与否,本研究中的儿童"动心"是指儿童参与体育运动或身体活动的态度倾向,它包括儿童对运动的认识、动机、毅力、情感体验以及行

---

① 杨伯峻.孟子译注[M].2版.北京:中华书局,2005:61.
② 朱熹.四书章句集注[M].北京:中华书局,1983:229.
③ 朱博.由"动心"到"不动心"——孟子"不动心"解读[J].商业文化(下半月),2011(5):311.
④ 杨伯峻.孟子译注[M].2版.北京:中华书局,2005:267.

为意向等要素。儿童"动心"与"不动心"反映的是个体运动态度的积极与否,运动情感体验的愉快与否,运动行为意向的强烈与否,运动毅力的持久与否,运动参与的主动与否。与之对应的儿童"动心"概念涉及的领域包括运动认知、运动情感体验、运动毅力、运动动机和运动行为意向等方面。因此,可以将"动心"定义为儿童参与运动(或身体活动)的心理倾向力。学龄儿童动心商就是反映儿童参与运动(或身体活动)倾向能力的标准指数,是学龄儿童个体运动倾向力在对应群体中的位置,是一个标准化参数。学龄儿童动心商测量的内容主要包括运动认知、毅力、动机、情感体验和行为意向五个维度。

五、测评模型

"测评"顾名思义,即测量和评价。测量是综合运用心理学、测量学、统计学、数学等学科知识,针对某一具体目标,根据一定的法则给测试对象指派一个可比较的数字,使其有类似"数"的性质和形式,从而用数字的方法对人进行描述[①]。评价则是在这些数字测量的客观基础上,应用这种数学描述来确定测量对象的价值和意义。测量与评价两者既有区别,又有联系。它们的区别是:测量是定量分析,评价是定性分析;测量是客观描述,评价是主观判断。其联系是:测量和评价的对象是同一事物的质和量两个方面,即价值和量值。两者相辅相成,互为一体。测量是评价的基础和前提,评价是测量的归宿和目的[②]。

人的素质或能力的测评就是对人与事之间的关系进行定量和定性相结合的测量与评价。因此,儿童动商测评就是对儿童与动商之间的关系进行定量和定性相结合的测量与评价。具体表述为:在运动人体科学领域,运用专门的手段和工具,依据科学的测量和评价原理,对儿童的运动发展情况(如体能、技能和运动态度等)进行多维度、系统性的测量与评价,从而为诊断儿童运动发展现状、开发儿童运动发展潜能提供可参考的依据。

要了解测评模型,还需要理解什么是模型。模型是对现实世界的事物、过程、现象或系统的简化描述,或是对其部分属性的模仿。模型分为物理模型和非物理模型,本研究属于非物理模型。测评模型是通过整合测评工具和测评方法得出的一套系统、完整的测评程序。由于学龄儿童动商是测评的内容,学龄儿童动商测评模型就是通过整合学龄儿童动商的内容及结构、测评的工具和方法,从而得出一套系统、完整的学龄儿童

---

① 姚裕群,亓名杰.人力资源开发与管理概论[M].长沙:湖南师范大学出版社,2007:116-117.
② 赵建伟,何玲.人员素质测评理论与方法[M].成都:四川大学出版社,2007:5-6.

动商测评程序。这套程序既包括施测前工具和方法的选择，也包括施测后的数据统计及结果分析。在教育测评领域，已构建有大量的测评模型，并取得了不小的成就，如学生课业负担测评模型、学校特色发展测评模型[①]、内地民族班教育质量测评模型[②]、小学生几何直观能力测评模型[③]以及大数据时代的教育测评模型[④]等。教育领域构建的这些测评模型为中国学龄儿童动商测评模型的构建提供了借鉴与参考素材。

① 范涌峰，宋乃庆.学校特色发展测评模型构建研究[J].华东师范大学学报(教育科学版)，2018，36(2)：68-78.
② 宋乃庆，沈光辉，裴昌根，等.内地民族班教育质量测评模型的构建探析——以内地西藏班为例[J].西藏大学学报(社会科学版)，2019，34(1)：209-215.
③ 张和平，裴昌根，宋乃庆.小学生几何直观能力测评模型的构建探究[J].数学教育学报，2017，26(5)：49-53.
④ 范涌峰，宋乃庆.大数据时代的教育测评模型及其范式构建[J].中国社会科学，2019(12)：139-155.

第二章

国内外动商研究进展

❊❊❊ 第一节 国外动商研究进展 ❊❊❊

一、动商概念研究

(一)运动商数概念的产生与发展

20世纪初,心理测验和智力测验的兴起带动了运动测评领域的发展,出现了诸如运动能力、运动技能、运动效率等多种测验概念和工具,如萨金特跳[①]、支撑运动能力测验、体能指数(PFI)、波比运动敏捷与协调性测验等。另外,针对单项运动能力,如速度、灵敏和平衡等的测试也都有所涉及。

与智力测验不同,运动测验(能力测验)是对人体的手(小肌肉)或躯体(大肌肉)运动能力的测试。人们对身体重要性的认识并没有随着智力测验的加强而减弱。相反,为了确定智力与运动能力的关系,人们对个体运动能力测验的需求一直在增长。早期的实验研究和后期的一般程序研究都表明,运动能力与智力之间没有恒定的显著关系,这两个能力之间的相关系数一般不显著或者相关性非常低(Bryan[②],Garfiel,Muscio[③],Perrin[④],Whiple)。在确定智力与运动能力是两种独立的能力体系之后,在体育教学领域中运动能力测验的作用更加突出"运动"的属性。运动能力测量也从"能力"(ability)向"潜力"(capacity)延伸,运动能力研究促使运动潜力挖掘加速。美国哥伦比亚大学舒尔茨(Schultz)[⑤]和美国爱荷华州立大学麦克乐(McCloy)[⑥]进行了大量的探索性研究。舒尔茨使用维特尔斯机器进纸测试(Viteles machine feeding test)测验个体小肌群的运动潜力。麦克乐受智力测验启发,设计了一般运动潜力测验(general motor capacity test,GMCT)。GMCT是对个体运动潜力的预测测量,它首先区分了运动潜力测验的三个核心概念,即潜力(capacity)、运动(motor)和普通(general)。潜力是个体通过发展可以达到的极限;运动主要是指肌肉和神经的运动;普通强调测量的运动潜力是适用于所有运

---

① SARGENT D A.The physical test of a man[J].American physical education review,1921,26(4):188-194.

② BRYAN W L.On the development of voluntary motor ability[J].The American journal of psychology,1892,5(2):125-204.

③ MUSCIO B.Motor capacity with special reference to vocational guidance[J].British journal of psychology,1922:158-184.

④ PERRIN F A C.An experimental study of motor ability[J].Journal of experimental psychology,1921,4(1):24.

⑤ SCHULTZ R S.A test for motor capacity in the industries and in the school[J].Journal of applied psychology,1928,12(2):169-189.

⑥ 麦克乐教授曾为我国体育教育事业作出过突出贡献。1915—1919年和1921—1924年他在中国工作,曾于1916—1919年担任南京高等师范体育专修科主任、教授。1921年后担任过东南大学体育系主任、全国体育研究会主席、中华业余运动联合会书记等职务。

动表现的能力,不包括特殊运动技能或能力。

麦克乐根据智商测试确定了普通运动潜力(GMC)测试得分,其计算方式与智力测验类似。由于个体年龄和体型的差异,麦克乐提出使用"商数"的概念来解释普通运动潜力测验结果。随着运动潜力与运动能力关系研究的深入,麦克乐发现两者具有高度相关性,且运动能力对运动潜力预测的准确性很高。基于两种不同能力的测验过程,麦克乐发展出类似于智商概念的"运动商数"(简称"动商")和"运动成就商数"(motor achievement quotient)两个概念。前者主要用于普通运动潜力测验,后者主要用于特殊运动潜力测验,后者的标准能力分是前者的两倍。

(二)运动能力商概念的产生与发展

人体运动能力测量研究起源早,测量方法灵活多样,便于组织实施和结果比较。从人体运动能力测量与发展历史分析,19世纪至今,人体运动能力测量研究大概经历了五个时期,分别是:萌芽期(1800—1900年)、初期(1900—1930年)、中期(1930—1950年)、后期(1950—1990年)和近期(1990年至今)。在这五个时期中,人体运动能力测量随着时代的变化不断演化,在其发展历史中涌现了大量的测评工具体系,尤其是中期和后期阶段,在运动能力商的测量纳入研究范畴以后,美国军方和美国政府的介入让美国儿童青少年运动能力测评研究遥遥领先于其他国家和地区。由于麦克乐将动商作为"运动潜力"进行考查,因此运动能力测量更多是直接结果的评估呈现。当然,也有研究在儿童初期阶段将评估结果用于预测儿童未来身体素质的发展,这些研究中有"潜力值"预测的意味,但并未有文献明确其是基于"动商"理论而进行的。

(三)运动技能商概念的产生与发展

运动技能测验常常无法直接用简单数字进行表达和比较,因此,动商测评研究的内容颇多。从20世纪60年代起,动作发展(motor development)和动作技能(motor skill)研究成为了运动技能商测评研究的核心内容。

1965年,斯坦福大学佐斯梅尔(Zausmer)和塔尔(Tower)的演讲"评估动作发展的一种商数",开启了运动技能商的研究历程。1970年,基尔布赖德(Kilbride)等人基于Baley婴幼儿运动发育量表(BIMD,1965)测评结果,提出了运动发育商(development of motor quotient,DMQ)的概念[1]。同年,德国学者吉普哈德(Kiphard)和席林(Schilling)研制了儿童身体协调能力测试(KTK)并于1974年完成了第一次修订。KTK通过4个项目测试儿

---

[1] KILBRIDE J E, ROBBINS M C, KILBRIDE P L. The comparative motor development of baganda, American white, and American black infants[J]. American anthropologist, 1970, 72(6), 1422–1428.

童的动作协调能力,其结果命名为运动商数(motor quotient,MQ)。1974年,美国学者菲乐(Folio)和杜博斯(DuBos)完成皮博迪运动发育量表(PDMS)试验版,PDMS记分采用的概念是将运动商数分为粗大运动商(gross motor quotient,GMQ)和精细运动商(fine motor quotient,FMQ)两部分,其总分称作总运动商(total motor quotient,TMQ)。此后,在运动技能测评中涌现了大量的测评工具,如MOT4-6、BOT-2、MABC、TGMD等。运用这些测评工具得到的结果都被用作运动商数进行分析,但后续研究中使用频率最高的是PDMS(PDMS-2)、KTK和TGMD(包含TGMD-2和TGMD-3)。动作发展和动作技能组成的运动技能商研究已成为一个独立的研究领域。

二、人体测评研究

动商研究的核心是人体测量。在1835年至1871年间,人体测量始于奎特尔(Quetelet)对人类素质测量问题的探讨。著名艺术家达·芬奇(Da Vinci)等人也参与了这一讨论,并支持奎特尔出版了专著《人类学》。在美国南北战争期间,史密森学会秘书约瑟夫·亨利(Joseph Henry)对美国士兵身体进行了研究,并建造了专门的人体测量设施。后来天文学家古尔德(B. A. Gould)、生理学家鲍迪奇(Bowditch)和高尔顿(Galton)等人也都受奎特尔《人类学》的影响开始研究人体测量。塔贝尔(Tarbell)受鲍迪奇关于波士顿学龄儿童身体成长研究的启发,测量了波士顿一机构的智力障碍儿童,并在与鲍迪奇的数据进行对比后发表了第一张身体比较增长曲线图。

哈佛大学萨金特(Sargent)博士回忆她在求学期间(1873—1878年)的经历发现,奖学金第一个级别的学生体操成绩几乎都是最好的。海迪(Hyde)的一项调查显示,班级中最优秀的学生都是体格最好的。哈佛大学的一项研究也证实了优秀学生中体力好的学生所占比例要高于体力弱的学生[①]。美国圣路易斯大学生理学教授波特(Porter)采用鲍迪奇的测量方法,对圣路易斯三万名学童进行调查,结果显示同龄学生中,高年级学生身高高、体重重,低年级学生身高矮、体重轻[②]。波特的研究结果与俄罗斯观察家格拉西安诺夫(Gratsianoff)和萨克(Sack)的研究结论是一致的,他们都发现发育正常的儿童比发育迟钝的儿童身高更高、体重更重、胸围更大。1896年,英国的罗伯茨(Roberts)对伦敦学童进行了类似的调查,也证实了波特的发现。罗伯茨指出由身高、体重和胸围决定的身体形态与儿童早熟和智力迟钝之间存在一定的关系。换言之,人们发现智力水

---

① SARGENT D A.The place for physical training in the school and college curriculum[J].American physical education review,1900,5(1):1-17.

② PORTER W T.The physical basis of precocity and dullness[J].American physical education review,1897,2(3):155-173.

平越高的学生在同龄学生中身高更高、体重也更重。怀利(Wylie)的研究认为智力低下儿童的身高和体重都低于正常儿童的水平。诺斯沃西(Norsworhty)和米德(Mead)的研究强调了智力缺陷程度与身体发育之间的关系。多尔(Doll)的研究显示,身高和心理年龄之间有较高的相关性($r = 0.30$),他认为智力障碍者不仅发育迟缓,而且更容易在早期就停止生长。

研究显示,身高、坐高、体重、握力和肺活量的总百分位数与心理年龄高度相关。由于百分位数是一个比值,可能会引入未知程度的虚假的相关性。据此,纳卡拉蒂(Naccarati)对身体形态指数与智力发展进行了相关研究,认为身体形态指数为肢体长度与躯干体积的比值。随后,其他学者如鲍德温(Baldwin,1922)[1]、塞弗森(Severson,1922)、盖茨(Gates,1924)[2]、海德布雷德(Heidbreder,1926)[3]、谢尔顿(Shelton,1926)、加勒特和凯洛格(Garrett & Kellogg,1928)等都进行了探索。他们的研究认为儿童身体和智力之间一定存在相关性,由此开启了人体测量研究的第一个巅峰时期。

1871年到1930年间,受奎特尔《人类学》的影响,产生了大量关于人体测量的研究成果。查尔斯·达文波特(Charles B. Davenport)和布兰奇·米诺格(Blanche M. Minogue)回顾这一时期的研究,概括发表了《智商与体商:波动与互动关系》一文,依照智商概念提出了体商(physical quotient,PQ)概念[4]。文中指出智商(IQ)是用心理年龄除以实际生理年龄得到的商数,据此,体商应该是用身体年龄除以实际生理年龄得到的商数。具体的计算方式有四步:第一步,需要找到儿童各指标对应的生理年龄;第二步,根据对应生理年龄查出各项测试对应的身体年龄,并求和;第三步,用总和除以测试指标数,得到该阶段儿童的平均身体年龄;第四步,用儿童平均身体年龄除以对应生理年龄,得到的商数就是该儿童的体商。体商的概念和计算公式是比照智商(比奈–西蒙智商测验)测量模型建立的。体商概念的建立是人体测量领域发展的重要标志,为运动能力测验研究开启了标准化研究的新思路。

---

① BALDWIN B T.The relation between mental and physical growth[J].The journal of educational psychology,1922,13(4):193-203.

② GATES A I.The nature and educational significance of physical status and of mental,physiological,social and emotional maturity[J].The journal of educational psychology,1924,15(6):329.

③ HEIDBREDER E.Intelligence and the height-weight ratio[J].Journal of applied psychology,1926,10(1):52-62.

④ DAVENPORT C B,MINOGUE B M.The intelligence quotient and the physical quotient:their fluctuation and intercorrelation[J].Human biology,1930,2(4):473-507.

三、运动能力测评研究

20世纪初,美国心理学家编制了心理测验工具应用于选拔士兵,引起了美国教育界的极大关注。相关研究者已不再满足于简单的身高、体重、肢体长度等身体形态测量和普通运动测量,更多的学者开始关注人体运动能力(motor ability)的测量。这些学者不仅有体育领域的,还有许多教育学、心理学领域的专家,比如汉考克(Hancock)、吉尔伯特(Gilbert)、佩卡姆(Peckham)和波特(Porter)等学者都对人体测量进行了研究。自19世纪人体运动能力测量研究萌芽至今,经历了5个时期,分别是运动能力测评的萌芽期(1800—1900年)、初期(1900—1930年)、中期(1930—1950年)、后期(1950—1990年)和近期(1990年至今)。

(一)运动能力测评萌芽期研究

萌芽期的代表性学者有波特、汉考克、吉尔伯特和佩卡姆等。波特(1893)研究认为"体重即运动能力,运动能力与心智能力是同步提升的"。巴格利验证了波特的研究,发现儿童运动能力与智力成反比关系,这对后续运动能力与心智能力的关系研究提供了争论的素材[①]。怀利基于"自由运动"对智力障碍儿童运动能力和控制力进行了研究,引入了神经元素,这为早期儿童体育锻炼、儿童体育活动发展提供了科学指导。萨金特研究指出,大量证据表明,注重人民身体保养的国家,不仅人民的身体好,而且人民的精神状态更好[②]。格罗特和高尔顿的研究显示,虽然希腊年轻人花在体育锻炼上的时间比其他所有教育的时间加起来都多,但是希腊人在智力上却优于美国人。萨金特认为,德国和英国在智力方面是名列前茅的,这两个国家比其他国家更重视学童的体育锻炼,德国有令人钦佩的体操体系,英国有高度组织化的体育运动和游戏,其在体育锻炼上的重视程度远高于智力层面。正是基于希腊、德国、英国等国家在体育锻炼领域取得的成就,加速了部分欧美国家在这一时期对人体运动能力测量的研究。人们对智力的向往,加速了对体力的培育,"让健壮体格武装发达头脑"随后在20世纪之初开始盛行,这也促进了人体运动能力测量研究的快速发展。

(二)运动能力测评初期研究

这一时期,涌现了大量的运动能力测验组合、标准和理论等。其研究特征可概括为三个方面。一是用运动测量评估人体运动能力(直接法),代表性的学者有佩兰(Per-

---

① BAGLEY W C.On the correlation of mental and motor ability in school children [J].The American journal of psychology,1901,12(2):193–205.

② SARGENT D A.The physical test of a man[J].American physical education review,1921,26(4):188–194.

rin)、萨金特(Sargent)、施韦格勒(Schwegler)和恩格哈特(Englehardt)以及巴罗(Barrow)等,其中萨金特的影响最大,其研究成果沿用至今。二是用生理测量评估人体运动能力(间接法),有代表性的成果是德雷尔(Dreyer)的《身体素质评价》和科林斯(Collins)等的《身体和神经肌肉的适应性生理测量》[1]。三是运动能力的理论构建与标准统一(综合法),有代表性的成果是加菲尔的博士论文《运动能力测量》和美国体育教育协会全国委员会发布的《运动能力测试》报告。

(三)运动能力测评中期研究

受第一次世界大战的影响,人们对身体健康重要性的认识加强,引发了人们对运动能力测评需求的增长[2]。在学校体育领域,体育课程需要更多有效的、标准化的运动能力测试工具,以评估教师教学的有效性和学生学习的效果[3]。在体育教师培养机构,被培养的体育教师也需要标准化的测试工具来进行运动能力评估,以确定其是否具备承担体育教职的能力。因此,设计一套经过效度检验的体育教学评价工具是当时欧洲国家和美国学校体育领域的迫切需求。由于众多心理学家进入运动能力测评领域(如布斯菲尔德和格里菲茨以手的运动技能作为运动能力测验的内容),导致学者对"运动能力"概念的理解出现了不同,一种观点认为运动能力测试应以跑、跳、投等大肌肉动作为主,另一种观点认为应以手部动作等小肌肉动作为主。各种运动能力测验概念之间的统一性问题突出。同期,布雷斯(Brace)在著作《测试运动能力:一项运动能力测试量表》中指出,运动能力测试工具缺乏标准化。有学者认为虽然某些体能测试已经标准化[4],并且显示出其与某些运动能力高度相关,但是这类测试在应用中缺乏科学性,其本质仍然是成绩测试。在布雷斯之后,韦尔曼(Wellman)比较了四种测试工具,发现某些旨在挖掘"天生运动能力"(native motor ability)的测试,可能无法达到研究目的。而最简单的体能测试(physical fitness tests)比这些功能测试(functional tests)更能有效地衡量实际技能(actual skill)[5]。她的研究证实了麦金斯特里(McKinstry)的观察,即无论男女,肺活量测试是测量体育教育成功与否最简单、最有效的方式。在大量学者围绕运动能力测试标准化展开讨论的时候,也有学者产生了过度标准化和过度测试的质疑。巴纳德

① COLLINS V D, HOWE E C.The measurement of organic and neuromuscular fitness[J].American physical education review,1924,29(2):64-70.

② GRIFFITTS C H.A study of some"motor ability"tests[J].Journal of applied psychology,1931,15(2):109-125.

③ WELLMAN E B.The validity of various tests as measures of motor ability[J].Research quarterly. American physical education association,1935,6(sup1):19-25.

④ GREEN J A.Manual of mental and physical tests:a book of directions compiled with special reference to the experimental study of school children in the laboratory or class-room[J].Nature,1911,86(2163):208-209.

⑤ WELLMAN E B.The validity of various tests as measures of motor ability[J].Research quarterly. American physical education association,1935,6(sup1):19-25.

学院的韦曼(Wayman)认为,这一时期教育的趋势是用心理测验的标准来衡量一切,包括学生的体能测验。他认为过度依赖标准化测验,忽略数字转换测试结果的主要原因在于曲解了测试"效率"。学校追求某种方法来衡量教学效率,理论上是没有争议的,但在实践中应充分结合数字转化的结果来进行综合评价。他认为一个健全的人应符合以下特征:身体健康,机体健全,没有身体缺陷,有良好的健康习惯,具备一定的速度、力量和耐力,拥有一定的神经肌肉控制能力,对应激做出正确的反应等。韦曼发现大多数潜力测试只是熟练程度或运动能力的测试。由此可见,这一时期,运动能力测试与体能测试相互混淆,两者的概念、内涵及其研究范畴都没有统一的界限,还处于理论与实践的摸索阶段。

(四)运动能力测评后期研究

20世纪50年代,美国学者克劳斯(Kraus)和赫希兰(Hirschland)的研究为美国青少年集中精力锻炼身体、实施身体素质健康测试提供了动力[①]。他们的研究指出,美国儿童体能检查项目通过率比欧洲儿童平均通过率低,这项研究经《体育画报》发表后成为"震惊总统的报告"。

1957年,安娜·埃斯潘切德(Anna Espenschade)教授主持创建了美国首个青少年体能测试(youth fitness test,YFT)用于全国大规模调查测试。YFT测试项目及其修订变化见表2-1。

表2-1 美国青少年体能测试(YFT)发展与变化(1958—1976年)

测试项目	1958年	1965年	1976年
渐进性折返跑(shuttle run)	√	√	√
50码冲刺跑(50-yards dash)	√	√	√
500码跑/走(500-yards run/walk)	√	√	√
俯卧撑(push-up)(男子)	√	√	√
改良俯卧撑(modified push-up)(女子)	√		
屈臂悬挂(flexed arm hang)(女子)		√	√
垒球投掷(softball throw)	√	√	
跳远(long jump)	√	√	
仰卧起坐(sit-up)(直腿)	√	√	
仰卧起坐(屈腿、定时、手臂在头后)			√

---

① KRAUS H,HIRSCHLAND R P.Minimum muscular fitness tests in school children[J].Research quarterly. American association for health,physical education and recreation,1954,25(2):178-188.

同期,以巴育(Barrow)为代表的一批学者关注学生运动学习和表现能力评估,开发了一套普通运动能力测评工具,包括8种能力因素,共28个测试项目,见表2-2。巴育运动能力测评工具提供了每个测试项目的原始分数、T分数和加权标准分数,通过多重相关技术将原始分数替换为加权标准分数。加权标准分数可以被求和并且获得通用运动能力分数,方便了被测试个体之间运动能力标准得分的比较。

表2-2　巴育运动能力测评工具

能力因素	测试项目
爆发力	立定跳远*#、垂直跳、跳高
手肩协调	垒球投掷*、篮球投篮
灵敏性	Z字折线跑*#、敏捷跑、跨栏、钻栏、转身跳、十字交叉步、侧滑步
手/脚眼协调	撞墙过人*、合作传球、1 min投篮
力量	掷医疗球*#、俯卧撑、深蹲推力、掷铅球
速度	60码冲刺跑*、折返跑、障碍跑
平衡	脚趾平衡、鹳站立、青蛙站立
柔韧	躯干屈曲、躯干伸展、跨坐

备注:*组合Ⅰ入选项目;#组合Ⅱ入选项目。

1960年,美国总统肯尼迪(Kennedy)在《体育画报》上发表文章《软的美国人》(*The Soft American*),主持召开了第一次青少年健身会议,组织编写了青少年健身测试手册。1962年肯尼迪再次发表文章《我们需要的活力》(*The Vigor We Need*),并将总统青年健康委员会更名为"总统体适能委员会(PCPF)"。1965年使用改良版"青少年体能测验"进行第二次全国调查。1966年约翰逊将其更名为总统体适能与体育委员会(PCPFS)。1973年,Coleman等学者开发了得克萨斯州身体适应性运动能力测验(The Texas Physical Fitness Motor Ability Test,TPFMAT)。1984年,AAHPERD(美国健康、体育、娱乐、舞蹈联盟)出版了《健康相关的体能测验》。1985年,AAHPERD任命另一个小组整合两个AAHPERD测试项目,在此期间完成了几次全国调查。1986年,PCPFS使用修订版本的《青少年体能测验》完成了《美国学校人口体能调查报告》。20世纪80年代中期美国进行了两项青少年体能调查,分别是《美国儿童青少年体质研究报告Ⅰ》和《美国儿童青少年体质研究报告Ⅱ》。1988年,库珀研究所(Cooper Institute)开发了与健康相关的美国体质健康测试,而AAHPERD则开发了美国体适能测试。普拉曼(Plowman)等人全面讨论了开发这些测试组合的原因,他们认为导致这些机构设计不同测试的主要因素包括健康与运动体能项目的使用、健康标准与规范标准的使用、身体成分项目的纳入以及奖励计划的纳入。此后,美国业余运动联盟(AAU)体能测试于1988年诞生,《YMCA青少年体能测试手册》于1989年出版。

在运动能力测评研究后期阶段,世界各国都非常重视儿童青少年运动能力研究。日本在1939年就开始执行大规模的国民体力监测。法国于20世纪50年代开始实施学生身体素质测试《体育及格测验标准》和《青少年身体测验标准》。德国成立罗伯特·科赫研究所(Robert Koch Institute)负责大众健康监测(包括儿童青少年体质健康监测)。加拿大在1966年发布第一版7—17岁青少年体能测试。1983年,欧洲委员会下属运动发展委员会(CDDS)发布《欧洲青少年身体素质测试》。

(五)运动能力测评近期研究

1994年库珀研究所在线发布《健身技术参考手册》,萨利斯(Sallis)和帕特里克(Patrick)主持的《青少年体育锻炼标准:共识声明》出版[1]。1998年美国国家运动与体育教育协会(NASPE)出版了《儿童身体活动:指导原则声明》,2004年NASPE更新了《儿童身体活动指导手册》,2008年美国卫生与公共服务部(HHS)发布了《美国人身体活动指导手册》,2012年HHS开展了国家健康和营养调查(NHANES)。在20世纪90年代,众多学者呼吁为青少年身体素质测试建立公共卫生基础的倡议受到了广泛关注[2,3],但同时质疑青少年体能测验和奖励计划的研究也较多[4,5],他们表达了对测验滥用的担忧[6]。有学者呼吁终止青少年体能测试,因为他们发现测试结果对学业环境存在不利影响,并且在促进体育锻炼方面具有无效性[7]。大多数学者则支持"儿童青少年健身会促进其终身体育发展"的观点,他们强调继续研究的重要性,认为需要提高相关测试组合的可靠性和有效性,制定防止此类测试误用的策略。此外,他们的研究还强调了专业机构和政府机构

① SALLIS J F,PATRICK K.Physical activity guidelines for adolescents:consensus statement[J].Pediatric exercise science,1994,6(4):302-314.

② SALLIS J F,MCKENZIE T L.Physical education's role in public health[J].Research quarterly for exercise and sport,1991,62(2):124-137.

③ SIMONS-MORTON B G,PARCEL G S,O'HARA N M,et al.Health-related physical fitness in childhood:status and recommendations[J].Annual review of public health,1988,9:403-425.

④ CORBIN C B,LOVEJOY P Y,STEINGARD P,et al.Fitness awards:do they accomplish their intended objectives?[J].American journal of health promotion,1990,4(5):345-351.

⑤ KEATING X D.The current often implemented fitness tests in physical education programs:problems and future directions[J].Ques,2003,55(2):141-160.

⑥ CORBIN C B,LOVEJOY P Y,STEINGARD P,et al.Fitness awards:do they accomplish their intended objectives?[J].American journal of health promotion,1990,4(5):345-351.

⑦ CALE L,HARRIS J,Chen M H.More than 10 years after "The horse is dead…":surely it must be time to "dismount"?![J].Pediatric exercise science,2007,19(2):115-131.

在制定身体素质测试政策中的作用,包括适当地实施以及制定解释结果的指南和标准[1]等。

体能测量具有反映或预测健康状况的潜力。因此,美国已将这些测量纳入国家健康和营养调查(NHANES),其中与身体健康相关的内容有身体成分、心血管健康状态和体育锻炼[2]等。在NHANES中还包括与体能相关的测试项目,通过这些测试不仅可以纵向监控体能构成,还可以识别体能状态与健康指数之间的关系[3]。例如,根据这些数据进行的流行病学分析,青少年心肺耐力差与成年人心血管疾病、肥胖症[4]等疾病的患病风险增加密切相关。在学校实施体能测试,不仅可以监控青少年学生的身体健康状况,而且可以评估和提高他们的体育素养。值得关注的是定期的身体活动、科学健身和健康是相互影响的。

四、动作发展测评研究

著名学者克拉克和惠特尔(Clark & Whitall)将动作发展研究历程分为四个时期:前导期(1787—1928年)、成熟论期(1928—1946年)、规范与描述期(1946—1970年)和过程主导期(1970—2000年)。对2000年以后动作发展研究,目前学界将其命名为"神经科学主导期"(2000年至今)。

(一)动作发展的前导期研究

动作发展的前导期是指从动作发展研究的标志性成果出现的1787年到1928年这段时期。蒂德曼(Tiedemann)记录他的儿子从出生到30个月龄的动作行为是动作发展研究的开始。蒂德曼的工作是建立在发展心理学基础上的,反映了那个时代的历史性思考。20世纪初,在比奈和霍尔(Binet & Hall)等人的努力下,发展心理学成为一门独立的学科。心理学家采用心理测验的方法对动作发展领域进行了许多探索性研究,为动作发展研究奠定了很好的基础。但是,凯恩斯(Cairns)在对发展心理学早期发展的历史回顾中并未将动作发展纳入7个研究主题。动作发展的前导期对后期研究的重大变化产生了较大的影响。

---

① CORBIN C B,PANGRAZI R P,WELK G J.A response to"the horse is dead:let's dismount"[J].Pediatric exercise science,1995,7:347-351.

② MORROW J R,EDE A.Statewide physical fitness testing:a big waist or a big waste?[J].Research quarterly for exercise and sport,2009,80(4):696-701.

③ ORTEGA F B,RUIZ J R,CASTILLO M J,et al.Physical fitness in childhood and adolescence:a powerful marker of health[J].International journal of obesity,2008,32(1):1-11.

④ WANG C Y,HASKELL W L,FARRELL S W,et al.Cardiorespiratory fitness levels among US adults 20-49 years of age:findings from the 1999-2004 national health and nutrition examination survey[J].American journal of epidemiology,2010,171(4):426-435.

（二）动作发展的成熟论期研究

动作发展的成熟论期（1928—1946年）是动作发展研究真正的开始。受达尔文"自然法则"的影响，心理学家最初认为婴儿动作发展是"自然规律"，动作发展研究内容以"成熟过程"为主。同期，其他学习过程，如学习（麦格劳）和文化适应（格塞尔）等也都得到了心理学家的认可。"成熟论"为后一时期动作发展研究史上的重大转向埋下了伏笔。

以成熟论为主导的动作发展研究，从描述记录单个对象的传记方法，发展到研究大量对象以确定儿童动作发展的速度和序列。其中，玛丽·雪莉（Mary Shirley）对25名婴儿心理和运动过程的描述是一个里程碑式的研究，她对直立姿势和行走阶段的描述至今仍被用于教科书中。哈尔弗森（Halverson）对抓握动作发展的描述研究，对理解精细运动技能的发展至关重要。南希·贝利（Nancy Bayley）根据她对婴儿出生后前3年运动能力的观察，制定了一个动作发展标准量表，称作"贝利量表"，修订后的贝利量表至今仍在使用。而莫妮卡·怀尔德（Monica Wild）关于上臂投掷协调性模式的改变研究，预示着粗大运动技能的研究主题将主导未来动作发展研究[1]。动作发展史上的成熟论期是一个极具影响力的时期，但这一时期的心理学家致力于描述性方法论，并被"成熟"的标签"困"了几十年，以致纷纷在成熟论期就结束了对动作发展领域的研究。

（三）动作发展的规范与描述期研究

动作发展的规范与描述期处于1946年至1970年。受二战的影响，美国军方为了培养飞行员，在运动技能研究领域投入了大量的资金。再加之受成熟论观点的影响，大批的发展心理学家结束了在动作发展领域的研究。动作发展研究的学科领域发生了重大变化，变为以体育、物理治疗和医学等领域为主。心理学家退出，体育教育学者回归，经过埃斯潘沙德（Espenschade）、格拉斯索（Glassow）和拉里克（Rarick）[2]等学者们的积极努力，才形成了动作发展研究在体育学领域中的特殊地位。这三位学者虽然也受到成熟论观点的影响，但是他们与前辈不同。首先，他们三人都是体育教师，专注于学龄儿童的运动技能研究；其次，他们的研究重心是儿童动作，而不是认知。因此，他们的研究引领动作发展研究从关注"发展的过程"向"描述发展的结果"转变。在转变时期，动作发展的研究成果减少，尤其是1946年至1960年这段时间被认为是动作发展研究的休眠

① WILD M R.The behavior pattern of throwing and some observations concerning its course of development in children[J]. Research quarterly. American association for health and physical education，1938，9（3）：20–24.
② RARICK G L.Motor development its growing knowledge base[J].Journal of physical education and recreation，1980，51（7）：26–62.

期[1]，但是仍有不少学者在相关领域进行了有益探索。如塞勒斯(Seils)[2]、阿斯姆森(Asmussen)[3]、瑞里克(Rarick)[4]、克拉克[5][6]等学者探讨的"身体生长和力量在儿童运动能力中的作用"，这些研究反映了那个时代的需求。当时不仅是体育领域，整个教育领域都在开展标准化测验，以评估儿童的各种学业表现。埃斯潘沙德总结了儿童的运动技能表现，他的报告关注了儿童跑得有多快(结果)，而不是他们跑得快的模式(过程)。而关于儿童如何表现的研究，格拉斯索指导下的威斯康星大学研究团队，采用生物力学方法描述和记录了儿童跳跃等基本动作技能的运动协调模式变化过程。虽然在"休眠期"动作发展研究成果较少，发展也不快，但是这一时期很关键，它实现了动作发展领域的重大转变。

20世纪60年代后期的研究仍然是以结果为导向的动作发展研究，是对生长和运动表现的描述性研究(定量和定性)，对发展过程缺乏关注。一是由于"成熟论"时期的研究学者转向，导致体育学者对20世纪30年代的主题不认可；二是由于研究人员失去了关注发展过程的兴趣。而体育教育学者对如何通过运动表现的变化来改善运动技能的教学更感兴趣。由此，对运动技能感兴趣的体育教育学者大多研究运动技能的学习过程；而运动学习研究人员对从简单、新颖的技能中发现学习过程的一般原理更感兴趣，他们将运动技能测量和评估表现结果的描述交给测试人员或实验员，直到20世纪90年代末，他们才发现彼此工作的价值。

(四)动作发展的过程主导期研究

过程主导期(1970—2000年)的特点是学者对动作发展的兴趣急剧增加，研究方法多样，研究回到对发展基本过程的关注上。如果将这段时间细分，可以分为两个阶段，但为了便于与后一时期区分，我们将其归为一个阶段。这个时期始于1970年康诺利

---

① KEOGH J F.The study of movement skill development[J].Quest,1977,28(1):76–88.

② SEILS L G.The relationship between measures of physical growth and gross motor performance of primary-grade school children[J].Research quarterly. American association for health,physical education and recreation,1951,22(2):244–260.

③ ASMUSSEN E,HEEBØLL-NIELSEN K R.A dimensional analysis of physical performance and growth in boys[J].Journal of applied physiology,1955,7(6):593–603.

④ RARICK L,THOMPSON A J.Roentgenographic measures of leg muscle size and ankle extensor strength of seven-year-old children[J].Research quarterly. American association for health,physical education and recreation,1956,27(3):321–332.

⑤ CLARKE H H,IRVING R N,HEATH B H.Relation of maturity,structural,and strength measures to the somatotypes of boys 9 through 15 years of age[J].Research quarterly. American association for health,physical education and recreation,1961,32(4):449–460.

⑥ CLARKE H H,HARRISON J C E.Differences in physical and motor traits between boys of advanced,normal,and retarded maturity[J].Research quarterly. American association for health,physical education and recreation,1962,33(1):13–25.

（Connolly）对"运动技能发展机制"的界定，这是由一小组心理学家于1968年开会研讨的结果。这次会议讨论之所以重要有两个原因：一是标志着心理学家重燃对动作发展研究的兴趣，如皮亚杰和布鲁纳等心理学家在婴幼儿运动技能发展方面的研究；二是一种用于动作发展研究的信息处理方法出现了，在实验心理学家的带领下，发展心理学家通过基于大脑的计算机模型假设过程（知觉-认知过程）寻求对行为的解释。

20世纪70年代，动作发展与动作学习领域的研究变化是同步的。基尔（Keele）、施密特（Schmidt）和马丁尼克（Marteniuk）等人的研究显示，信息处理方法在成人运动技能学习和表现方面的优势日益增强。但这并未受到儿童研究领域学者的广泛重视。布鲁纳和康诺利发现，运动技能的发展变化是儿童将运动子程序整合到更大动作单元中的能力增加所致[1]。这项研究为后来研究儿童记忆（托马斯）[2]、反应选择和编程过程[3,4,5,6,7]在运动技能行为中的作用奠定了基础。之后，基于运动技能的动作学习、动作发展和动作控制研究逐渐成为时代的主流。学者们更关注动作学习的原理、动作发展的约束和动作控制的机制。在这个过程中，一些有趣的研究并非来自发展心理学家，如纽维尔和肯尼迪（Newell & Kennedy）、凯尔索和诺曼（Kelso & Norman）的研究探讨了动作发展的潜在过程。格塞尔和麦格劳（Gesell & McGraw）试图搞清楚动作发展的早期过程，探索新的面向行为变化背后的过程（知觉-认知过程）。其导向就是科学家们不再专注于搞清楚一个发展过程，而是开启了系列发展过程的研究，如记忆、反馈和感知。

20世纪80年代，库格勒（Kugler）等人发表了《有关自然发展系统的控制和协调》一文，开启了以物理生物学和生态现实主义为基础的运动控制与协调研究新视角。而且，在接下来的10年中，库格勒等人分别与其他同事一起扩展和阐述了"动力学理论"、"协调结构理论"和"伯恩斯坦观点或动态系统理论"[8]。动作行为控制与发展的新理论框架

---

① BRUNER J S.Organization of early skilled action[J].Child development,1973,44(1):1-11.

② THOMAS J R.Acquisition of motor skills:information processing differences between children and adults [J].Research quarterly for exercise and sport,1980,51(1):158-173.

③ CLARK J E.Developmental differences in response processing [J].Journal of motor behavior,1982,14(3):247-254.

④ CLARK J E,LANPHEAR A K,RIDDICK C C.The effects of videogame playing on the response selection processing of elderly adults[J].Journal of gerontology,1987,42(1):82-85.

⑤ FAIRWEATHER H,HUTT S J.On the rate of gain of information in children[J].Journal of experimental child psychology,1978,26(2):216-229.

⑥ HAY L.Spatial-temporal analysis of movements in children:motor programs versus feedback in the development of reaching[J].Journal of motor behavior,1979,11(3):189-200.

⑦ HAY L.The effect of amplitude and accuracy requirements on movement time in children[J].Journal of motor behavior,1981,13(3):177-186.

⑧ THELEN E,KELSO J A S,FOGEL A.Self-organizing systems and infant motor development[J].Developmental review,1987,7(1):39-65.

导致了研究类型的分化,如以斯帖·瑟伦(Esther Thelen)利用形态学操作研究婴儿行走,证实了动力系统可以解释动作发展[1]。瑟伦将动态系统理论的观点引入到动作发展中,证明了所有"成熟的"子系统的重要性,而不只是成熟学家和信息处理理论家关注的神经系统重要。另外,还有不少学者在动力系统理论指导下开展研究,如克拉克等人研究早期运动技能的发展[2],罗伯顿研究跳跃动作的发展[3],纽威尔研究婴儿知觉和行动[4],这些研究又回到对动作发展过程的关注上。

20世纪90年代,动作发展研究延续着80年代的工作。瑟伦在库格动态系统理论基础上概括提出了动态方法的7步策略。瑟伦在婴儿步行研究中使用了该策略的前6步[5],也有其他学者采用了该研究策略,如克拉克等人对婴儿行走的研究[6],惠特尔对肢体协调性的研究[7]。此外,有学者在动态系统理论的探索下建立了婴幼儿动作的物理模型,并在发展环境中进行检验,如高德费德(Goldfield)等验证了婴儿是否具备使用蹦床进行蹦跳的能力[8]。

(五)动作发展的神经科学主导期研究

动作发展的神经科学主导期(2000年至今)也可以称为"后动态系统时期",它是由学者克拉克在2005年提出的。她采用非创伤性方法探测大脑功能,而脑功能研究也开始关注动作发展领域[9]。神经科学主导期的发展具有两个明显的特征,一个是新技术的应用推动了脑与动作发展的研究。如一项研究使用经颅磁刺激(TMS)技术扫描了2个月到30岁的人的中枢神经系统,发现了皮质脊髓束的快速成熟可以在儿童发育晚期完

---

① THELEN E.Treadmill-elicited stepping in seven-month-old infants[J].Child development,1986,57(6):1498-1506.

② CLARK J E,PHILLIPS S J,PETERSEN R.Developmental stability in jumping[J].Developmental psychology,1989,25(6):929-935.

③ ROBERTON M A,HALVERSON L E.The development of locomotor coordination:longitudinal change and invariance[J].Journal of motor behavior,1988,20(3):197-241.

④ NEWELL K M,SCULLY D M,TENENBAUM F,et al.Body scale and the development of prehension[J].Developmental psychobiology,1989,22(1):1-13.

⑤ THELEN E,ULRICH B D,WOLFF P H.Hidden skills:a dynamic systems analysis of treadmill stepping during the first year[J].Monographs of the society for research in child development,1991,56(1):1-103.

⑥ CLARK J E,WHITALL J,PHILLIPS S J.Human interlimb coordination:the first 6 months of independent walking[J].Developmental psychobiology,1988,21(5):445-456.

⑦ WHITALL J.A developmental study of the interlimb coordination in running and galloping[J].Journal of motor behavior,1989,21(4):409-428.

⑧ GOLDFIELD E C.Transition from rocking to crawling:postural constraints on infant movement[J].Developmental psychology,1989,25(6):913-919.

⑨ CLARK J E.From the beginning:a developmental perspective on movement and mobility[J].Quest,2005,57(1):37-45.

成，支持了中枢神经系统不是熟练动作表现的唯一控制参数的观点[①]。一项研究利用功能性核磁共振成像（fMRI），通过脑血流特征测量脑激活情况[②]。目前这种研究方法较少用于正常儿童，主要用于异常儿童。还有研究采用的技术是无创脑电图（EEG），其通过电极记录大脑皮质的激活时间。这项技术在神经科学领域被广泛应用，只是在2005年才应用于动作发展研究[③]。

另一个特征是计算神经科学概念和算法的应用。计算神经科学家回归构建模型主体，这与信息加工理论有相似之处。这类模型具有工程学和神经解剖学的基础，与动态系统理论不同之处是模型的构建因任务不同而差异很大。因为每个科学家都会建立自己的模型，这种特定任务的模型也被称为"内在模型"（internal model），其基本理念是学习一系列能使人们适应新环境的感觉动作关系，证明这一原理的范式是"适应"。这些模型的应用主要体现在小肌肉群与脑的关系上，在大肌肉群上还有待进一步拓展。

五、运动发育测评研究

运动发育测评主要针对婴幼儿、学龄前儿童进行。目前国际上已经开发了许多婴幼儿运动发育测评工具，如丹佛发育筛查测试、婴幼儿运动评估、贝利婴儿发育量表等。

（一）丹佛发育筛查测试

丹佛发育筛查测试（DDST）是一种用于筛查婴幼儿及学龄前儿童早期发育迟缓的临床检测工具，它包括四个领域：粗大运动、精细运动适应、语言和个人社会行为。DDST是在美国科罗拉多州丹佛市以1 000名年龄在6.5岁以下的儿童作为样本，进行标准化形成的运动发育测评工具。

有研究通过DDST评估了615名日本儿童，结果显示：日本儿童通过这些项目的年龄比美国同龄儿童晚1.1—8.6个月；相同项目，日本儿童完成年龄比美国同龄儿童晚1.1—1.3个月[④]。威廉姆斯（Williams）对菲律宾6 606名儿童进行DDST，结果显示，马尼拉地区的儿童完成其中三分之二的项目比美国同龄儿童要晚得多。威廉姆斯等人在对马尼拉、东京、冲绳，以及荷兰和美国部分城市等地的儿童进行比较后得出结论：与美国

① FIETZEK U M，HEINEN F，BERWECK S，et al.Development of the corticospinal system and hand motor function：central conduction times and motor performance tests［J］.Developmental medicine & child neurology，2000，42：220-227.

② SCHAPIRO M B，SCHMITHORST V J，WILKE M，et al.BOLD fMRI signal increases with age in selected brain regions in children［J］.Neuroreport，2004，15（17）：2575-2578.

③ BENDER S，WEISBROD M，BORNFLETH H，et al.How do children prepare to react？ Imaging maturation of motor preparation and stimulus anticipation by late contingent negative variation［J］.Neuroimage，2005，27（4）：737-752.

④ UEDA R.Standardization of the Denver developmental screening test on Tokyo children［J］.Developmental medicine and child neurology，1978，20（5）：647-656.

和荷兰部分城市的同龄儿童相比，马尼拉的儿童在大多数项目上的完成时间都有延迟，在技能获得年龄上与冲绳和东京的同龄儿童相似[1]。这些结论促使他们创建了一种略有不同、更合适菲律宾儿童动作发展的筛查测试——大马尼拉发育筛查测试（MMDST）[2]。

（二）婴幼儿运动评估

婴幼儿运动评估（MAI）是一种用于识别婴儿是否患有神经运动延迟或障碍的标准化测量工具，它用于评估从出生至1岁年龄的婴儿神经运动行为，主要包括四个组成部分：肌张力、原始反射、自动反应和意志运动。该量表创建的初始样本为57名婴儿，其中55名婴儿具有欧洲背景。

托伊（Toy）和他同事使用MAI评估了30名6个月大的亚裔美国婴儿[3]，将评估结果与华盛顿（Washington）和戴茨（Deitz）对欧洲同龄人样本的研究结果进行比较，显示：（1）在肌张力项目上两者没有组间差异；（2）在原始反射部分，亚裔美国婴儿在惊跳（Moro）反射和加兰特（Galant）反射上的得分低于欧洲婴儿；（3）在自动反应部分，亚裔美国婴儿在MAI的得分低于欧洲婴儿；（4）在意志运动部分，两者之间存在显著差异，亚裔美国婴儿得分要高得多。

（三）贝利婴儿发育量表

贝利婴儿发育量表（BSID）是用于识别儿童发育迟缓、测量发育变化、协助规划和评估干预措施的标准化量表。BSID-Ⅱ是在修订初始常模的基础上建立的，包括两个不同的量表：运动和精神、婴儿行为记录。

波美洛（Provost）等人使用BSID-Ⅱ在加拿大魁北克对收养幼儿的运动发育情况进行了评估[4,5]，将从中国、越南、泰国、韩国和柬埔寨收养的儿童与从俄罗斯收养的儿童进

① WILLIAMS P D，WILLIAMS A R.Denver developmental screening test norms：a cross-cultural comparison［J］.Journal of pediatric psychology，1987，12（1）：39-59.

② WILLIAMS P D.The metro-manila developmental screening test：a normative study［J］.Nursing research，1984，33（4）：208-212.

③ TOY C C，DEITZ J，ENGEL J M，et al.Performance of 6-month-old Asian American infants on the movement assessment of infants：a descriptive study［J］.Physical & occupational therapy in pediatrics，2000，19（3/4）：5-23.

④ PROVOST B，CROWE T K，MCCLAIN C.Concurrent validity of the Bayley Scales of Infant Development II Motor Scale and the Peabody Developmental Motor Scales in two-year-old children［J］.Physical & occupational therapy in pediatrics，2000，20（1）：5-18.

⑤ PROVOS B，HEIMERL S，MCCLAIN C，et al.Concurrent validity of the Bayley Scales of Infant Development II Motor Scale and the Peabody Developmental Motor Scales-2 in children with developmental delays［J］.Pediatric physical therapy，2004，16（3）：149-156.

行比较。这些亚洲儿童在刚抵达加拿大时精神运动发育指数（PDI）得分高于俄罗斯儿童；在亚组中，其他国家儿童的PDI得分高于中国儿童；6个月后，所有儿童的PDI得分都有提高，其他国家儿童得分依然高于中国儿童，而俄罗斯儿童和中国儿童之间的差距越来越大。值得注意的是，在这项研究中，所有婴儿的PDI得分都比BSID-Ⅱ标准样本均值低0.33—1.67个标准差。

（四）皮博迪运动发育量表

皮博迪运动发育量表（PDMS）是一项运动功能评估的标准化测评工具，适用于6岁以下婴幼儿运动发育迟缓评估、儿童运动功能障碍诊断以及儿童运动康复评定。1974年，菲乐和杜博斯（Folio & DuBos）完成PDMS试验版。1983年，菲乐和费威尔（Folio & Fewell）修订完成了第一版PDMS。PMDS由粗大运动技能量表和精细运动技能量表组成，其中粗大运动技能量表共含有170项测试，归为5类技能，即反射（reflexes）、平衡（balance）、接与推（receipt and propulsion）、非移动（non-locomotor）、移动（locomotor）等。精细运动技能量表含112项测试，归为4类技能，即抓握（grasping）、手应用（hand use）、眼–手协调（eye-hand coordination）和手灵巧性（manual dexterity），量表信度系数为0.90。

PDMS-2是菲乐和费威尔（Folio & Fewell）在2000年修订完成的，它包括粗大运动测量和精细运动测量两部分，以及基于全国标准样本（n=2 003）数据组成的6岁及以下儿童构建的常模。修订后的量表由127个粗大运动测量项目和122个精细运动测量项目组成，分为6个分测验（反射、姿势、移动、实物操作、抓握、视觉–运动综合）。各分测验结果（综合分）的三种运动能力的总指数，分别为粗大运动商（GMQ：评估大肌肉系统使用的3个分测验结果的综合分）、精细运动商（FMQ：评估小肌肉系统使用的2个分测验结果的综合分）和总运动商（TMQ：是根据综合粗大和精细运动分测验结果产生的，是对总体运动能力的最佳估计）。

PDMS-2具有良好的信度和效度。其计分表提供了每个项目的简短说明，并可用于重复管理。粗大运动发育和精细运动发育的分数是分开的，从而可以确定粗大运动和精细运动发育的相对差异。PDMS-2是确定儿童是否有资格接受早期干预和学龄前项目服务的有效手段。虽然菲乐和费威尔指出PDMS-2可以用于鉴别和评估儿童的运动功能，但没有证据表明残疾儿童对运动功能的改变有反应。因此，作为一种评估手段，PDMS-2可能适用于运动发育迟缓的儿童，但不适用于特定神经运动损伤的儿童。PDMS的第二版与第一版有很大的不同，第二版开发了新的常模标准、不同的测试结构，以及更具体的评分标准。因此,第一版和第二版的分数不能直接作比较[1]。

(五)婴幼儿运动能力评估

婴幼儿运动能力评估(TIME)是一个利用观察和游戏方法来评估运动质量的常模参考工具,是一个详细的、全面的关于运动技能和过度动作的评估工具。TIME具有独特的临床子测试,可以对非典型运动表现的定性方面进行评分,包括高渗性和低渗性。该测试还包含了一项功能性表现分测验,包括自我护理和社区功能。其社交情绪能力分测验包括行为状态、注意力和情绪反应。

TIME由5个主要的分测验和3个可选的临床分测验组成,每个分测验都有不同的评分系统。整个系统测试时间较长,但能够为每一位孩子提供详细的运动模式评估信息。TIME评分系统比较复杂,特别是对于新手从业者可能会很繁琐和冗长[2]。测试员可能需要对测试管理进行录像,以便后续可以完成详细的评分[3]。虽然TIME研制的主要目的是识别儿童运动发育迟缓,但作者认为将5个分测验分数与标准常模进行比较来获得标准分数,也可以用作儿童运动评估。此外,对运动组织子系统,可以使用"成长分数"来评估儿童运动随时间变化的发展。对变化的响应性研究是必要的,因为在TIME中已经发现了结构和评分的问题。

(六)儿童功能障碍评估表

儿童功能障碍评估表(PEDI)是一项旨在识别儿童功能障碍并监测其进展情况的综合测量,是为了测量儿童身体障碍或身体和认知功能障碍能力而设计的。PEDI已用于评估患有创伤性脑损伤、非创伤性脑损伤、骨科疾病和神经疾病的儿童住院康复情况[4,5]。与正常参考标准的发展指标相比,PEDI的流动性和自我护理领域强调日常生活中的重要功能,包括转移、运动、进食、梳理、穿衣以及肠道和膀胱控制。PEDI既可以用作辨别性测量(当使用常模参考分数时),也可以用作评估性测量(当使用标准分数或标度分数时)。其标准化数据样本包括412名正常儿童和102名功能障碍儿童。PEDI是通过与父母的结构化访谈或对孩子观察来进行管理的。PEDI具有针对每个领域的修

---

[1] PALISANO R J, KOLOBE T H, HALEY S M, et al. Validity of the peabody developmental gross motor scale as an evaluative measure of infants receiving physical therapy[J]. Physical therapy, 1995, 75(11):939-948.

[2] LONG T M, TIEMAN B. Review of two recently published measurement tools:the AIMS and the T.I.M.E.™[J]. Pediatric physical therapy, 1998, 10(2):62-66.

[3] RAHLIN M, RHEAULT W, CECH D. Evaluation of the primary subtests of toddler and infant motor evaluation:implications for clinical practice in pediatric physical therapy[J]. Pediatric physical therapy, 2003, 15(3):176-183.

[4] HALEY S M, DUMAS H M, LUDLOW L H. Variation by diagnostic and practice pattern groups in the mobility outcomes of inpatient rehabilitation programs for children and youth[J]. Physical therapy, 2001, 81(8):1425-1436.

[5] DUMAS H M, HALEY S M, STEVA B J. Functional changes during inpatient rehabilitation for children with musculoskeletal diagnoses[J]. Pediatric physical therapy, 2002, 14(2):85-91.

改(如辅助设备)和看护辅助(如流动性、自我护理和社会功能)的评级标准。PEDI是独立的且单独评分的,可以选择只使用与儿童测试目的相关的量表。

PEDI具有很好的心理学计量特性,尽管在有效性方面可能会产生"地板效应",因为婴幼儿(6个月至2岁)有很多项目是不能独立完成的,例如穿衣、使用器皿和上厕所。艾耶(Iyer)等人认为比例分数是衡量新技能获得变化的重要指标,他们的研究表明改变11分或更高的分数则代表一个重要的临床变化[①]。也有研究认为可以选择使用自我护理分类等级来报告改变分数[②]。

(七)粗大运动功能测量

粗大运动功能测量(GMFM)是一种旨在测量脑瘫儿童运动功能随时间变化的评估方法。GMFM-88最初由88个项目组成,不仅适用于脑瘫儿童,而且对唐氏综合征儿童也有效[③,④,⑤]。拉塞尔(Ryssell)等人使用Rasch测量模型对537名患有脑瘫的儿童样本进行了校标检验,基于可靠性和有效性证据,修订完成了GMFM-66[⑥]。按照项目难度顺序,他们从易到难创建了一个区间等级分数,即粗大运动能力估计表。GMFM-66只适用于患有脑瘫的儿童,它的测试手册中包括一张评分CD,除了提供儿童的视觉功能项目图外,还可用于获取分数[⑦]。

GMFM已被广泛用于临床实践和评估各种干预措施的研究[⑧,⑨]。GMFM用于临床决策和干预计划是因为这些项目是在受控环境中进行管理的,GMFM的分数反映的是能

① IYER L V,HALEY S M,WATKINS M P,et al.Establishing minimal clinically important differences for scores on the pediatric evaluation of disability inventory for inpatient rehabilitation[J].Physical therapy,2003,83(10):888-898.

② DUMAS H M,HALEY S M,FRAGALA M A,et al.Self-care recovery of children with brain injury:descriptive analysis using the pediatric evaluation of disability inventory (PEDI) functional classification levels [J].Physical & occupational therapy in pediatrics,2001,21(2/3):7-27.

③ RUSSELL D J,ROSENBAUM P L,CADMAN D T,et al.The gross motor function measure:a means to evaluate the effects of physical therapy[J].Developmental medicine & child neurology,1989,31(3):341-352.

④ RUSSELL D J,ROSENBAUM P L,LANE M,et al.Training users in the gross motor function measure:methodological and practical issues[J].Physical therapy,1994,74(7):630-636.

⑤ RUSSELL D,PALISANO R,WALTER S,et al.Evaluating motor function in children with down syndrome:validity of the GMFM[J].Developmental medicine & child neurology,1998,40(10):693-701.

⑥ RUSSELL D J,AVERY L M,ROSENBAUM P L,et al.Improved scaling of the gross motor function measure for children with cerebral palsy:evidence of reliability and validity[J].Physical therapy,2000,80(9):873-885.

⑦ ALOTAIBI M,LONG T,KENNEDY E,et al.The efficacy of GMFM-88 and GMFM-66 to detect changes in gross motor function in children with cerebral palsy(CP):a literature review[J].Disability and rehabilitation,2014,36(8):617-627.

⑧ BOWER E,MICHELL D,BURNETT M,et al.Randomized controlled trial of physiotherapy in 56 children with cerebral palsy followed for 18 months[J].Developmental medicine & child neurology,2001,43(1):4-15.

⑨ LAI C J,LIU W Y,YANG T F,et al.Pediatric aquatic therapy on motor function and enjoyment in children diagnosed with cerebral palsy of various motor severities[J].Journal of child neurology,2015,30(2):200-208.

力(儿童能做什么),而不是日常环境中的表现(儿童做了什么)[①]。其运动质量评估使用了一个配套的测量方法,即粗大运动表现测量[②]。

六、运动技能测评研究

运动技能测评是在运动发育测评的基础上发展起来的,运动技能测评的对象是3岁以上的幼儿、儿童或青少年。此处重点回顾6个国际流行的运动技能测评工具,详情见表2—3。

表2—3 运动技能测评工具一览表

测验名称	评估目的	评估或训练内容	年龄/岁	评估时间/min	项目数/项	器材要求	分数计算方法	测试成本/欧元
儿童运动评估组合测验(MABC)	识别日常生活中的运动障碍	运动障碍筛查、液位测量、治疗效果评价	4—12	20—30	32	测试套件、记录板和秒表	百分位数、总分	954
粗大运动技能测试(TGMD-2)	识别与同龄人的运动缺陷	评估与年龄或经验有关的变化、评估在干预或指导后的变化	3—10	15—20	13	不透明胶带、粉笔、标志桶、小皮球、足球、篮球、网球、垒球、海绵球、沙包、卷尺等	分位数、标准分、年龄等值、粗大运动商	262
儿童身体协调能力测试(KTK)	评估一般动态平衡技能	筛查患有脑损伤、行为障碍和学习障碍儿童的粗大运动技能(平衡)	5—14	20	4	平衡木(6、4.5和3 cm);海绵块(5—60 cm);木板条,木箱2个	百分位数、运动商	524
4—6岁儿童运动能力测试(MOT 4—6)	评估学龄前儿童的运动发育状况	粗大运动技能、精细运动技能	4—6	15—20	18	测试套件、记录板和秒表	百分位数、T分、C分、运动发育商	418

---

① TIEMAN B L,PALISANO R J,GRACELY E J,et al.Gross motor capability and performance of mobility in children with cerebral palsy:a comparison across home,school,and outdoors/community settings[J].Physical therapy,2004,84(5):419—429.
② BOYCE W F, GOWLAND C, ROSENBAUM P L, et al.The gross motor performance measure:validity and responsiveness of a measure of quality of movement[J].Physical therapy,1995,75(7):603—613.

续表

测验名称	评估目的	评估或训练内容	年龄/岁	评估时间/min	项目数/项	器材要求	分数计算方法	测试成本/欧元
布尼氏动作熟练测试(BOT-2)	鉴定个体轻度或中度运动协调缺陷	评估个体强项和弱项、高功能孤独症或阿斯伯格障碍、发展协调障碍和轻度到中度精神发育迟缓的临床有效性研究	4—21	LF:45—60 SF:15—20	LF:53 SF:14	测试套件,以及其他所需设备:卷尺、秒表、两把椅子、一张桌子和一块夹板	分测验和综合分数、总体分数、标准分、刻度分数、百分位数、标准差	1 352
马斯特运动技能测试(MMT)	定性与定量评估运动的特征	注意缺陷多动障碍的检测	5—6	LV:20—25 SV:5—10	LV:70 SV:20	测试手册、说明光盘、记分表、秒表、塑料球、透明胶带	百分位数、运动质量	LV:272 SV:175

备注:LF 或 LV=完整版;SF 或 SV=简化版。

(一)儿童运动评估组合测验

儿童运动评估组合测验(The Movement Assessment Battery for Children,MABC)是一个评估4岁及以上儿童运动技能的标准化工具,重点是检测儿童运动技能发展是否延迟或不足。MABC评估内容分为精细技能和粗大技能。作为标准化工具,MABC常模采集了1 234名美国儿童数据,并对其进行了标准化。日本学者宫原(Miyahara)等人评估了MABC对日本儿童的适用性[①]。结果显示29%的项目存在显著性差异($p<0.01$),45%的11岁儿童低于美国标准5个百分位数,因此,宫原等人认为MABC的标准可能不适合日本儿童。

周(Chow)和他的同事使用MABC对255名4—6岁中国香港儿童进行了测试。与宫原等人的研究结果相反,周等人发现,中国儿童在"手动灵活性和动态平衡"相关项目上的表现明显好于美国儿童,而美国儿童在"投影和接收移动物体"相关项目上表现更好。当周等人将这255名儿童的分数与另外544名4岁和6岁的中国台湾儿童的数据合并,并与美国标准样本进行比较,当考虑MABC的所有项目时,无论是中国内部还是跨文化,项目分数都存在差异。然而,差异效应量的值太小,可以认为差异是没意义的。因

---

① MIYAHARA M,TSUJII M,HANAI T,et al.The movement assessment battery for children:a preliminary investigation of its usefulness in Japan[J].Human movement science,1998,17:679-697.

此，MABC用于中国儿童发育延迟识别之前，在某些项目上需要做适当的调整。怀特（Wright）和他同事对新加坡212名7—8岁的儿童进行研究，结果表明，尽管儿童运动障碍的百分比与标准样本中的值非常相近，但有很多项目需要修订后才能在新加坡使用[①]。由此可见，在亚洲地区使用MABC时，是需要对其进行进一步修订的。

（二）粗大运动技能测试

粗大运动技能测试（TGMD）是美国密歇根大学乌尔里希（Ulrich）于1985年研制的，后历经2000年（TGMD-2）和2016年（TGMD-3）2次修订。当前研究使用频率最高的是TGMD-2，它基于运动技能的定性方面来衡量粗大运动表现。测试的结果可用于三个方面：一是识别和确认粗大运动技能发展落后于同龄人的儿童；二是为粗大运动技能发展延迟儿童制定干预计划；三是评估儿童随着年龄、经验、指导或干预的增加而发生的粗大运动技能变化。

TGMD适用于3—10岁儿童，它涵盖了儿童粗大运动技能发展变化最剧烈的时期。TGMD-2包括身体移动技能和物体控制技能两个组成部分。身体移动技能测评包括4个连续项目：跑、跳、水平跳和滑行。物体控制技能测评包括6个连续项目：双手击球、静止运球、接球、踢球、上手投球和下手滚球。每个项目测试2次，动作完成正确则得1分，不正确得0分，2个项目的总和代表每个测试对象最终的项目分数。身体移动技能和物体控制技能可分别计算标准分数，并可推导出与年龄相当的分数。TGMD的测试时间为15—20 min。

乌尔里希（2000）关于信度和效度问题的报告经过了修订，增加了内部一致性和稳定性系数，并计算了常模样本子组的信度系数，获得各种子组效度，收集了来自美国的新常模数据。其常模样本经历了具体的变化：样本被分层（按年龄、种族、性别和居住地）；常模分为半年，并为分测试对象控制创建了性别标准。他还更改了一些测试项，重新绘制了图片，删除了跳障项，并在子测试对象控制中增加了下手滚圈项。除了表现性评估外，TGDM-2的一个很大优势是在评估中纳入了定性评价。遗憾的是，其没有包括稳定性子测试。Simons和Van Hombeeck（2003）得出结论，佛兰德斯儿童在TGDM-2考试中的得分明显低于美国儿童。文化差异是造成这一成绩不佳的可能原因。其中，物体控制项目，特别是击球和上手投掷项目（都与棒球技术高度相关），可能不适合作为跨文化的物体控制评价标准。TGDM-2是一个面向过程和结果的测试，涉及一个标准和

---

① WRIGHT H C，SUGDEN D A，NG R，et al.Identification of children with movement problems in Singapore：usefulness of the movement ABC Checklist[J].Adapted physical activity quarterly，1994，11（2）：150-157.

一个规范。由于没有广泛的内容改变，Burton 和 Miller 关于 TGMD 适用于评估运动能力和基本动作技能的结论仍然适用于 TGDM-2。

（三）儿童身体协调能力测试

儿童身体协调能力测试（KTK）最先是由德国学者吉普哈德（Kiphard）和席林（Schilling）于 1970 年研制的，1974 年第一次修订（从 6 个项目到 4 个项目），2007 年第二次修订。KTK 适用于 5—14 岁的儿童，该测试主要评估儿童的身体控制和协调能力、动态平衡能力。评估每个儿童需要大约 20 min，该测试是完全标准化的测试，具有较高的信度和效度。KTK 的优点有项目少、容易布置场地，并且不需要花费大量时间进行项目管理，其优势在于能较快速地诊断儿童的平衡能力。而且，这些测试项目不容易快速学习和提高，所以这项测试可用于儿童运动能力的干预实验研究。

KTK 中有 2 个测试项目是分性别的，它们分别建立了对应的标准分数转换表。这项测试仅针对粗大运动技能评估中的身体控制、协调与平衡能力，物体控制和移动技能没有纳入该测试。KTK 是一种以结果为导向的规范化、标准化测试，尽管 KTK 从研发至今已经 50 多年了，但它的价值被保留了下来。特别是当我们对儿童平衡技能发展的评估感兴趣时，KTK 提供了一个高度可靠和标准化的评估选择[①]。另外，KTK 仍被广泛用于其他评估工具的标准效度验证研究，例如 MABC-2。

（四）4—6 岁儿童运动能力测试

4—6 岁儿童运动能力测试（MOT 4-6）是一项用于评估 4—6 岁儿童基本动作技能（FMS）发展情况，诊断儿童基本动作延迟或缺陷的工具，它始于德国。该测试源于林肯·奥瑟茨基的动作发展量表和儿童身体协调能力测试（KTK），它对两者进行了调整以满足学龄前儿童特定年龄的测试需要。该测试适用于年龄为 4—6 岁的儿童，它由 18 个测试项目组成，包括移动、稳定性、物体控制和精细运动技能等。其标准化手册包括对每个项目的准确描述，详细的任务描述，必需的材料，重点提示，针对儿童的具体简单说明以及 0（未掌握技能）、1（基本掌握技能）、2（完全掌握技能）的 3 点评分标准。每个儿童的总测试时间为 15—20 min。由于有些项目必须赤脚完成，测试时间可能会略有延长。根据测试目的，儿童 FMS 表现以总分来表示。

MOT 4-6 是以结果为导向的、标准化的测试工具，以半岁为一个年龄段，其常模来自德国 548 名正常发育的学龄前儿童样本。因没有发现性别差异，其常模分数不区分男

① GHEYSEN F, LOOTS G, VAN WAELVELDE H. Motor development of deaf children with and without cochlear implants[J]. The journal of deaf studies and deaf education, 2008, 13(2):215-224.

女。测试中,测试员必须熟悉每个测试项目,并且能够充分示范每项任务。MOT 4-6是学龄前儿童的协调评估工具,由于其特定的年龄范围,多用于教育研究目的。

(五)布尼氏动作熟练测试

布尼氏动作熟练测试(BOTMP)及第二版(BOT-2)是用于评估精细和粗大运动技能发展的工具。它们被用来识别有轻度到中度运动协调缺陷的个体。该测试适用于年龄为4—21岁的个体。完整的BOT-2共有53个项目,分为8个分测试项目:精细运动精确度(7项)、精细运动整合(8项)、手工灵活性(5项)、双侧协调性(7项)、平衡(9项)、跑步速度和敏捷性(5项)、上肢协调性(7项)、力量(5项)。BOT-2简化版可作为一种反映整体运动熟练程度的筛查工具,以实现快速和容易的评分。BOT-2简化版由BOT-2完整表格的14个项目的子集组成,由标准化收集的数据构成。简化版呈现的是所有测试子项中最有特色的项目。BOT-2简化版和完整版之间相关性很高($r = 0.80$)。BOT-2评分系统根据项目的不同而不同,从2分到13分不等,原始分可转换为标准分。评估结果可以聚合成精细运动(手)、手协调运动、身体协调运动、力量和敏捷性运动4个维度的分数,这4个维度分数的总和构成一个运动复合分数(总分)。评估一个儿童所需的时间,完整版为45—60 min,简化版为15—20 min。根据Rosenbaum(2004)等人的研究,BOTMP是为评估儿童的运动技能而设计的,特别是那些有运动功能障碍的儿童。Bruininks R.H.和Bruininks B.D.(2005)证明了BOT-2对患有发育性协调障碍(DCD)、轻度到中度精神发育迟滞(MR)和高功能孤独症或阿斯伯格障碍个体的测试是有效的。

(六)马斯特运动技能测试

马斯特运动技能测试(MMT)是由Vles等人于2004年设计的一种新的运动技能评估工具。MMT的目的是客观地评估运动技能模式的定性表现,以及运动技能的定量表现,从而实现对儿童运动行为正常和异常的区分。MMT分为精细运动技能和粗大运动技能两部分。测试适用于5—6岁的儿童,这一年龄段被视为学龄前和小学之间的过渡阶段。MMT包括70个项目,其中34个项目测量运动技能表现的定量方面,36个项目测量定性方面。为了给儿童在某一项目上的表现打分,该测试采用3分制,即从0分到2分。每名儿童测试需要20—25 min。

七、儿童动作发展商研究

1989年,克拉克(Clark)和惠特尔(Whitall)对动作发展的历史进行了回顾,定义动作发展包括结果和过程两个部分①。2007年乌尔里希(Ulrich)对动作发展学科的核心课程概念进行了界定,他认为研究行为改变背后的过程有两种方式:一是对生命的重视;二是多因素相互作用对突发行为的影响②。动作发展已经成为一门学科,它研究运动行为随时间变化的过程,包括生命周期中的典型行为轨迹、可见的变化过程和影响运动行为的因素。动作发展商是动作发展测评结果的表达,具体是指儿童骨骼、肌肉的生长,及其移动和触摸周围环境能力增强的指数。动作发展商的测评发展研究主要围绕动作学习、发展和协调等问题展开。

(一)儿童动作学习商研究

得克萨斯大学的麦克劳(McCraw)提出,在体育教学中有必要进行能力倾向测试,以衡量学生学习粗大身体动作技能的速度差异。布雷斯(Brace)也指出这种测试可以用作学生学习运动技能能力的分组依据,而学习运动技能的能力可以通过改善学习所涉及的特征来提高。麦克劳的问题需要开发一个能力倾向测试来研究。在布雷斯和贝利的研究基础上,麦克劳使用了瑟斯通多因素分析法和单面旋转法。一是试图在运动能力、竞技能力、力量、速度、爆发力、灵敏、耐力等体能指标与公认的体能测验之间识别它们的关系;二是试图在30个测试元素中遴选出一组运动学习能力的测试项目。最终,有8个因素被遴选出来组成动作学习测试工具,分别是:体型(身高、体重)、运动指数、运动能力(运动商)、体能表现(体能指数)、动作学习中的动态控制能力(无辅助)、动作学习中的身体协调能力、动作学习中的动态控制能力(有辅助)、动作学习中的静态身体姿势控制能力。

麦克劳研究发现,前4个因素都未涉及运动学习能力测试,后4个因素是运动学习的测试因素。在后4个学习测试中,每个测试都有一个不同的因素占主导地位,但是前4个测试的运动能力、速度、力量、敏捷、爆发力和投掷等因素很少受到学习因素的影响,它们在每次测试的方差贡献中占比不到4%,远低于它们在其他测试中的22%。因此,不论是运动指数,还是运动能力(运动商)在预测动作学习中都似乎效果不佳。由于该研究存在时代局限性,动商研究在预测动作学习能力研究领域并未获得有用的成果。

(二)儿童动作发展商研究

1965年,在斯坦福大学儿童中枢神经系统缺陷研讨会上,佐斯梅尔(Zausmer)和塔尔(Tower)发表了一个题目为《评估动作发展的一种商数》的演讲,正是这个演讲将运动

---

① CLARK J E,WHITALL J.What is motor development? The lessons of history[J].Quest,1989,41(3):183-202.
② ULRICH B.Motor development:core curricular concepts[J].Quest,2007,59(1):77-91.

商数这个概念拓展到了动作发展领域。佐斯梅尔和塔尔的演讲于1966年出版。文章强调，一个可靠的运动发展评估是对神经肌肉患儿进行诊断、治疗和预测的保障，尽管有临床患者的书面反馈，但客观的测量对患儿治疗方案更有价值。许多康复治疗师通过测试患者的运动能力来进行诊断，而忽视了动作质量的表现评估。基于儿童动作质量的评价，佐斯梅尔和塔尔借鉴了智商的理论，提出了以商数作为儿童动作发展速度评价的指标，并用于预测儿童未来动作的发展。他们设计了运动商获取的基本思路：如果儿童的年龄在平均水平（average level，AL）以下的年龄范围内，则将其总得分除以儿童在评估时的年龄（以月为单位）；如果儿童的年龄超过平均水平，则将总得分除以平均水平。这样获得的数字乘以10，代表运动商数（motor quotient，MQ）。

例如，儿童A，第一次评估时的年龄为41个月，总分为41分，平均水平为11分。则：

$$MQ_{A1} = \frac{41}{11} \times 10 \approx 37$$

儿童A，第二次评估时的年龄为54个月，总分为67分，平均水平为11分。则：

$$MQ_{A1} = \frac{67}{11} \times 10 \approx 61$$

比较两次评估得分和运动商数，若得分和运动商数都有提高，则会归因于干预的效果。由此，其概括了运动发展商数的应用：一是比较患者与正常儿童的运动发展情况；二是在运动发展的不同阶段，监测和分析行为差异；三是客观地观察和记录儿童运动发展不同部位的过程、特征和变化率；四是用于运动发展不良区域的诊断和治疗。

（三）儿童动作协调商研究

儿童身体协调能力测试（KTK）是由德国学者吉普哈德（Kiphard）和席林（Schilling）在1970年提出的，KTK使用手册的语言为德语，所以在当时并未获得广泛的应用。在同一时期国际上涌现了很多类似的测评工具，而KTK是唯一一个以"身体协调能力"为测试主题并被命名为动商（Motor Quotient，MQ）的测评工具。KTK历经了1974年第一次修订、2007年第二次修订后一直沿用至今，并在国际上得到了较好的推广。除在德国广泛使用外,荷兰①、巴西②、比利时③、芬兰④、挪威⑤、葡萄牙⑥、意大利⑦、澳大利亚⑧、印度等国都有研究并使用KTK工具。KTK的优点是测试项目数量少(包括左右跳跃、横向移动、单脚障碍和倒退平衡4个项目)、测试难度低、项目稳定性好和便于组织管理。因此,该测评工具在欧洲国家的使用频率很高,其适用的儿童年龄阶段为5—14岁,具有较高的大规模推广应用价值。

　　长期以来,KTK研究除了针对不同群体或国家样本进行常规的信效度检验⑨、⑩、⑪外,还包括了诸如探讨运动参与⑫、身体形态(体重指数,BMI)⑬、运动表现⑭等与运动协调(动商)相关的研究。在影响KTK测试结果的因素分析中发现,身体成分和经常锻炼与否是对KTK测试结果影响最大的因素,因此鼓励儿童定期体育锻炼,改善身体成分可获得更好的KTK分数。除对儿童运动协调能力评估外,KTK也被应用于运动员的选拔之中,Brien-Smith等人回顾了21篇使用KTK选拔青年运动员的论文,其中7篇使用了原始版

① SMITS-ENGELSMAN B C M,HENDERSON S E,MICHELS C G J.The assessment of children with developmental coordination disorders in the Netherlands:the relationship between the movement assessment battery for children and the Körperkoordinations Test für Kinder[J].Human movement science,1998,17:699-709.

② CATENASSI F Z,MARQUES I,BASTOS C B,et al.Relationship between body mass index and gross motor skill in four to six year-old children[J].Revista brasileira de medicina do esporte,2007,13(4):227-230.

③ GHEYSEN F,LOOTS G,VAN WAELVELDE H.Motor development of deaf children with and without cochlear implants [J].Journal of deaf studies and deaf education,2008,13(2):215-224.

④ LAUKKANEN A,PESOLA A,HAVU M,et al.Relationship between habitual physical activity and gross motor skills is multifaceted in 5- to 8-year-old children[J].Scandinavian journal of medicine & science in sports,2014,24(2):e102-e110.

⑤ HAUGEN T,JOHANSEN B T.Difference in physical fitness in children with initially high and low gross motor competence:a ten-year follow-up study[J].Human movement science,2018,62:143-149.

⑥ LOPES V P,STODDEN D F,BIANCHI M M,et al.Correlation between BMI and motor coordination in children[J].Journal of science and medicine in sport,2012,15(1):38-43.

⑦ GIURIATO M,PUGLIESE L,BIINO V,et al.Association between motor coordination,body mass index,and sports participation in children 6-11 years old[J].Sport sciences for health,2019,15(2):463-468.

⑧ LAUKKANEN A,PESOLA A,HAVU M,et al.Relationship between habitual physical activity and gross motor skills is multifaceted in 5-to 8-year-old children[J].Scandinavian journal of medicine & science in sports,2014,24(2):e102-e110.

⑨ CAMACHO-ARAYA T,WOODBURN S S,BOSCHINI C.Reliability of the prueba de coordinación corporal para niños (body coordination test for children)[J].Perceptual and motor skills,1990,70(3):832-834.

⑩ HOEBOER J,KRIJGER-HOMBERGEN M,SAVELSBERGH G,et al.Reliability and concurrent validity of a motor skill competence test among 4- to 12-year old children[J].Journal of sports sciences,2018,36(14):1607-1613.

⑪ MOREIRA J P A,LOPES M C,MIRANDA-JUNIOR M V,et al.Körperkoordinationstest für kinder(KTK)for Brazilian children and adolescents:factor analysis,invariance and factor score[J].Frontiers in psychology,2019,10:2524.

⑫ GIURIATO M,PUGLIESE L,BIINO V,et al.Association between motor coordination,body mass index,and sports participation in children 6-11 years old[J].Sport sciences for health,2019,15(2):463-468.

⑬ LUZ L G O,SEABRA A F T,SANTOS R,et al.Association between BMI and body coordination test for children(KTK). A meta-analysis[J].Revista brasileira de medicina do esporte,2015,21(3):230-235.

⑭ MOURA-DOS-SANTOS M A,DE ALMEIDA M B,MANHAES-DE-CASTRO R,et al.Birthweight,body composition, and motor performance in 7- to 10-year-old children[J].Developmental medicine & child neurology,2015,57(5):470-475.

KTK,14篇使用了改良版KTK。综述结果显示:KTK可以成功地区分不同竞技水平和不同运动领域的运动员,然而,由于研究使用数据的截面性质不同,因此,对研究结果的解释应该谨慎。另外,横向移动分测验对不同竞技水平的运动员表现出最大的区分作用。研究显示,运动能力不受成熟度的影响,不同性别和不同位置的球员之间也不存在显著差异。总体而言,KTK是一种有区分度的运动能力评估工具。

此外,对KTK与MABC、MOT、BOT等测评工具的相关研究发现,KTK与MABC-2在儿童一般运动表现百分位数之间差异不显著($p=0.06>0.05$)[1],两者在运动障碍儿童评估方面表现出中度相关($r=0.39$)。KTK与MOT 4-6两者之间的差异性检验显示,两个测试的总得分之间存在适度正相关($r=0.63$)。此外,与MOT 4-6精细运动评分相比,MOT 4-6粗大运动评分与KTK相关性更高($r_g=0.62$,$r_f=0.32$)[2]。KTK与BOT-2的有效性检验结果显示,BOT-2总评分与KTK运动商数之间存在中等强度的正相关(r为0.44—0.64),BOT-2精细运动评分与KTK运动商数之间呈正相关(r为0.25—0.37)[3]。但是,任何一种测量工具都可能产生分类错误,因此动作发展评估不应基于单一的评估工具进行判断。

(四)儿童运动发育商测评发展研究

1970年,《美国人类学》杂志上发表了一篇关于儿童运动发育国际比较的文章,文章比较了巴甘达人、美国白人、美国黑人的婴儿运动发育情况[4]。文中提出了运动发育商(DMQ)的概念,使用Baley婴幼儿运动发育量表进行运动发育测试而获得运动发育商。有学者认为随着年龄的增长运动发育商逐渐下降,在自然养育争议仍然非常活跃的情况下(Jensen,1969)[5],比较不同文化下的增长与发展研究,可以拓宽我们对遗传和环境因素在促进人类群体间异同中的作用的认知。

1974年,美国学者菲乐(Folio)和杜博斯(DuBos)完成了皮博迪运动发育量表(PDMS)试验版。PDMS的最终表达形式是运动商数(MQ),它由粗大运动商(GMQ)和精

① DRAGHI T T G,CAVALCANTE NETO J L,TUDELLA E.Evaluation of motor performance of Brazilian children with developmental coordination disorder through the movement assessment battery for children and the Körperkoordinationstest Für Kinder[J].Physical education and sport pedagogy,2020,26(2):155-166.

② BARDID F,HUYBEN F,DECONINCK F J A,et al.Convergent and divergent validity between the KTK and MOT 4-6 motor tests in early childhood[J].Adapted physical activity quarterly,2016,33(1):33-47.

③ FRANSEN J,D'HONDT E,BOURGOIS J,et al.Motor competence assessment in children:convergent and discriminant validity between the BOT-2 Short Form and KTK testing batteries[J].Research in developmental disabilities,2014,35(6):1375-1383.

④ KILBRIDE J E,ROBBINS M C,KILBRIDE P L.The comparative motor development of Baganda,American white,and American black infants[J].American anthropologist,1970,72(6):1422-1428.

⑤ JENSEN A R.How much can we boost IQ and scholastic achievement?[J].Harvard educational review,1969,39(1):1-123.

细运动商(FMQ)两部分组成。1983年,菲乐和费威尔(Fewell)修订完成了第一版PDMS。2000年,菲乐和费威尔再次修订完成了第二版——PDMS-2,其适用年龄为0—6岁。

1985年,乌尔里希(Ulrich)研制了粗大运动技能测试(TGMD),后历经2000年(TGMD-2)和2016年(TGMD-3)两次修订,成为儿童运动发育领域使用最为广泛的测评工具之一。TGMD适用于3—10岁儿童,涵盖了儿童粗大运动技能发展变化最剧烈的时期,该测试包括身体移动技能和物体控制技能两个组成部分。

1985年,美国学者卡佩特(Capute)等人[1]认为早期识别儿童运动发展迟缓对干预和治疗的意义重大。基于此,他们设计了一套儿童运动发育迟缓的识别方法,将儿童的最佳运动成绩年龄(运动年龄,motor age)除以他(她)的生理年龄(chronologic age)来计算运动商数。其中,运动年龄是指儿童达到最佳粗大运动表现的正常年龄。最佳运动表现是指在连续两次错过"运动发展里程碑"之前达到的运动发育阶段。这是根据一项早期运动发展研究得出的达到粗大运动里程碑的平均年龄列表计算获得的。据预测,运动商数低于50的儿童,其运动发育会被认为存在延迟。例如,一个婴幼儿在24月龄时还不会走路,其运动发育就存在延迟。再例如,一个12月龄的婴幼儿,如果在辅助下坐着的运动能力最好,那么他的MQ将达到42分(5/12),这是可以预测的。该研究对144个8—18个月的婴幼儿应用运动商数进行了诊断,结果显示儿童的敏感度为87%,特异性为89%,转诊和欠转诊率为12%。通过引入运动商数概念,将运动发育以一个比率表示,可以预测婴幼儿运动发展是否延迟。

由于卡佩特等人的研究对象仅局限于8—18个月的婴幼儿,且这一群体在研究中也存在局限性,如8个月以内的婴幼儿没有足够的粗大运动技能来计算MQ。卡佩特等人也在其研究中指出并不是所有用MQ检测出的儿童都会有运动发育障碍,他们也可能存在其他方面的障碍(如神经功能障碍等)。因此,MQ得分低的儿童应被重点关注,有必要时可进行相关的进一步检查。20世纪80年代以后,MQ在儿童运动障碍诊断中得到了较好的发展与应用。

---

[1] CAPUTE A J, SHAPIRO B K.The motor quotient: a method for the early detection of motor delay[J].American journal of diseases of children,1985,139(9):940-942.

❋❋ 第二节　国内动商研究进展 ❋❋

2014年，国内首篇动商研究论文《动商——人类全面发展的重要支脚》发表。截至2021年9月25日，本研究共检索到以"动商"为主题的中文期刊论文180篇。其中，南京理工大学及《南京理工大学学报（人文社科版）》分别贡献49篇和68篇。与国际动商研究的发展历程相比，国内动商研究走了一条截然不同的路径。因此，本节将围绕国内动商研究从理论构建、测评方法和应用价值三个方面进行综述。

一、动商理论研究

在动商理论构建研究中，王宗平、张新萍、常金栋、李化侠和武鹏举等人的研究最具代表性。其中王宗平等（2017）阐释了动商的概念，他认为动商是个体克服自身和客观事物进行运动的能力，是人的运动天赋和运动潜能发挥的能力，是主要包括运动素质、运动心理、身体机能的综合商数[①]。张新萍等（2015）构建了"智商、情商、动商"三商一体的全人发展理论体系，她认为智商、情商和动商就像三角形的三条边，缺任何一条边都无法稳定地相互支撑，也就是说人要全面发展，三者缺一不可[②]。常金栋（2016）分析了国内外青少年动商研究的内在价值和动力，追溯了国内外青少年动商研究进展，比较了国内外青少年动商研究工具的差异，构建了青少年动商理论模型（简称"三动一能比"模型），为青少年动商测评研究奠定了基础[③]。李化侠等（2017）以智商、情商为基点论述了动商的内涵、价值和路径，提出动商是人类运动能力、运动情感态度、运动行为习惯的测评分数。同时，她认为动商是可教、可学、可发展的，是以培养为最终目的的[④]。武鹏举等（2020）探索了学前儿童动商的内涵、价值与开发路径，从理论上对学前儿童动商反映的生活活动、学习活动、与人交往活动及其体能活动等行为维度进行了界定，明确了学前儿童动商开发的价值和路径，为开拓学前儿童动商测评提供了理论基础[⑤]。

在动商理论构建方面，国内研究借鉴了国外的研究理念，并在此基础上根据我国的情况进行了理论创新，是具有中国本土特色的动商理论体系。麦克乐提出的动商以具体的项目测试为主，以研制测试程序、测试标准为主要目标。而我国学者的动商理论构

[①] 王宗平,丁轶建,崔成均.动商研究的基本框架[J].南京理工大学学报(社会科学版),2017,30(1):40-45.

[②] 张新萍,王宗平.建构智商、情商、动商三商一体的全人发展理论体系[J].南京理工大学学报(社会科学版),2015,28(5):26-31.

[③] 常金栋.青少年动商研究的理论溯源与框架构建[J].南京理工大学学报(社会科学版),2016,29(1):35-39.

[④] 李化侠,宋乃庆,辛涛.从智商、情商到动商——刍议动商的内涵、价值及路径[J].课程·教材·教法,2017,37(7):4-10.

[⑤] 武鹏举,宋乃庆,常金栋,等.学前儿童动商:内涵、价值与开发路径[J].中国教育学刊,2020(9):43-48.

建更多的是基于本土问题的思考,在问题思考的基础上构建动商理论,是典型的具有本土特色的思辨理论创新,属于先理论后实践的路径模式。因此,也就不难理解在众多文献中反复出现"动商首创说"[①]这一现象了。此后,王宗平等(2020)从马克思主义视角对动商理念进行了解析,他认为:唯物主义是动商理念产生的理论基础;运动是动商的本质特征;动商应遵循对立统一规律;动商体现了质量互变规律与否定之否定规律;动商体现了马克思主义人的全面发展的观念[②]。

二、动商测评研究

关于动商测评研究的文献较少,张红兵、刘大斌、蒋磊、刘爽和王成等人分别做了相关研究。张红兵等(2015)以5—6岁儿童为例,编制了动商测试量表、动商公式和评价标准。根据智商的构建方式,他编制的动商公式为:MQ(男孩)=100+15(X−89.6)/9.2,MQ(女孩)=100+15(X−87.5)/8.7。他还研究了根据离差商数计算的7个不同等级及其分布的水平差异情况[③]。刘大斌等(2016)按照狭义动商的定义,利用常模参照评价方法,以个体在群体运动水平中的位置为表征参量,构建了狭义动商的测评体系,其测评体系包括5个子测验:速度、力量、耐力、柔韧性和灵敏性。其研究还提出了分段赋值法,将动商赋值紧度控制在0.1,构建了实用的动商量值表[④]。蒋磊(2016)以5—6岁幼儿为研究对象,构建了幼儿动商测评量表,包含量表的体系结构、指标权重和信效度检验等内容。刘爽等(2019)探讨了学前儿童足球运动的动商测评体系结构、指标和权重。其研究通过足球动商公式和离差商数的计算,确定了8个不同的足球动商层次,并分析了层次间的差异[⑤]。王成等(2020)探讨构建了大学生动商测评量表,包括测评指标和测评模型,其适用对象年龄为19—22岁,主要用途是干预大学生运动锻炼[⑥]。此外,张红兵等(2021)还对7—12岁动商量表的编制进行了研究,构建了身体商数、行为商数和任务商数共3个维度35项指标的动商测评体系。其研究显示7—12岁动商量表具有可靠的信效度[⑦]。

① 李慧真.KDL幼儿运动游戏课程对5-6岁幼儿动商的影响[D].大连:辽宁师范大学,2020:3-5.
② 王宗平,曹锋.马克思主义视域下的动商理念解析[J].南京理工大学学报(社会科学版),2020,33(2):61-66.
③ 张红兵,李海燕,崔成均,等.动商测试量表、动商公式和评价标准构建——以5—6岁儿童动商测评体系研究为例[J].武汉体育学院学报,2016,50(2):69-74.
④ 刘大斌,李成龙,王宗平.狭义动商测评体系的构建[J].南京理工大学学报(社会科学版),2016,29(4):35-38.
⑤ 刘爽,张崇林,杜和平,等.学前儿童足球运动的动商测评体系构建研究[J].青少年体育,2019(10):51-52.
⑥ 王成,吴静娴,王波.我国大学生动商测评体系构建研究[J].南京理工大学学报(社会科学版),2020,33(4):50-55.
⑦ 张红兵,王宗平.动商(7—12岁)量表的编制——基于江浙沪鲁试验数据分析[J].南京理工大学学报(社会科学版),2021,34(1):62-71.

国内动商测评研究中,张红兵、刘大斌等都借鉴了智商的计算原理,其中刘大斌的研究更体现了动商相对位置的原理,其将运动项目的原始值转换为一种相对百分位数的做法更具有参考价值。但他采用0.1作为MQ赋值级差,这一点是值得商榷的。目前国内动商测评体系方面的研究尚不完善,还有待更深入的探索。

三、动商应用研究

动商理念的推广促进了动商应用的研究,目前国内动商应用研究可分为以下三类。

(一)动商对杰出人物成长的影响

目前,相关研究文献中的杰出人物主要包括中国第一个皇帝秦始皇[1]、新中国的伟大领袖毛泽东[2]、俄罗斯总统普京[3]、中国著名篮球运动员姚明[4]、小米科技创始人雷军[5]等,他们都在各自的领域内作出了卓越贡献,且都具有较强的运动特征。这些研究试图通过对杰出人物的个案分析,建立他们高动商的集体特征,是将运动特征与人的杰出成就相关联,从而构建一套基于个案特征推导群体特征的动商理论。

(二)动商对学校体育开展的影响

动商概念提出后,许多学者更关心的是动商为学校体育带来了什么。王宗平在《中国科学报》《中国体育报》等媒体上发表了《用"动商"诠释校园足球》[6]《动商,释放学生的天性》[7]《动商,瞄准中国体育改革主战场》[8]等文章。2016年2月6日,时任南京理工大学党委书记的尹群教授在《中国教育报》发表了《开发"动商",培养大学生健全人格》,提出了以动商理念引领高校体育工作,培养大学生健全人格的倡议。随后,有学者探讨了学校体育引入"动商"概念的效应,期望通过引入动商概念推动学生的意识觉醒,助推学生

---

① 曹锋.动商理念对秦始皇统一天下及治理秦帝国的巨大影响[J].南京理工大学学报(社会科学版),2016,29(3):27-34.

② 陈东林.动商理念对毛泽东革命生涯的深远影响[J].南京理工大学学报(社会科学版),2015,28(3):1-12.

③ 曹锋.动商在普京复兴俄罗斯强国地位中的作用[J].南京理工大学学报(社会科学版),2015,28(3):13-17.

④ 曹锋.动商对姚明运动生涯及成长为商界巨人的重要影响[J].南京理工大学学报(社会科学版),2016,29(5):18-26.

⑤ 曹锋.动商助推雷军成长为"IT界大佬"[J].南京理工大学学报(社会科学版),2015,28(6):7-12.

⑥ 王宗平.用"动商"诠释校园足球[N].中国科学报,2015-04-16(7).

⑦ 王宗平.动商,释放学生的天性[N].中国科学报,2016-03-10(7).

⑧ 王宗平.动商,瞄准中国体育改革主战场[N].中国体育报,2016-06-03(6).

体质健康发展[①]。也有学者关注动商对学校体育教学改革[②,③]、体育核心素养[④]和课程发展的影响。

（三）运动对个体动商发展的影响

这类研究主要集中在体育课程或特定运动项目上,如KDL(儿童发展性学习)幼儿运动游戏课程对5—6岁幼儿动商的影响研究指出,KDL幼儿运动游戏课程可以有效地促进幼儿动商发展,使5—6岁幼儿的运动商数显著提升,同时对5—6岁幼儿的运动素质和运动潜能也有一定影响。足球游戏对5—6岁幼儿动商的影响研究显示,5—6岁幼儿无论是参加传统体育游戏还是足球游戏,其动商水平均有提高,但参加足球游戏的动商水平提升率明显优于传统体育游戏。契约学习法对大学生动商的影响实验研究发现,契约学习法能够提升大学生动商水平,并促进学生养成良好的运动习惯。在现有文献中,所有研究成果都表明,不论采用哪种运动方式对个体动商发展的影响都是正向的、积极的,至于实验中对其他变量的控制情况,还有待于进一步研究探讨。

第三节　国内外动商研究述评

一、国外动商研究述评

（一）动商概念研究述评

麦克乐博士是"动商"概念的首创者,他在动商开创性研究方面做了大量的探索,为后期动商的概念、测量和计算等提供了详尽的参考资料。麦克乐关于动商的研究论文,经章辑五翻译,于1936年分上、下两期发表在国内体育期刊《体育季刊》[⑤,⑥]上,这是国内目前为止最早记录"运动商"概念的文献(章辑五译作:普通活动能量商数,简称"活动商数")。

① 张美云,王宗平.学校体育中引入"动商"概念的效应解析——撬动意识觉醒、助推体质健康的杠杆[J].南京体育学院学报(社会科学版),2016,30(6):94-97.
② 张新萍,尚瑞花,武东海.完善人格 培养动商——高校"四年一贯制"体育教学改革探索[J].南京理工大学学报(社会科学版),2019,32(2):12-16.
③ 王茂.基于动商视角的高校体育教学改革新思路[J].南京理工大学学报(社会科学版),2019,32(5):30-32.
④ 顾欣,樊纪良.试论动商与体育核心素养的关系[J].南京理工大学学报(社会科学版),2018,31(3):40-43.
⑤ 麦克乐,章辑五.普通体能(或活动能量)之测量(上)[J].体育季刊,1936,2(3):399-409.
⑥ 麦克乐,章辑五.普通体能(或活动能量)之测量(下)[J].体育季刊,1936,2(4):521-531.

麦克乐关于动商的最初概念是基于"可否像测智商一样测动商"的设想提出的。基于这一设想,麦克乐采用智力测验模式,使用相关分析、因子分析和多元回归分析方法,建立了动商和运动成就商的多元回归计算方程,确定了各因素的权重系数,研制了运动商(动商)和运动成就商的计算公式。麦克乐研究中提出的"运动(motor)"一词有两个释义:一是神经肌肉的运动;二是心理层面的运动。但由于时代的局限性,麦克乐的动商研究只解决了神经肌肉运动的问题,而对心理层面的运动并未涉及。这为本研究对动商概念的界定、内涵的释义、测评指标的遴选及测评模型的构建提供了空间。

(二)国外人体测评研究述评

奎特尔《人类学》的出版标志着人体测量学的诞生。因美国南北战争中选择士兵而建立的人体测量设施,开启了人体测量研究的新历程。人体测量从最初的测量身体形态指标(身高、体重、胸围等),逐步延伸至测量握力、肺活量等身体能力指标,以及后来发展起来的比值指标,如肢体长度与躯干体积的比值、体商指数(PQ)和身体形态指数(体重指数,BMI)等。其中体商是反映人体测量的一个重要概念,它是用身体年龄除以实际生理年龄得到的商数。体商的概念和计算公式是比照智商(比奈-西蒙智商测验)测量模型建立的。体商概念的建立是人体测量领域发展的重要标志,为运动能力测验研究开启了标准化研究的新思路。

(三)国外运动能力测评研究述评

人体运动能力测评研究自19世纪萌芽至今,经历了5个时期,分别是萌芽期(1800—1900年)、初期(1900—1930年)、中期(1930—1950年)、后期(1950—1990年)和近期(1990年至今)。在这5个时期中,运动能力测评各有特点。

萌芽期的研究主要是对人体运动能力的认识,比如体重与运动能力是否有关系,运动能力与心智能力是否同步提升等问题。

初期的研究主要集中在测评方法上,包括直接法、间接法和综合法三种。这一时期的代表性成果有德雷尔的《身体素质评价》、加菲尔的《运动能力测量》以及美国体育教育协会全国委员会的《运动能力测试》报告。

中期的研究集中在学校体育领域,因心理学家与运动学家对"运动能力"概念理解不统一,出现了"一个概念关注两个不同问题"的现象。且布雷斯和韦尔曼都发现了这些测试工具缺乏标准化,无法达到挖掘运动"天才"的目的。在概念不统一、测评工具缺乏标准化情况下产生的测评结果,导致了运动能力与体能认知的混淆。同时,过度测验也受到了学者韦曼的批评。中期的运动能力测评研究处于理论构建与工具标准化的探索阶段。

后期的研究集中于儿童青少年体质健康领域。"震惊总统的报告"引起了美国两任总统对儿童青少年体质健康的重视,国际上涌现了大量的儿童青少年体质测评工具,如美国首个青少年体能测试组合(YFT)、巴育运动能力测评工具、得克萨斯州身体适应性运动能力测验(TPFMAT)、AAHPERD的《健康相关的体能测验》、库珀研究所的体适能申报、AAHPERD的最佳体适能、日本的国民体力监测、法国的《体育及格测验标准》和《青少年身体测验标准》、加拿大的青少年体能测试(CAHPER)、欧洲的《欧洲青少年身体素质测试》等。国际上大量儿童青少年体质测评工具的研制与应用,推动了国际社会对儿童青少年体质健康的关注。

近期的研究在后期研究的基础上继续推动儿童青少年体质健康研究。《健身技术参考手册》《青少年体育锻炼标准:共识声明》《儿童身体活动:指导原则声明》《儿童身体活动指导手册》《美国人身体活动指导手册》《美国国家健康和营养调查》等指南和报告的出版,推动了美国儿童青少年体质健康与公共卫生领域的研究。这一时期学界普遍支持"健身会促进儿童青少年终身体育发展"的观点。因此,如何促进儿童青少年参与健身运动是各国专家研究的重点。

(四)国外动作发展测评研究述评

动作发展是一个古老又崭新的话题。古老是指这个概念可溯源至古希腊,历史悠久;崭新是指它的研究范畴在不断延伸,从婴儿期到青春期,再到老年期,动作发展研究的范围已经贯穿人类生命周期的全过程。动作发展研究经历了5个主要时期,分别是前导期(1787—1928年)、成熟期(1928—1946年)、规范与描述期(1946—1970年)、过程主导期(1970—2000年)和神经科学主导期(2000年至今)。

动作发展研究的开始标志是蒂德曼记录他儿子从出生到30个月龄的动作行为。受达尔文"自然法则"的影响,心理学家最初认为婴儿动作发展是"自然规律",动作发展研究以"成熟过程"为主。由于二战时期美国对飞行员培训的需求增长,大批心理学家因受"成熟论"的影响,纷纷结束对动作发展研究的关注。而此时,体育教育学者恰好回归动作发展研究领域,他们更加关注基本动作发展对儿童运动的影响,其研究范式仍然是以结果为主导。20世纪70年代,以皮亚杰、布鲁纳等心理学家为代表的学者关注到了婴幼儿运动技能发展。同时,一种用于动作发展研究的信息处理方法(计算机假设模型)带动了实验心理学领域对婴幼儿动作发展的研究。70年代心理学家的集体回归,使儿童动作发展研究领域出现了诸如动作技能程序、动作约束、动作控制、动作学习等运动机制研究。20世纪80年代,一批以物理和生态为理论基础的研究出现,如动力学理论、协调结构理论、伯恩斯坦观点或动态系统理论等。进入21世纪后,神经科学领域的研究突飞猛进,经颅磁刺激(TMS)、功能性核磁共振成像(fMRI)和无创脑电图(EEG)等新技术的应用,推动了神经科学在儿童动作发展领域的研究。总之,新技术的应用拓宽了动作发展研究的视域,促进了儿童动作发展研究水平的提高。将人工智能、计算机科学、神经科学与动作发展密切结合的研究,对进一步挖掘大脑控制动作发展的机制具有积极的意义。

(五)国外运动发育测评研究述评

国外运动发育测评的研究对象主要是婴幼儿和学龄前儿童。目前,国际上已有相关测评工具60余项,其中多数是以欧美国家儿童为样本开发的。如丹佛发育筛查测试(DDST,1970)、婴幼儿运动评估(MAI,1980)、贝利婴儿发育量表(BSID,1993)、皮博迪运动发育量表(PDMS,1974;PDMS-1,1983;PDMS-2,2000)、婴幼儿运动能力评估(TIME,1994)、儿童功能障碍评估表(PEDI,2001)、粗大运动功能测量(GMFM,2002)等,都是国际上比较流行的学龄前儿童运动发育测评工具。其中,DDST、MAI、BSID、PDMS和PEDI用于评估学龄前儿童运动发育迟缓或诊断运动障碍。MAI、PDMS和TIME这3个测评工具都经过了标准化测验,建立了常模参数。国际上流行的测评工具如DDST、MAI、BSID、PDMS、TIME、PEDI和GMFM等,虽然在学龄前儿童运动评估和运动障碍诊断方面的侧重点略有差别,但它们的测评内容都各具特色。这些工具的研制都具有一个共同点,那就是研制样本均来自欧美儿童。由此可知,目前国际上缺乏以中国儿童为样本研发的、有影响力的学龄前儿童运动发育测评工具。

(六)国外运动技能测评研究述评

国外运动技能测评的研究对象主要是3岁以上的儿童。目前,国际上流行的测评工具有儿童运动评估组合测验(MABC,1992)、粗大运动技能测试(TGMD,1985;TGMD-2,2000;TGMD-3,2016)、儿童身体协调能力测试(KTK,1970;1974;2007)、4—6岁儿童运动测试(MOT 4-6,1987)、布尼氏动作熟练测试(BOTMP,1978;BOT-2,2005)和马斯特运动技能测试(MMT,2004)等。其中,MABC、TGMD、BOTMP和MMT都具有诊断运动障碍的功能,KTK和BOTMP具有测评运动协调的功能。MABC、MOT、BOTMP和MMT可对粗大运动技能和精细运动技能进行评估,而TGMD和KTK仅评估粗大运动技能。这些运动技能测评工具的研制都使用了标准化的测验方法,其科学性和有效性在国际上经过了广泛的检验。但是,其劣势在于测试成本高昂。这6种测试中,测试一次成本最低的MMT(简化版)为175欧元,而成本最高的BOT-2需花费1 352欧元。此外,我国目前还没有在国际上广泛传播的运动技能测评工具。因此,学龄儿童运动技能测评发展研究应集中在三个方向:一是在整个基本运动技能(FMS)范围内应用最优变量,将重点放在移动技能和稳定技能上;二是在选择儿童和青少年群体时,考虑他们的发展差异,提出明确的概念和理论方法;三是在更具生态效益的环境(如体育课)中检查FMS的最佳因素效应,并将更动态的任务纳入FMS的各个方面,以更好地反映真实的运动情境。

(七)国外动作发展商测评研究述评

在动商和运动成就商概念被提出以后,学界还发展形成了动作学习商(Brace,1935)、动作发展商(Zausmer & Tower,1966)、动作协调商(Kiphard & Schilling,1970)和运动发育商(Kilbride,1970)。其中动作发展商是评估神经肌肉患儿的动作发展,诊断、治疗和预测其动作发展的一种商数。动作协调商用于测评大肌肉动作协调能力,以动商(MQ)之名展现的是动作协调商之实。运动发育商以PDMS测评工具为基础,提出了粗大运动商、精细运动商和总运动商三个概念,并对其常模参数进行了标准化检验。

总之,国外众多动作发展商数的研究中,不论采用哪种测评工具,所展示的动作发展商不外乎粗大运动技能商和精细运动技能商这两个组成部分。商值的测算大多采用了标准化常模的计算方式,通过个体与其所在群体位置的对照,获取百分位数即为个体的商值。

二、国内动商发展研究述评

动商概念传入我国的时间较晚,直到2012年才首次出现在报纸上,2014年才出现在学术论文中。但是国内学者对动商研究的热情高涨。截至2023年2月15日,共检索到以动商为主题的论文240余篇,年均发文30余篇。

国内动商研究可从动商理论研究、测评研究和应用研究三个方面进行综述。通过综述不难发现,我国的动商研究概念定位不清,理论构建不明,测评方法多元,测评体系独立,人文类论述研究居多,实验类研究较少。其中,理论研究大多绕不开运动天赋与运动潜能的挖掘,各测评研究的内涵、指标和方法各不相同,不同研究之间的可比性较低;应用研究多以杰出人物为个案来论述动商的重要性,或以学校为背景论述动商对学校体育教育的影响,以个体运动发展论述体育课程的开发等。国内现有文献少有对动商属性、目的和功能的研究论述,少有通过实验探讨干预对个体动商的促进效益等研究。也有部分国内学者认为动商应包含心理因素,但有关动商心理的研究文献较少。

  虽然国内动商研究的起步时间较晚,但在众多学者和各行各业专家的努力下,涌现出了不少优秀的研究成果。但国内动商研究还存在很多问题,如《动商:概念界定、类型划分与测量工具的再审视》一文中提到的动商概念界定不清、理论建构缺乏和测量工具效度不足[①]等。这些问题正是本研究试图解决的一个重要方面。

---

① 祝大鹏,陈蔚.动商:概念界定、类型划分与测量工具的再审视[J].上海体育学院学报,2017,41(1):13-17.

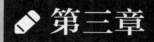

第三章

中国学龄儿童动商测评模型构建理论与方法

第一节　中国学龄儿童动商测评模型构建的理论基础

一、动作发展理论

尽管"动作发展（motor development）"的概念一直存在争议，但将其定义为人类一生动作行为变化及其变化的过程[①][②]，这一观点是被学界广泛认可的。据此定义，可以确定动作发展的内涵包含两个层面：一是视觉可见的动作行为本身的变化，如婴儿从爬行到直立行走的变化；二是动作行为变化的过程和原因，如儿童动作技能的变化受遗传、环境等因素的影响。动作发展的主要研究内容包括动作行为变化（结果研究）和动作行为变化过程（过程研究）。在儿童成长的不同时期，动作发展研究的侧重点不同。结果研究强调事实，而过程研究侧重解释，结果研究与过程研究是交织融合的。

回溯动作发展研究的历史变迁，可将其分为四个时期，分别是前导期（1787—1928年）、成熟论期（1928—1946年）、规范与描述期（1946—1970年）和过程主导期（1970—2000年）。之后又有学者提出将过程主导期及其后11年重新分为信息加工时期（1970—1982年）和动态系统时期（1982—2000年）。2006年，克拉克（Clark）又提出了一个新的时期概念——神经科学主导期（2000年至今）。与此同时，动作发展的研究方法也在不断变化，从最初的个体观察描述，到纵向观察和描述，再到动态系统模型以及21世纪神经科学技术的应用。随着动作发展研究的深入，相关理论也在不断更新，以下将基于动作发展的不同历史时期，对相关理论作简要回顾。

（一）成熟主义理论

成熟主义理论（maturational theory）是成熟论期的主要思想。而成熟论期是动作发展研究真正开始的时期，这一时期的研究方法是纵向的观察和描述。由于使用了胶片录像，这一时期的研究方法由描述单个被试的传记方法，发展为研究大量被试并描述动作发展的普遍顺序或发展轨迹的方法。动作发展神经成熟论观点的研究者认为新的动作技能的出现和形式的变化都与大脑神经过程的变化有关，如图3-1所示。因此，他们将"行为"看作是观察脑的唯一窗口。这一时期的研究者对动作发展本身的兴趣不大，他们更多关注的是动作发展变化的过程和原因。成熟论期的研究对象大多是0—3岁的

---

① CLARK J E.，WHITALL J.What is motor development? The lessons of history[J].Quest，1989，41（3）：183-202.
② 人民教育出版社课程教材研究所体育课程教材研究开发中心.人类动作发展概论[M].北京：人民教育出版社，2008：84-85.

婴幼儿。Monica Wild是极少数关注儿童动作研究的学者,其一项研究描述了儿童上臂投掷动作(overarm throwing)协调变化的模式[①],这标志着儿童大肌肉群动作技能研究的开始。总之,成熟主义理论的观点认为动作发展行为的普遍顺序是可探查的,在很大程度上是由于系统的生长(特别是中枢神经系统的成熟)所致的。同时,这一时期的学者也不否认学习对动作发展的潜在影响。

规范与描述期内占优势的核心理论仍然是成熟主义理论,但是学者们对环境因素和学习影响力的认识在不断增强。这一时期,心理学家对动作发展的兴趣减退,体育教育学者回归。体育教育学者受成熟论思想的影响,接受了"生物过程的作用"这一观点。但他们又与成熟论者在两个方面存在不同,一是他们主要研究学龄儿童,二是他们不关注认知发展,而关注动作发展以及对动作发展的理解在教学中的应用。总之,体育教育学者因受成熟论思想的影响和关注重点的不同,他们关注动作发展的结果,而忽视动作发展的内在变化过程。这一时期,体育教育学者的研究方法变化较大,他们倾向于进行横断研究,即对不同年龄的儿童进行某个时间点的研究,而不是时间追踪研究。这一时期出现了三种类别的研究:一是研究不同年龄间的动作技能变化;二是从生物力学的角度解释动作技能的产生;三是对感知动作发展(perceptual-motor development)的研究。

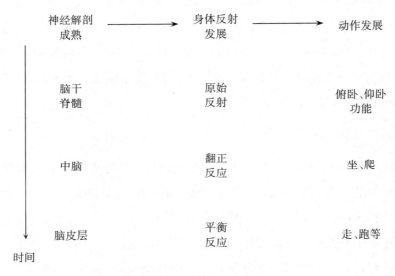

图3-1 动作发展的神经成熟论观点示意图(Greg Payne,2008)

---

① WILD M R.The behavior pattern of throwing and some observations concerning its course of development in children[J]. Research quarterly. American association for health and physical education,1938,9(3):20-24.

（二）信息加工理论

信息加工理论（information processing theory）认为大脑就像一台计算机，信息通过感觉（输入）、接收、加工，然后以动作的形式输出到环境中。这一观点最早由 Craik 在 1948 年提出，直至 1970 年 Connolly 出版了《运动技能的发展机制》，才标志着信息加工时期的开始。在动作技能领域，信息加工理论的学者通过一些假设的过程（如知觉、决策、记忆、注意等）来解释婴儿和儿童动作行为的变化。他们把人脑比作计算机，计算机模型的输出被构想为"动作程序"，它代表一个已经获得的动作模式（如上手投掷动作），这个动作模式并不需要特定的反馈来启动[①]。

信息加工时期的研究特征表现为研究者再次关注动作发展的内在过程，对内在过程的研究不再是宽泛的遗传和环境相对作用层面，而是在机制或过程层面。这一时期的研究方法是信息加工范式的，与以往的实验有两点不同。一是主要为横断面研究设计，虽然横断研究仍然被使用，但由于其只描述年龄间的差异而不能获得潜在加工过程的变化信息，因此年龄不再是主要的自变量；二是实验设计发生变化，由于这一时期强调的是大脑如何控制动作而不是动作本身，研究者认为没有必要设计很难被精确量化的复杂的动作技能，因此这一时期的实验设计更关注一些简单的动作。

这一时期的体育教育学者关注的重点是动作内在过程如何随时间发生改变，这些改变如何影响不同年龄儿童的动作控制，如手部动作灵巧性与细微动作程序[②]、知觉过程与年龄变化、反应选择与程序规划过程[③]以及记忆变化[④]等。此外，也有研究通过动作年龄加工反馈来探索动作学习机制[⑤]。儿童动作技能信息加工模型展示了儿童控制动作知觉-认知过程，而这一过程如何随年龄变化是这一时期学者关注的焦点，模型示意图如图 3-2 所示。

总之，在信息加工时期许多动作发展研究都阐述了内在过程的重要性，具体为知觉-认知过程对控制动作的重要性。在方法上，实验设计变得很重要，学者通过探索自

---

① KEELE S W, POSNER M I.Processing of visual feedback in rapid movements[J].Journal of experimental psychology, 1968,77(1):155-158.

② STRATTON P M, CONNOLLY K.Discrimination by newborns of the intensity, frequency and temporal characteristics of auditory stimuli[J].British journal of psychology, 1973,64(2):219-232.

③ FAIRWEATHER H, HUTT S J.On the rate of gain of information in children[J].Journal of experimental child psychology, 1978,26(2):216-229.

④ THOMAS J R.Acquisition of motor skills: information processing differences between children and adults[J].Research quarterly for exercise and sport, 1980,51(1):158-173.

⑤ NEWELL K M, KENNEDY J A.Knowledge of results and children's motor learning[J].Developmental psychology, 1978,14(5):531-536.

变量与年龄之间的交互作用，解释动作发展的内在过程是如何随年龄发生变化的。因此，可以确定信息加工理论对儿童动作发展研究的主要贡献是探索了年龄变化导致动作发展变化的内在过程。因而，信息加工理论对儿童动作发展研究与实践具有重大的指导意义。

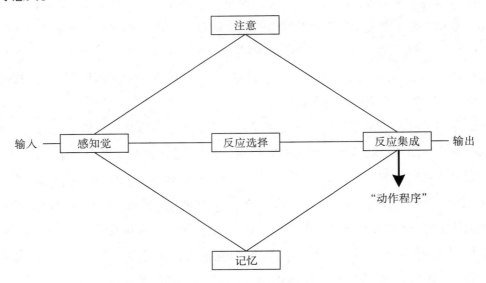

图3-2　儿童动作技能信息加工模型示意图(Greg　Payne,2008)

(三)动态系统理论

动态系统理论(dynamic systems theory)是在20世纪80年代初期被提出的，它是在哲学、生物学、工程学、非平衡热力学及生态学的学科基础上发展起来的动作感知理论。该理论有三个观点:一是动作不仅受专门的中枢神经系统控制，而且受多种自由度的影响;二是动作发展变化可用非线性热力学原理解释;三是个体知觉信息不但会被加工，而且可能会被直接感知(感知和动作之间有直接联系)。1985年，动态系统理论又发展出了两个新概念:纽厄尔(Newell)约束和西伦(Thelen)速率限制约束。Newell约束包括个体机体约束、任务约束和环境约束[①]。他认为任何动作都是由这三种约束共同作用的产物，没有一类约束的子系统比其他约束有优势。这也就否定了成熟主义理论和信息加工理论中中枢神经系统是动作发展的主要贡献者这一观点，他认为其他机体约束或任务和环境约束对动作发展也是有影响的。Thelen速率限制约束是指在行为发展变化之前需要改变的约束。例如，影响独立行走的潜在约束有动机、姿势控制和肌肉力量

---

① NEWELL K M, KENNEDY J A.Knowledge of results and children's motor learning[J].Developmental psychology, 1978,14(5):531-536.

等。对婴儿来说,这些约束中的任何一个都有可能成为最后一个影响婴儿独立行走的约束。其中,姿势控制可能影响绝大多数婴儿的行走发展速率,动机可能影响盲童的行走发展速率。从动态系统理论到发展性变化概念示意图如图3-3所示。

　　总之,动态系统理论是对成熟主义理论和信息加工理论的新挑战,动态系统理论强调通过生物力学、物理学、热动力学的原理研究中枢神经系统对动作的控制作用。在方法上,主要为根据动态系统理论构建的动态模型研究。在研究设计上,主要考虑两个方面:一是决定动作约束种类;二是寻找关键的速率限制约束。其理想的研究设计是采用纵向研究确定速率限制因素,运用横断研究检验预测。在感知-动作研究中,通常采用身体测量的方式将感知信息匹配到动作上。而感知-行为研究关注来自环境的信息(通常是视觉的)是如何引起行为变化的,但目前这方面的研究还未涉及探讨其他信息源(如本体源)如何影响行为。同样,很少有关于变化的任务参数如何影响实时和不同发展阶段的动作的系统研究。有学者认为动作技能测评应在儿童特定动作技能发展的最佳节点和关键临界点进行,因为儿童的无意识发展已经建立起了自己身体参数和环境之间的关系[1](Davis and Burton,1991)。因此,在研制动作技能测评工作的标准时,要密切结合儿童特定动作技能发展的临界点进行设计。

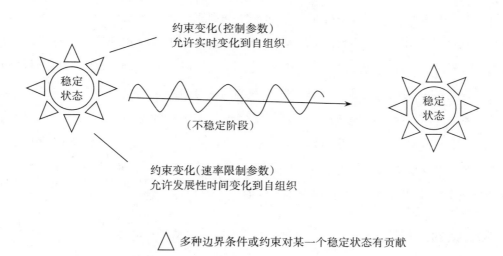

图3-3　从动态系统理论到发展性变化概念示意图(Greg　Payne,2008)

---

[1] DAVIS W E, BURTON A W.Ecological task analysis:translating movement behavior theory into practice[J].Adapted physical activity quarterly,1991,8(2):154-177.

(四)运动发育神经科学理论

运动发育神经科学(developmental motor neuroscience)理论是由 Clark 于 2006 年提出的一个发展时期的概念,被认为是后动态系统理论的延续。这一理论被提出后,学术界出现了两个发展方向:一是通过神经功能评价来探索脑与动作行为的功能,二是通过建立动作控制模型来探索脑与动作行为的功能。

通过神经功能评价来探索脑与动作行为的功能这一发展方向,主要使用非创伤性方法探索大脑的动作发展功能。非创伤性方法有三种,一是经颅磁刺激(TMS)技术,其利用短暂高强度磁场来刺激皮质脊髓束神经元,通过记录刺激在某一肌肉上的电位潜伏期和峰度值直接评定下行动作通路的功能。二是功能性磁共振成像(fMRI),其通过扫描脑血流特征间接测量大脑的激活情况。fMRI 适合用于观察一项动作中脑结构的激活情况,而不适合用于考查脑结构激活的时间。三是脑电图(EEG),其通过电极记录皮层的激活时间。这些技术对研究中枢神经系统控制动作技能的作用明显,但是由于需要投入大量资金,目前主要应用于研究发展异常的儿童,并且更倾向于认知任务的研究。

通过建立动作控制模型来探索脑与动作行为的功能这一发展方向,主要是采用计算神经科学的概念和方法,结合工程学和神经解剖原理来进行动作控制建模的。与倾向于寻找一般动作原理的动态系统理论不同,运动发育神经科学理论旨在探索动作行为的具体机制。与信息加工理论的相似之处是两者都回归到模型构建,但运动发育神经科学理论构建的模型结合了工程学和解剖学的基础原理。

运动发育神经科学理论的提出,及其结合了新的神经评价技术应用于动作过程研究,丰富了动作发展研究的方法和内容。虽然,这一理论在运动研究领域才刚刚起步,还需要继续探索新的神经科学技术,且这些技术在应用中能否实现,能否为大多数学者所接受还不得而知,但这一理论促进了大家对动作发展的理解。

二、认知发展理论

皮亚杰认为儿童不是被动地对环境做出反应,而是积极主动地探索环境、适应环境并获取知识。儿童心理是先天与后天相互作用,主体对客体主动适应的结果。皮亚杰使用图式、同化、顺应和平衡四个基本概念阐述了他的认知适应理论。其中,图式是主体对客体信息整理、归类、改造的认知结构;同化是主体将信息纳入认知结构的过程;顺应是当图式不能适应客体要求时,需要改变或创新图式来适应环境的过程;平衡是主体的主动发展趋向,主体与环境的平衡是适应的实质[①]。

皮亚杰的儿童认知发展理论将儿童认知分为四个阶段,其中,感知运动阶段是从出生到两岁。婴儿吸收外界知识的图式主要依靠视觉、听觉、触觉等感觉与手的动作。这些感觉与动作最初只是简单的反射,而后逐渐在学习中变得复杂,并由身体的动作发展到心理的活动。待婴儿能够坐立与爬行了,随之出现目的性动作。感知运动阶段的末期,婴儿的图式将发展到客体永久性(object permanence)的程度。接近两岁的婴儿,不仅能当场模仿人或动物的动作,而且还能在事后凭记忆去模仿这些动作。像此种仅凭事后记忆就能模仿出来的能力,被称为延后的模仿。

皮亚杰认为儿童发展受四个因素共同影响。一是成熟,特别是大脑和神经系统的成熟;二是自然经验,主要指通过与外界环境接触而获得的知识;三是社会经验,主要指在社会相互作用和社会传递中获得的经验;四是平衡化,主要指儿童认知发展的自我调节机制。儿童认知是主体与客体相互作用的结果。

三、多元智能理论

哈佛大学加德纳教授针对传统智力理论与皮亚杰的认知发展理论提出了一种新的智力理论——多元智能理论。加德纳认为皮亚杰提出的以语言能力和数理逻辑能力为核心的智力组合虽然强调了大脑的重要性,但其智力概念过于狭隘,忽略了人的全面发展。他认为音乐、空间感知、肢体动作以及人际交往等能力都属于人的智能的重要方面,因此他创造性地提出了多元智能理论[②,③]。1983年,加德纳概括了人的七种智能,包括语言、数理逻辑、空间、音乐、身体运动、人际交往、自我认识[④]。1996年,他又补充了第八种智能——自然观察,其多元智能结构如图3-4所示。其中,身体运动智能与人的运动息息相关,它是指人能够灵巧地操作物体和调整身体的技能,包括联系"身"和"心",使身体得以完美展现的能力。例如,在运动员和舞蹈家身上我们能够看到他们娴熟的技巧动作,而这些动作体现的正是他们的身体运动智能。

① 程秀兰.学前儿童发展心理学[M].西安:陕西师范大学出版社总社,2018:36-37.
② 殷建连,孙大君.手脑结合概论[M].苏州:苏州大学出版社,2017:173-176.
③ 陈杰琦,克瑞克维斯基,维恩斯.多元智能的理论与实践:让每个儿童在自己强项的基础上发展[M].方钧君,译.北京:北京师范大学出版社,2015:13.
④ 吴志宏,郅庭瑾.多元智能:理论、方法与实践[M].上海:上海教育出版社,2003:224.

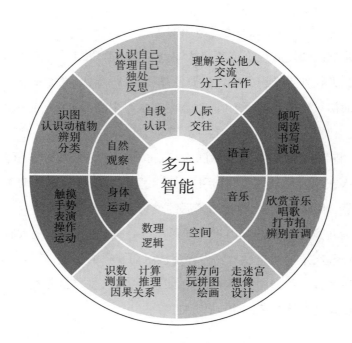

图3-4　加德纳多元智能结构图

　　加德纳认为运动员、舞蹈家等都属于身体运动智能较强的人。然而，身体运动智能与语言智能、数理逻辑智能等相比，常常不那么被人们重视。在以往的学校教育中，身体运动智能教育也长期被忽视，其大多局限于体育课的范畴。这是一种狭隘的智能观，也违背了素质教育所倡导的全面发展学生素质的教育理念，更与习近平总书记在2018年全国教育大会上强调的"培养德智体美劳全面发展的社会主义建设者和接班人"不相符。

　　古希腊和我国古代学者都强调身心和谐、修身养性，他们认为锻炼心智能更好地使用身体，而锻炼身体能更好地发挥心智。其实，身体运动是人类认识的基础，身体运动与其他智能有着密切的联系。人类认识世界、体验生活最初是通过感官进行的，劳动创造了文明。可以说，人的任何一项智能都离不开身体运动智能的参与。加德纳反复强调各种智能不是孤立存在的，各种智能之间是相互联系、相互渗透的，我们不能强调哪一种智能重要，哪一种不重要，我们需要重视每一项智能。因此，多元智能理论在动商理论的构建中具有重要的指导意义。

四、生态系统理论

　　生态系统理论是由心理学家布朗芬布伦纳（Urie Bronfenbrenner）提出的，他把儿童成长发展环境分为四个系统：微观系统、中间系统、外层系统和宏观系统，如图3-5所示。微观系统是社会生态系统的中心,中间系统位于微观系统的外围,外层系统位于中间系统的外围,宏观系统处在最外层。微观系统是儿童在即时环境中的作用系统,中间系统是即时环境(包括父母、学校、社区等),外层系统是非即时性的环境(包括父母单位、社区邻居、朋友等),宏观系统是儿童成长所需要的文化氛围(包括习俗、教规、养育价值等)和环境保障[①]。

　　按照布朗芬布伦纳的理论主张,环境不是以统一的方式影响人的静止力量;相反,它是动态的、不断变化的,布朗芬布伦纳将此称为"动态变化系统"。儿童在成长的过程中,生活的生态小环境的范围也在不断拓宽。布朗芬布伦纳把这种环境的变化称为"生态转变",它成为个体发展的新起点。因此,生态系统理论对儿童运动发展测量理论是具有重要支撑作用的。

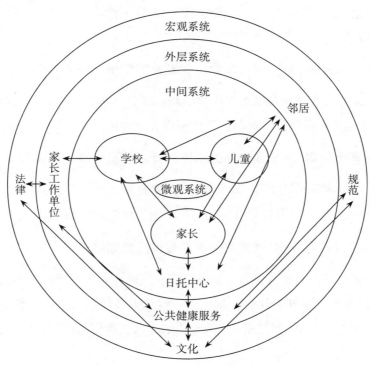

图3-5　布朗芬布伦纳生态系统理论系统示意图

---

① 王晓丽.学前儿童发展[M].上海:复旦大学出版社,2014:22-23.

❋❋ 第二节　中国学龄儿童动商测评模型构建的基本方法 ❋❋

一、模型构建目标

中国学龄儿童动商测评模型的构建目标应该以学龄儿童动商测评的目的为主要依据。学龄儿童动商测评的主要目的有三个：一是诊断学龄儿童运动发展的现状；二是寻找学龄儿童运动发展的最佳起点；三是探索学龄儿童运动发展的潜能。其中，第一个目的是通过对身体运动指标的测量与评价，构建测评工具和评价标准，是相对容易实现的；第二个目的是通过群体集合数据揭示问题的本质，它是建立在第一个目的的基础上完成的，具有一定难度；第三个目的反映的是学龄儿童运动发展的潜力问题，是基于现有数据对未来的预测，其难度最大。因此，基于学龄儿童动商测评的主要目的，中国学龄儿童动商测评模型的主要构建目标如下。

（一）以应用为导向，与测评对象的生长发育实际情况密切结合

尽管学龄儿童动商测评模型的应用价值高、范围广，但只有与学龄儿童的实际情况紧密结合时，才能发挥出学龄儿童动商测评模型应有的作用。

（二）以任务为导向，与测评对象的测评目标和评价标准密切结合

学龄儿童动商测评的内容多、涉及指标广、测量相关问题和任务复杂，因此只有与测评目标保持一致时，才能发挥出学龄儿童动商测评模型的价值。

（三）以框架为导向，严格遵循测评模型建构的原则和方法

学龄儿童动商测评模型的研究框架是组织研究设计和编制测量工具的逻辑理论基础，其中包括过程性论据和反思性论据。过程性论据强调测量工具的编制过程要符合规定的逻辑框架，反思性论据是指用实际测量中产生的信息验证测量工具是否按要求发挥作用[①]。

二、模型构建原则

（一）科学性原则

模型构建的科学性是指运用科学的方法，对中国学龄儿童动商测评对象的构成特征、各构成部分之间的关系等进行分析，并结合测评对象的实际情况，确定中国学龄儿

---

① 马克·威尔逊.基于建构理论的量表设计[M].黄晓婷,编译.长沙:湖南教育出版社,2020:4-5.

童动商测评模型构建的指标名称及含义、计算路径和方法等,让模型构建过程均建立在科学的基础之上。

(二)系统性原则

模型构建的系统性是指在模型指标的设计过程中,要从多角度尽量全面完整地剖析影响中国学龄儿童动商测评对象发展的因素,不应孤立地考虑单一指标对儿童运动的影响,而应将所有指标纳入整体系统来综合评判,从而确定能反映测评对象主体的指标。另外,在测评投入使用前后均需要对模型的产出效果进行评估,确保构建的测评模型是有效的。

(三)可比性原则

模型构建的可比性是指同一指标在不同模型中测评同一对象时应具有相同的测评尺度和评价标准。建立的指标体系应能在不同时间、不同地点进行比较和对照,以反映和判定测评对象在不同时空条件下的状态。由于不同年龄、性别的儿童之间存在生长发育差异,所以对儿童个体之间进行比较评价时,应尽量减少因自然生长发育而产生的影响,尽量采用易于测量又具有强代表性的指标。

(四)简易性原则

学龄儿童动商包含多个维度的内容,在制定构建其测评模型的指标时应尽量避免指标体系过于繁琐,指标的描述要简洁准确,指标的含义要清晰具体,各指标之间应避免存在相互交叉或包含的关系。另外,在不影响指标系统性的原则下,指标的数量要尽量少,实现用最精简的指标反映需要测评的问题。

三、模型构建要素

(一)主体要素

主体要素是指以学龄儿童身体能力为主的测评要素,包括体能要素、技能要素两个主要组成部分。其中,体能要素涵盖了儿童的速度、力量、耐力、协调、灵敏、柔韧和平衡等方面;技能要素主要包括儿童的走、跑、跳、爬、滚、翻、掷、踢等基本动作技能。另外,身体的形态(体重指数,BMI)和心肺功能(肺活量)等也是主体要素考查的重要指标。

(二)客体要素

客体要素是指学龄儿童的心理因素,主要测评学龄儿童的运动认知、情感、行为意向、动机和坚韧力。这五个维度主要用于测评学龄儿童运动发展的意愿。

（三）环境要素

按照布朗芬布伦纳生态系统理论的主张，儿童既受环境的影响，又反作用于环境。研究发现，儿童运动发展受环境要素的影响明显，例如，山区儿童的登山能力常常优于平原地区的儿童，城市儿童的球类技能水平常常优于乡村地区的儿童。这种会导致儿童运动发展差异的环境要素，在设置测量指标时中要尽量减少选取。

四、模型构建步骤

威尔逊四步建模法是由美国学者马克·威尔逊（Mark Wilson）总结提炼的一套构建模型的方法，包括模块建构（建构图）、项目设计、结果空间和测量模型[①]。这套方法在国际教育测量学界得到广泛认可，具体步骤如下。

（一）绘制建构图

设计测量工具时，首先需要考虑测量的目的和使用的情境，也就是测量者将依据测量结果做出哪一种决策或判断。根据测量目的和使用情境确定测量的理论目标，即测量者测试被试对象的潜在特征是什么，这就是建构[②]。判断某种概念能否成为建构的核心标准是是否有相关的理论提供了测量这一概念的动机，以及是否有理论解释这一概念的结构。

建构图（construct map）是测量建构的一个图示表达形式。假设要测量一个特别简单的特征，其建构图可以是从一端至另一端的区间形式，如从高到低、从大到小、从强到弱等。被试对象的特征可以为区间内的任意一点，表明建构是连续变量，这个建构图则可以被看作是单维的潜在连续变量图。许多建构会更复杂，如多维建构需要使用独立建构图，每次表示一个维度，每个维度由一个建构图来界定和表达。针对动商概念的三个维度，即动能商、动技商和动心商，我们设计了三个变量。动能在这里是指儿童的身体素质能力，技能是指儿童的身体动作能力，动心是指儿童的运动心理品质。

图3-6是中国学龄儿童动商概念建构图，图中的双箭头直线表示建构的动商是一个连续变量，从上到下反映了动商水平由高到低。左框中的内容表示不同水平的被试，按照动商水平由高到低的顺序排列。右框中的内容表示不同水平的项目反应，也是按照水平从高到低的顺序排列。动商概念建构图囊括了不同动商水平的儿童群体与个体

---

① 马克·威尔逊.基于建构理论的量表设计［M］.黄晓婷，编译.长沙：湖南教育出版社，2020：4-5.

② MESSICK S.Meaning and values in test validation：the science and ethics of assessment［J］.Educational researcher，1989，18（2）：5-11.

所在的位置。由于动商概念是由三个维度组成的,针对多维度建构通常采用独立建构图表达。因此,动商的三个测评维度的建构图分别如图3-7、图3-8、图3-9所示。

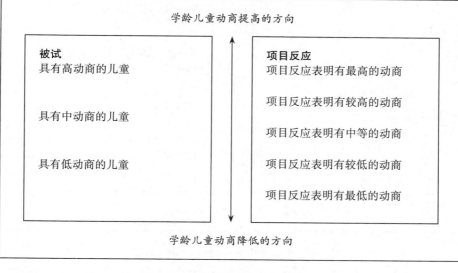

图3-6　中国学龄儿童动商概念建构图

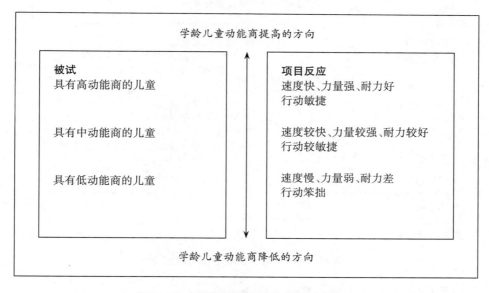

图3-7　中国学龄儿童动能商测评建构图

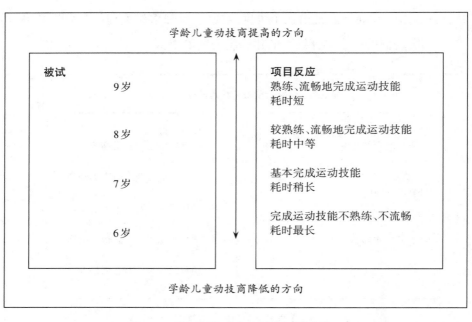

图3-8　中国学龄儿童动技商测评建构图

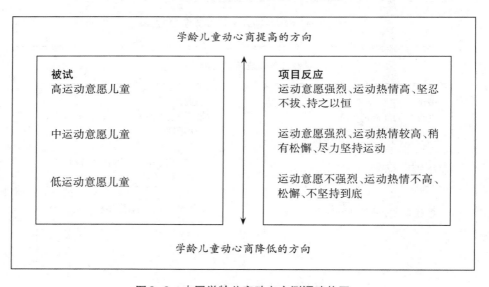

图3-9　中国学龄儿童动心商测评建构图

(二)项目设计

项目设计是指在所有的项目(或称为"题目")中抽取一套项目组合成一个测量工具(组成测量工具的过程就是将所有项目分层),再从各层抽取一定项目的过程。在这个过程中,有些项目是基于理论抽取的,有些项目是从实际情况出发来抽取的。例如,在动能商测试项目中,运动训练理论提供了丰富的运动员选材指标,而这些指标对于儿童体能测量是比较具体、全面的。因此,可以在这些指标中选取符合实际情况的指标用于体能测试项目。项目设计的过程中,需要考虑项目设计的要素、项目编制的步骤和项目编制的注意事项等方面的问题。

1.项目设计的要素

一般在设计项目时,需要考虑两个要素:建构要素和描述要素。

(1)建构要素。

在设计某一建构项目时,核心点是对建构的不同水平从高到低都进行以标准为参照[1]的解释。定义建构的不同水平就是项目设计中的建构要素(construct component),实际上建构要素就是建构图中的内容[2]。除了对建构不同水平的定义和解释外,还需要研究一个重要问题,即每个项目能够反映几种水平。在实际应用中,一个项目最少可以反映两种水平(如二元计分),最多可以反映建构上的所有水平。

(2)描述要素。

在确定建构要素之后,还需要确定项目的一些其他特征,这些特征被称为描述要素(descriptive component)。与建构要素不同,描述要素用于确立整个测量工具是由哪些不同类别的项目组成的。在最终确定描述要素前,通常需要进行选择和取舍(依据理论、实际或制定的具体规则而定)。

2.项目编制的步骤

第一步,使用观察法,确定少量项目。在最初确定了一些基本测量意图和概念后,通过阅读文献及观察被试者来充分了解要测量建构的背景信息。其主要原理是在设计要素未确定前,预先确定少量项目。此时,采用的主要方法是观察法或者非正式访谈法。

第二步,在观察的基础上,增加一些预先设定的项目。开始编制中国学龄儿童动商测评的简要观察或访谈指南。在访谈开始前,需要拟定访谈提纲,列出要和被访者探讨的问题。这些问题用于保证访谈者可从每位被访者那里获取共同的信息。例如,被访者对动商概念的理解是什么,动商研究有无必要,哪些因素会影响儿童的运动发展等问题。

第三步,在原有测量工具的基础上创新,在文献综述中找到新的对编制工具有用的信息。由于中国学龄儿童动商测评是由三个维度构成的,因而需要考虑中国学龄儿童

---

① 标准参照是指以建构的内涵作为水平高低的评判标准。相对应概念是常模参照,即以被试在整个受试人群中的排名来评断水平高低。

② 马克·威尔逊.基于建构理论的量表设计[M].黄晓婷,编译.长沙:湖南教育出版社,2020:4-5.

动商测评"工具形式"①的问题。其中,动能商测试指标是以连续性变量呈现的;动技商测试指标是以表现形成评价,可作为质性变量;而动心商测试指标是采用李克特式量表来评价的。因此,在工具编制的过程中,需明确各维度工具的编制形式。

3.项目编制的注意事项

首先,需注意编制项目的合理性。编制项目要符合儿童的年龄特征,其技能项目的设置要符合运动情境,尤其是闭环式动作技能测试设计,需要综合考虑各项目之间的衔接。动心商测试项目的设计要充分考虑儿童的年龄和认知水平。

其次,需注意编制项目的措辞问题。在项目设计中要注意避免使用有诱导性的语言。项目设计会体现出测量者与被试者之间的沟通形式,"沟通的技巧"非常重要。

(三)结果空间

"结果空间"一词是由Marton提出的,它描述了一组结果类别,这些结果类别是通过对标准化开放式项目反应的详细分析而得出的②。Masters和Wilson扩展了结果空间的概念,并将其定义为将被试的反应进行定性描述的一组类别。通俗来讲,这些类别就是评分指南中对具体建构项目作答反应的归类,这种类别就是典型的开放式结果空间。结果空间的特征是类别必须定义明确、以研究为基础、依赖于特定情境、有限且无遗漏和有序递进。

1.定义明确的类别

构建结果空间的类别必须是定义明确的,这不仅包括了项目所测内容的一般定义(学龄儿童动商测评建构的定义),还包括了背景资料(年龄、性别、运动经历、课外培训等)、对项目的反应和对反应归类的例子,以及对动作技能测量评分者的评分培训程序等。

2.以研究为基础的类别

结果空间的创建是项目编制过程的一部分。因此,测量者应熟悉与学龄儿童动商测评建构相关的研究,能够辨识和理解儿童对动作技能做出的不同反应。

3.特定情境下的类别

在建构测量中,结果空间必须始终依托建构的情境。对特定情境下结果空间所产

---

① 工具形式是指测试项目的呈现形式,比如单选题、多选题或者李克特式量表等。

② MARTON F.Phenomenography-describing conceptions of the world around us[J].Instructional science,1981,10(2):177-200.

生的分数只有在其项目背景下才有意义,但项目的得分(正确、不正确或1、0等)可以更宽泛地去解释。即使不同情境中的类别大致相同,在每个项目的具体情境中,也需要重新解读这些类别。如在动作技能测验中的前滚翻与直线滚动,看似类别相同,但其运用的情境完全不同,因此在评分指南中需要分别解读这两个类别。

4.有限且无遗漏的类别

从测量中得到的被试对开放题的反应只是其可能的反应中的一部分。尽管反应的次数可以是无限的,但反应的类别却是有限的,这是结果空间的一个非常重要的特征。另外,结果空间还必须是无遗漏的,也就是说,每一种可能的反应都要被纳入一个对应的类别。

5.有序递进的类别

要依据结果空间推论被试在建构上的水平,那结果空间中的类别必须是有序递进的。有些类别代表建构中较低的水平,有些类别代表建构中较高的水平。对于是非题(动作结果)和单选题,结果空间只有两个水平;在李克特式项目中(测量动心商),次序是选项本身所固有的。对结果空间类别的排序需要与相关的建构理论和实证研究证据相结合。支持结果空间的理论与支持建构的理论是相同的。支持结果空间的实证研究也是测量工具试测和正式施测中不可或缺的一部分。类别的排序不一定要很完善,有时仅仅分几个有序的区(某些类别可能属于同一个区)也能为测量提供有用的信息[①]。

(四)测量模型

1.经典测量理论与项目反应理论

威尔逊四步建模法中的测量模型是基于项目反应理论建立的,它把基于项目设计和结果空间得到的分数与建构连接起来。测量学龄儿童动商测评模型构建与项目反应之间的关系有两种不同的方法。

一种是聚焦于测量工具的方法。该方法关注从整个测量工具中获得分数,其直观基础是简单分数理论。简单分数理论要求项目间可以在某种程度上进行聚合,但聚合方式不清晰,大多是传统的简单求和。简单分数理论后来发展成为一种正式的理论,即经典测验理论(CTT),也称真分数理论(TST)。它是由 Edgeworth 和 Spearman 提出的,这两位研究者借鉴了当时非常流行的一种统计方法,并提出了"真分数"假设,即在某次测量中观察到的分数 X,是由一个"真分数" T 和一个"误差" E 所组成的。

---

① WILSON M,ADAMS R J.Rasch models for item bundles[J].Psychometrika,1995,60(2):181-198.

$$X = T + E \qquad\qquad \text{（公式3-1）}$$

其中，真分数是指被试参与多次测试后得到的平均数，误差是指观察到的分数减去真分数后得到的部分。Spearman后来提出用信度系数（reliability coefficient）来对这一现象进行解释，其本质上是计算两个平行的测量工具之间的相关性。此外，经典测验中观察到的分数也可以是常模参照（norm reference）的结果。但是，使用常模参照分数项目的作用在这种模型中是缺失的。

另一种是聚焦于项目的方法，例如比奈－西蒙智力测验，它按照年龄与任务匹配的模式建立了一系列预期标准。聚焦于项目的方法是建构图、项目设计和结果空间三个构建模块背后的推动力。格特曼（Guttman）和科夫斯基（Kofsky）通过运用这种方法的实践，获得了大量的经验。因此，要成功整合建构图的左右两边，就必须解决反应模式不严格参照格特曼量尺这一关键问题。

总之，经典测验理论的方法是对分数进行统计建模，并关注测量结果的一致性（测量信度）；而格特曼量尺侧重于解释通过测量工具取得的结果的意义（测量效度）。这两种方法的结合是威尔逊建构模型的核心。从统计学和哲学来看，其建构模型的方法源于Rasch的工作基础（Rasch模型）。

2. Rasch模型

Rasch模型以项目和测量工具为分析单位，是对项目反应出现的概率进行建模的。在Rasch模型中，这种关系被表述为"被试在i题上作出反应X_i的概率是由被试位置参数θ和项目参数δ_i组成的函数"。在学龄儿童动商测量中，被试位置（respondent location）通常是指被试的能力，项目位置（item location）通常是指项目的难度。在学龄儿童动技商的测试中，这些术语的表达比较准确，但在动心商的测试中其表达不完全准确。因此，有时会用项目对事物的态度或标定值等术语来表示。

假设某个项目是二元计分，即被试会得0分或1分（如对、错或同意、不同意），那么$X_i=0$或1。Rasch模型的逻辑是被试在该建构上具有一定的水平（能力），用θ表示；同时，项目也在该建构上具有一定的水平（难度），用δ_i表示。被试在建构上的水平和项目在建构上的水平，两者发挥作用的方向是相反的，因此，实际发挥作用的是两者之间的差。那么，需要考虑以下三种情况：

（1）当被试与项目在建构上的水平相同时，被试得分为1和得分为0的概率是相同的，均为0.5，如图3-10（a）所示；

（2）当被试在建构上的水平大于项目的水平时（即$\theta > \delta_i$），则被试得分为1的概率大于0.5，如图3-10（b）所示；

（3）当项目在建构上的水平大于被试的水平时（即$\theta < \delta_i$），则被试得分为1的概率小于0.5，如图3-10（c）所示。

在儿童动技商的测量中，被试的运动技能能力等于（a）、大于（b）或小于（c）项目的难度。在儿童动心商测量中有三种情况：被试的运动意愿和项目的描述一样积极（a）；被试的运动意愿比项目的描述更积极（b）；被试的运动意愿比项目的描述更消极（c）。

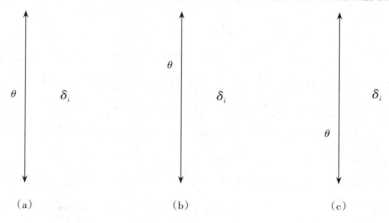

图3-10 被试位置和项目位置之间的三种关系

上述三种情况$\theta = \delta_i$（a）、$\theta > \delta_i$（b）和$\theta < \delta_i$（c）分别对应$\theta - \delta_i = 0$（a）、$\theta - \delta_i > 0$（b），以及$\theta - \delta_i < 0$（c）。这样就可以把被试水平和项目水平之间的关系看成同一线上的点，它们之间的差值对结果很重要。然而，被试水平与项目水平之间的差值是如何决定概率的呢？我们将被试水平与项目水平代入函数中，被试的反应$X_i = 1$的概率为

$$P = (X_i = 1 \mid \theta, \ \delta_i) = f(\theta - \delta_i) \qquad （公式3-2）$$

其中，f是一个函数，其等号左边是θ和δ_i这两者共同决定的被试反应的概率。

可以用图来直观呈现水平与概率之间的关系，如图3-11所示，图中的纵坐标表示被试的位置θ，横坐标表示反应为"1"的概率。我们假设项目的水平为1，即$\delta=1.0$。当$\theta=1.0$时，被试与项目的水平（位置）相同，此时反应为"1"的概率为0.5（图中用虚线标示）。当被试的水平高于1.0时（$\theta>1.0$），反应为"1"的概率大于0.5，并随着被试水平的升高而不断增大；当被试的水平低于1.0时（$\theta<1.0$），反应为"1"的概率小于0.5，并随着被试水平的降低而不断减小。在极端情况下，这种关系就接近概率的极限：当被试的水平远高于1.0时，概率值近似1.0；当被试水平远低于1.0时，概率值近似0.0。假设概率永远达不到极限，即被试的水平无限接近于"正无穷大"或"负无穷小"时，被试的曲线无限接近于

1.0或0.0。这种情况在学龄儿童动商测评中可以理解为无论被试动商水平有多高,我们无法100%地肯定被试能正确完成所有项目。同理,在动心商问卷中,无论被试的运动意愿多么强烈(积极),我们无法100%地肯定被试与项目描述的意愿完全一致。

通常图3-11所示的关系被称为项目反应函数(item-response function, IRF)[1],它描述了被试如何在一个项目上做出反应。图3-12是图3-11中的函数反转后的形状,此时被试的水平表示在横坐标上[2]。

Rasch模型的完整公式为

$$P=(X_i=1|\theta, \delta_i)=\frac{e^{\theta-\delta_i}}{1+e^{\theta-\delta_i}} \qquad (公式3-3)$$

公式3-3与公式3-2在本质上是一样的,都是$\theta-\delta_i$的函数。在这个模型中,成功的概率被视为被试参数与项目参数之差的函数,也就是被试水平与项目水平之差的函数。在构建图上可解释为被试的水平和项目难度之间的差将影响被试反应的概率。通俗来讲,被试水平大于项目难度(差值为正数)时,被试作答正确的概率大于50%;反之差值为负数时,被试作答正确的概率小于50%。

公式3-3以及被试和项目间的"距离"的概念将构建图与Rasch模型联系起来,将测量工具中所有项目的项目反应函数都呈现在一张图上,即在图3-11的基础上增加了两个项目后得到图3-13。在图3-13中,我们可以找到被试水平如何与项目水平相关的全部信息。但是,一旦测试工具太复杂,项目数量达到10个以上后,堆满项目反应函数的图就会变得复杂且难以看清。为此,在建构图上只显示项目位置的核心点就成了有效解决方案。例如,图3-13中的三个项目,在建构图上只显示出被试对这些项目反应为"1"的概率为0.5的点(图3-13中虚线与函数相交的点)。图3-14就是图3-13经过处理后产生的。位置在1.0 logit[3]的被试,在项目i上反应为"1"的概率为0.5,项目i就被表示在轴线右边(项目反应栏)"$i.1$"的位置上。图3-14左边(被试栏)的符号X表示在该位置上的被试(图3-14中每个X代表一个被试);低于"$i.1$"位置的被试,在项目i上反应为"1"的概率小于0.5;高于"$i.1$"位置的被试,在项目i上反应为"1"的概率大于0.5。同理,"$h.1$"和"$j.1$"两个项目的位置分别表示的是2.2 logit和0.0 logit。通过这个方法可以将建构图的理念与Rasch模型有效地结合起来,其测量结果也可以很方便地运用这种图形进行解释。这个图形就是著名的怀特图(Wright Map),它是由美国芝加哥大学本杰明·怀特(Benjamin Wright)发明的。

---

① 有时也称作项目特征曲线(item characteristic curve, ICC)或项目反应曲线(item response curve, IRC)。
② 图3-12在应用中并不常见,这里主要是为了与建构图的方向保持一致,才采用了这种作图方式。
③ logit是建构中使用的单位。

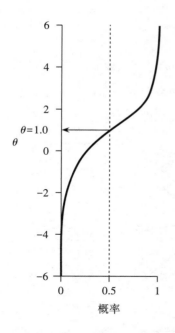

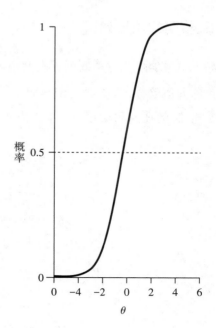

图3-11 被试水平与项目反应为"1"的概率
之间的关系

图3-12 被试水平与项目反应为"1"的概率
之间的关系(将图3-11的函数反转)

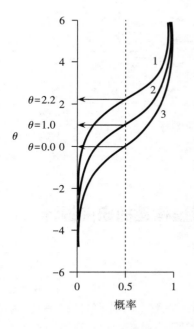

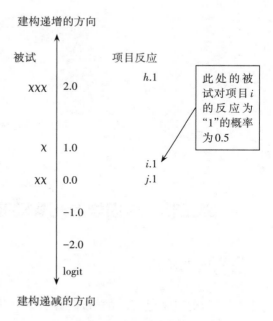

图3-13 三个项目的被试水平与项目反应为
"1"的概率之间的关系

图3-14 三个项目的怀特图

五、模型构建框架

基于中国学龄儿童动商测评模型构建的理论、目标、原则、要素和方法,结合中国学龄儿童动商概念界定,本研究构建的中国学龄儿童动商测评模型的基本框架包括学龄儿童动能商、动技商和动心商三个组成部分,具体框架如图3-15所示。

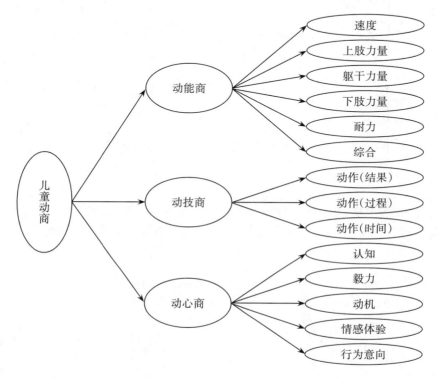

图3-15 中国学龄儿童动商测评模型基本框架

第三节 中国学龄儿童动商测评模型构建的研究设计

一、研究思路

首先,通过文献资料的梳理,界定学龄儿童动商的核心概念、内涵和外延,构建中国学龄儿童动商测评理论模型。

其次,依据测评理论模型,初步拟定中国学龄儿童动商测评指标(分别对应"动能、动技、动心"三个大项),分别编制中国学龄儿童动商测评工具,对编制的测评工具进行信度和效度检验,并修订完善。

最后,依据测评工具实施数据采集,分析采集数据、拟合假设模型;根据模型拟合情况和测评数据进行预测模型修正,验证中国学龄儿童动商测评模型。

按照研究思路,中国学龄儿童动商测评模型构建与验证研究流程如图3-16所示。

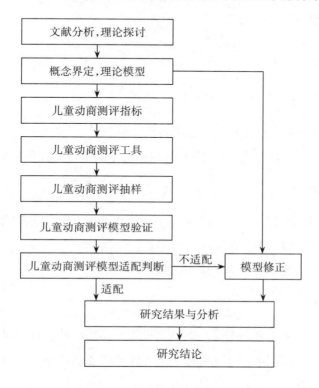

图3-16　中国学龄儿童动商测评模型构建与验证研究流程

二、研究对象

学龄儿童是指年龄符合义务教育小学阶段的儿童。根据我国的实际情况,学龄儿童是指年龄在6—12岁的儿童。本研究选用小学低段(1—3年级)学龄儿童为研究对象,其年龄范围在6—9岁。根据研究数据的使用情况,数据采样分两部分实施。第一部分采样数据应用于动商测评工具研制环节。根据各分测评工具量表的研制需要,研究被试的数据采集根据就近的原则进行;根据研究任务的不同需要,各测评模型研究被试所需的实际人数通过G-power软件进行计算并实施数据采集。第二部分采样数据应用于动商测评模型的建构环节。为了保证所需被试的多元化和代表性,同时兼顾样本数据采集的便利、可靠和易操作等情况,本研究依托国家社科基金项目,在四川、云南、江苏和重庆四个省、直辖市的实验学校进行数据采集,每个省级地区按照6—9岁年龄段人数均等的原则,各抽样测试200人(男女各100人),共800人。被抽到的测试学校实际完成测验人数应不低于应抽人数的75%,否则视为抽测无效。在实际操作中,为保证有效数据的可用性,本研究将测试抽样人数上调10%,即实际抽测被试样本为880人(预测试抽取80人,实际测试抽取800人)。

三、研究方法

(一)文献分析法

查阅国内外"动商""运动能力""运动表现""运动体现"等相关文献资料,整理并分析文献资料,提出研究假设、研究思路等,构建中国学龄儿童动商研究的理论框架。

(二)问卷编制法

依据本研究对"动商"的界定,编制三个分测评工具,分别包含"动能""动技能"和"动心能",其中"动心能"属于心理测量研究范围。这三个分测评工具的编制都需要按照问卷编制的基本步骤和流程进行操作。

(三)德尔菲法

德尔菲法是一种匿名反馈法,主要用于测评工具指标的遴选和评判。在不同的分测评工具研制中,分别邀请不同领域的专家组成专家咨询小组,通过匿名反馈的方式,对测试项目进行推荐。

(四)威尔逊四步建模法

威尔逊四步建模法是由美国教育学家马克·威尔逊总结提炼的一套构建模型的方法,包括模块建构(建构图)、项目设计、结果空间、测量模型[①]。这套方法在国际教育测量学界得到广泛认可。

(五)数据采集法

本研究数据分为身体测量和心理测量两部分进行采集。身体测量通过编制的运动能力、运动技能测评工具进行,心理测量通过编制的《学龄儿童动心商测评问卷》进行。

---

① 马克·威尔逊.基于建构理论的量表设计[M].黄晓婷,编译.长沙:湖南教育出版社,2020:4-5.

(六)数理统计法

(1)使用SPSS软件对数据进行正态分布检验、方差分析、因子分析、t检验等。

(2)使用Mplus软件对结构方程进行探索性分析和验证性分析,对构建的中国学龄儿童动商测评模型进行验证。

(3)运用项目反应理论(IRT)对数据进行评分处理,通过IRT特有的潜在特质空间假设、局部独立性假设等对中国学龄儿童动商理论模型进行检验。

(4)使用Winsteps软件执行Rasch模型分析;使用Facets软件执行专家评分和评分者一致性检验。

(5)通过R语言软件,运用连续性数据熵值法进行分析,确定测评指标的权重系数。

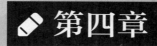

第四章

中国学龄儿童动商之
动能商测评模型构建

※※ 第一节　中国学龄儿童动能商测评研究的理论基础 ※※

一、学龄儿童动能商测评研究的理论基础

(一)儿童运动能力测评理论研究

运动能力是儿童成长及其全面发展的重要决定因素。例如,大量有关学业成就的研究指出,儿童早期的学习始于探索性游戏,而游戏涉及运动。缺乏运动能力可能会使儿童无法参加各种体育游戏,从而导致社交孤立、孤独甚至情绪沮丧[①]。世界卫生组织(WHO)和美国精神病学协会(APA)的调查发现,全球约5%的儿童因缺乏运动能力无法正常上学。可见,运动能力在保障儿童健康发展方面具有重要的作用。大量研究也证实患有精神障碍的儿童,其运动能力发展会受到影响[②,③]。儿童的成长需要不同功能区域的持续互动,可以通过运动、心理、认知、语言和社会方面来体现[④]。从幼儿期到青春期,运动在儿童生活的各个方面都起着至关重要的作用,运动能力低下或运动障碍将严重制约儿童未来的发展,因此,预防儿童运动能力低下,避免儿童运动障碍,促进儿童运动能力提升成为学界的共识。

(二)儿童运动能力测评标准研究

儿童运动能力测评初期研究主要围绕"运动能力"进行初步测评探索。这些研究主要包括直接评估、间接评估和综合评估三种模式。直接评估是对儿童运动能力进行直接测量比较,如跳的高度或距离、跑步的速度等。间接评估是通过测量儿童的生理指标进行评估,如测量肺活量来估计儿童的耐力水平。综合评估是在建立儿童运动能力测评理论的基础上,构建统一的评价标准,将测试数值转化为测试分数。其中,萨金特设计的运动能力效率指数、德雷尔的身体素质评价计算公式和美国运动能力委员会的运

① HELLGREN L,GILLBERG I C,BAGENHOLM A,et al.Children with deficits in attention,motor control and perception (DAMP) almost grown up:psychiatric and personality disorders at age 16 years[J].Journal of child psychology and psychiatry,1994,35(7):1255-1271.

② EMCK C,BOSSCHER R,BEEK P,et al.Gross motor performance and self-perceived motor competence in children with emotional,behavioural,and pervasive developmental disorders:a review[J].Developmental medicine & child neurology,2009,51(7):501-517.

③ EMCK C,BOSSCHER R J,VAN WIERINGEN P C W,et al.Gross motor performance and physical fitness in children with psychiatric disorders[J].Developmental medicine & child neurology,2011,53(2):150-155.

④ WAGNER M O,BOS K,JASCENOKA J,et al.Peer problems mediate the relationship between developmental coordination disorder and behavioral problems in school-aged children[J].Research in developmental disabilities,2012,33(6):2072-2079.

动能力测试报告是儿童运动能力测评初期研究的杰出代表性成果。值得关注的是,儿童运动能力测评初期研究得到了时任美国总统吉米·卡特的大力支持,其任命的美国运动能力委员会制定了一套规范化的运动能力测量与评价程序和标准,促进了儿童运动能力测评研究的发展。

儿童运动能力测评中期研究主要集中在"运动能力"标准化这一主题上。这一时期,人们对运动能力的定义持怀疑态度,各种各样的运动能力测试结果和功能解释并不统一。例如,由心理学家主导的运动能力测试,更多的是基于心理测验标准的运动技能测评。为提升教师教学的有效性和学生学习的效果,学校体育课程需要更多有效的、标准化的运动能力测评工具。同期,关于运动能力测试标准化与过度标准化也是研究的焦点,其中布雷斯(Brace)积极倡导运动能力测试标准化,而韦曼(Wayman)则质疑"过度标准化与过度测试",他认为用心理测验标准来衡量体能并不合适。儿童运动能力测量中期研究还处于测验的摸索阶段。

(三)儿童运动能力健康测评研究

儿童运动能力后期研究更加关注儿童和青少年身体健康。20世纪50年代,有美国学者研究指出美国儿童的体能低于欧洲儿童,这引起了美国政府的高度重视,肯尼迪总统主持召开了第一届青少年健身会议,并组织编写了青少年健身测试手册,开展了全国性的测试调研。同期,以巴育(Barrow)为代表的一批学者开始关注学生运动学习和运动表现能力评估。巴育开发了一套易于管理的一般运动能力测评系统,该系统提供了每个测试项目的原始分数、T 分数和加权标准分数,通过使用多重相关技术将原始分数替换为加权标准分数。加权标准分数可以被求和并且用以获得通用运动能力分数,这方便被测试个体之间运动能力标准得分的比较。

20世纪60—80年代,美国政府和学界在儿童和青少年体质健康测试领域做了大量的工作,如得克萨斯州研发了身体适应性运动能力测验(TPFMAT)、AAHPERD的健康相关的体能测验,PCPFS使用修订版青少年体能测验完成了《美国学校人口体能调查报告》,库珀研究所引入了与健康相关的健康测试和报告程序,AAHPERD开发了基于健康的健康测试和报告程序。这一时期,其他国家和地区也都十分重视儿童和青少年的运动能力研究。法国实施了《体育及格测验标准》和《青少年身体测验标准》;德国联邦卫生部下属机构罗伯特·科赫研究所(TRKI)监测大众健康(包括儿童和青少年体质健康监测);欧盟委员会运动发展委员会(CDDS)研制了欧洲青少年身体素质测试(EUROFIT);加拿大施行了加拿大青少年体能测试(CAHPER);日本实施了国民体力测试;中国实施了《青少年体育锻炼标准》、《国家体育锻炼标准》和《学生体质健康测试》等。

20世纪90年代,呼吁为青少年身体素质测试建立公共卫生基础的倡议受到了广泛关注。进入21世纪,有学者呼吁应终止青少年体能测试,他们研究发现测试结果在学术环境中的不利影响及其在促进体育锻炼方面的无效性。但是,运动能力测量具有反映或预测健康状况的潜力,因此,美国将这些测量纳入了国家健康和营养调查(NHANES)。

时至今日,儿童和青少年的体质健康仍然是各国政府关心的重要问题。然而,这些问题虽然受到各国政府的高度关注,但由于现代社会的生活方式导致人们久坐,体力活动大幅度减少,儿童和青少年超重或肥胖的现象较为严重。2004年,世界卫生大会通过了关于饮食、身体活动与健康的决议,建议世界卫生组织建立监测系统并制定饮食习惯和身体活动模式的指标。可见,对儿童健康起重要作用的身体活动监测,在今后一段时间将是政府的一项重要工作,也是学界探讨的主流。

二、中国学龄儿童动能商测评模型的构建思路

根据国际运动能力测验的经验,基于6—9岁儿童运动生长发育的特点,结合动商测评理论模型的基本要素,本研究初步形成了儿童动能商测评模型的构建思路,该思路围绕数据收集、数据处理和结果验证三个环节展开,如图4-1所示。

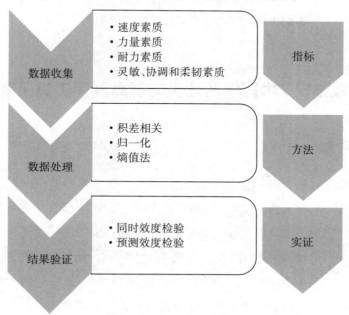

图4-1　中国学龄儿童动能商测评模型的构建思路

三、中国学龄儿童动能商测评模型的理论框架

基于儿童动能商测评模型概念、构建依据和构建思路,本研究提出儿童动能商测评模型的理论框架,如图4-2所示。该理论框架包含了儿童动能商所涉及的七大主体因素,分别是速度、力量、耐力、灵敏、协调、柔韧和平衡。但在研究实践中,这七大因素与运动技能领域的部分因素是重叠的,测评工具研制过程将对这一问题做深入分析。

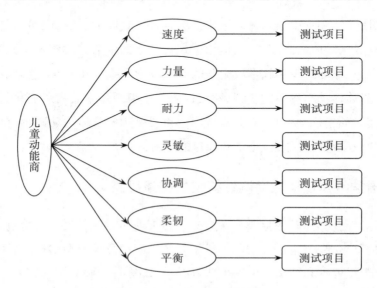

图4-2　中国学龄儿童动能商测评模型的理论框架

❋❋ 第二节　中国学龄儿童动能商测评工具研制 ❋❋

一、研究对象

本研究的研究对象为6—9岁的学龄儿童(小学一至三年级)。把研究对象的测试分为三个部分。第一部分为预测试环节,按照预测试方案对80名儿童进行测试,用于检验测试工具。第二部分为工具开发阶段的正式测试环节,采用便利对照样本(城市学校与乡村学校各2所),严格随机抽样(按照年龄和性别分组,使用随机数法抽样),共抽取422名儿童参与正式测试。第三部分为模型验证环节,这一部分的测试对象来自江苏、四川、云南和重庆四个省(直辖市),共抽取800名儿童参与正式测试(实际完成测试的儿童共746名),测试数据用于验证模型。预测试对象未分析样本的人口学特征,两次正式测试的对象分析了人口学特征。表4-1为模型验证环节的正式测试对象人口学特征。

表4-1　正式测试对象人口学特征(N=746)

性别	年龄/岁	人数(N)/人	身高/cm		体重/kg	
			均值	标准差	均值	标准差
男	6	92	120.0	3.7	23.1	3.2
	7	99	126.7	4.0	26.8	3.4
	8	88	131.7	4.2	29.5	5.1
	9	92	137.9	5.1	33.5	5.6
	6—9	371	129.0	7.8	28.2	5.8
女	6	96	117.8	4.3	21.1	3.6
	7	96	125.1	3.2	24.7	4.0
	8	92	130.5	4.7	27.6	4.3
	9	91	135.5	6.3	31.4	5.5
	6—9	375	127.1	8.1	26.1	5.8

二、研究方法

(一)描述统计

描述统计主要是对测试样本的人口学特征进行统计分析,如部分特征数据的均值、标准差、频率、百分比等。

(二)德尔菲法

德尔菲法是一种匿名反馈法,主要用于测评工具指标的遴选和评判。本研究邀请了运动训练学教授、省级运动队教练、高水平运动员、优秀的中小学校队教练和学校体育教研员,共同组成专家咨询小组,通过匿名反馈的方式,对小学学龄儿童(6—9岁)体能测试项目进行推荐。

(三)相关分析

相关分析主要是通过积差分析法,对动能商初步测评指标的相关性进行检验。依据相关系数来遴选出最终的测评指标,尤其是在相同测试维度中测评项目二选一的情况下,相关系数将作为判断的重要依据。积差相关系数的计算公式为

$$r=\frac{\sum xy-\dfrac{\sum x\sum y}{N}}{\sqrt{(\sum x^2-\dfrac{(\sum x)^2}{N})(\sum y^2-\dfrac{(\sum y)^2}{N})}} \qquad (公式4-1)$$

式中,x 和 y 分别为两个变量,r 为积差相关系数。

r 的值介于 -1 与 1 之间,即 $-1 \leqslant r \leqslant 1$。其性质如下:

当 $r>0$ 时,表示两变量正相关,$r<0$ 时,两变量为负相关;

当 $|r|=1$ 时,表示两变量为完全线性相关,即为函数关系;

当 $r=0$ 时,表示两变量没有线性关系;

当 $0<|r|<1$ 时,表示两变量存在一定程度的线性相关;

当 $|r|$ 越接近 1,表示两变量间线性关系越密切;

当 $|r|$ 越接近 0,表示两变量的线性相关越弱。

判断标准一般可分为三个等级:$|r|<0.4$ 为低度线性相关;$0.4 \leqslant |r|<0.7$ 为显著线性相关;$0.7 \leqslant |r|<1$ 为高度线性相关。

(四)熵值法

熵值法是计算各观测指标值的信息熵,根据指标对系统整体的影响来确定指标权重的一种方法。熵值法的计算步骤如下。

(1)数据标准化。

由于各指标计量单位不统一,在进行综合计算前,首先需要对数据进行标准化处理,并令

$$\chi_{ij}=\left| \chi_{ij} \right| \tag{公式4-2}$$

由于正向指标和负向指标数值所代表的含义不同(正向指标数值越大越好,负向指标数值越小越好),因此,不同方向指标的标准化处理公式也不同。

正向指标:

$$\chi'_{ij}=\left[\frac{\chi_{ij}-\min(\chi_{1j},\chi_{2j},\cdots,\chi_{nj})}{\max(\chi_{1j},\chi_{2j},\cdots,\chi_{nj})-\min(\chi_{1j},\chi_{2j},\cdots,\chi_{nj})} \right] \times 100 \tag{公式4-3}$$

负向指标:

$$\chi'_{ij}=\left[\frac{\max(\chi_{1j},\chi_{2j},\cdots,\chi_{nj})-\chi_{ij}}{\max(\chi_{1j},\chi_{2j},\cdots,\chi_{nj})-\min(\chi_{1j},\chi_{2j},\cdots,\chi_{nj})} \right] \times 100 \tag{公式4-4}$$

其中,χ'_{ij} 为第 i 个儿童第 j 个指标的值($i=1,2,\cdots,n$;$j=1,2,\cdots,m$),记数据

$$\chi_{ij}=\chi'_{ij} \tag{公式4-5}$$

(2)计算在第 j 项指标下第 i 个儿童的特征比重。

用第 i 个儿童第 j 项指标值的标准化数据,计算第 j 项指标下第 i 个儿童的特征比重为

$$P_{ij} = \frac{\chi_{ij}}{\sum_{i=1}^{n} \chi_{ij}}, (i=1,2,\cdots,n; \ j=1,2,\cdots,m) \qquad (公式4-6)$$

（3）计算第 j 项指标的熵值。

$$e_j = -k \sum_{i=1}^{n} p_{ij} \ln(p_{ij}) \qquad (公式4-7)$$

其中

$$k>0$$
$$k=1/\ln(n)$$
$$e_j \geqslant 0$$

第 j 项指标的观测值差异越大,熵值越小;反之,熵值越大。

（4）计算第 j 项指标的差异系数。

$$g_j = 1-e_j \ (j=1,2,\cdots,m) \qquad (公式4-8)$$

第 j 项指标的观测差异值越大,差异系数 g_j 就越大,则第 j 项指标就越重要。

（5）确定第 j 项指标的权重系数。

$$w_j = \frac{g_j}{\sum_{j=1}^{m} g_j} \ (1 \leqslant j \leqslant m) \qquad (公式4-9)$$

（6）计算第 i 个儿童的综合评价值。

$$s_i = \sum_{j=1}^{m} w_j \cdot g_{ij} \ (i=1,2,\cdots,n) \qquad (公式4-10)$$

三、研究过程

(一)指标研究设计

通过文献梳理,结合体能测试的主要内容(包括速度、力量、耐力、柔韧、协调、灵敏和平衡),本研究对构建动能商测评的指标维度进行了初步梳理。然后,根据遵循6W原则对指标维度的具体含义进行设计。6W原则具体是指:概念及其操作定义是什么(What)？ 分析单位是谁(Who)？ 如何收集和分析资料或数据(How)？ 需要收集多少资料或数据(How many)？ 收集何时的资料或数据(When)？ 在哪里收集资料或数据(Where)？ [①]。基于6W原则设计的测评指标含义,见表4-2。

---

①荣泰生.AMOS与研究方法[M].重庆:重庆大学出版社,2009:28-33.

表4-2　中国学龄儿童动能商测评指标含义的研究设计

6W	研究问题	研究设计
What	动能商测评的操作性定义是什么？	动能商测评是指对个体基本运动能力的测评，主要测评个体身体的活动能力。具体包括测评身体的速度、力量、耐力等身体素质
	测评指标是什么？	一级指标：速度、力量、耐力等
	测评指标与设计内容是什么关系？	影响身体运动能力的重要因素
Who	研究分析的单位是什么？	数据种类
How	如何收集初级资料？	文献梳理、专家访谈
	如何分析数据？	描述统计、相关分析、探索性因素分析等
	如何进行专家咨询？	德尔菲法
How many	要咨询多少专家？	邀请30位专家，最终有效专家不低于11位
	要测试多少儿童？	试测80人，初测400人，验证800人
When	何时测试儿童？何时结束测试？	学期中段，5—6月为佳，10—11月次之
	收集何时的儿童基本资料？	健康学龄儿童，年龄在6—9岁之间
Where	收集资料的地点在哪里？	重庆
	测试对象的地点在哪里？	拟定四川、江苏、云南、重庆四地

（二）指标遴选

按照德尔菲法的基本要求（具体流程见图4-3），通过文献综述和对指标含义的研究设计，拟定专家咨询的基本提纲，采用开放式问题的形式进行第一轮专家咨询。第一轮专家咨询收集数据的时间是48 h，时间截止后整理文本资料。在24 h内完成文本整理和数据分析工作，并拟定第二轮专家咨询调查表，进行第二轮专家测评指标推荐。指标推荐采用三级评分的方式（1=一般推荐、2=重点推荐、3=强烈推荐）。第二轮数据回收时间为48 h，时间截止后对回收数据进行统计分析，按照专家意见集中度遴选具体测评维度和测评项目，并拟定第三轮专家推荐评分表，见表4-3。第三轮专家咨询仍然采用三级评分的方式，同样在发放调查表后48 h内回收数据，并对反馈结果进行统计分析。最终，各专家在第三轮达成一致意见，初步形成具有专家共识的中国学龄儿童动能商测评指标体系，见表4-4。

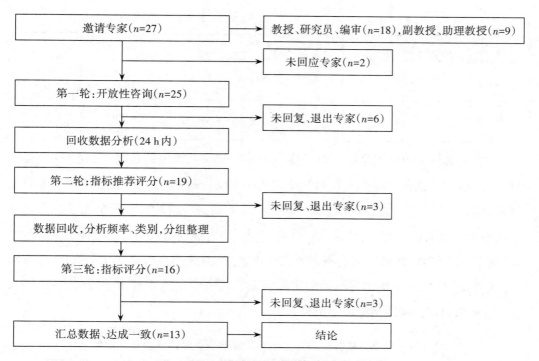

图4-3 中国学龄儿童动能商测评指标德尔菲流程示意图

表4-3 中国学龄儿童动能商测评指标推荐表

一级指标	二级指标		测试能力	测试项目
动能商	速度		快速移动能力	30 m跑 50 m跑 60 m跑 100 m跑
	力量	上肢力量	综合运用上肢力量能力	掷实心球
		躯干力量	综合运用腰腹力量能力	两头起
		下肢力量	综合运用下肢力量能力	立定跳远
	耐力	速度耐力	持久快速身体移动能力	50 m×8往返跑 400 m跑
		一般耐力	持久保持身体移动能力	15 m渐进折返跑
		力量耐力	持久支撑身体力量能力	俯卧撑
		静力耐力	持久维持身体稳定能力	蹲马步 平板支撑
	柔韧		关节和韧带的伸展力	坐位体前屈
	协调		控制身体的能力	手眼协调 德国KTK测试

续表

一级指标	二级指标	测试能力	测试项目
动能商	灵敏	控制身体随机应变的能力	5 m三向折返跑 伊利诺伊灵敏测试
	平衡	维持身体稳定的能力	闭眼单足站立 直线行走测试

专家达成共识的中国学龄儿童动能商测评维度及其指标共包括7大类、11个具体项目,见表4-4。这些指标都是按照体能构成要素设计的,专家在评分过程中并未对此提出异议。但是,在动商理论测评体系构建中,动能商与动技商是两个独立的测评维度,故专家达成共识中的"柔韧、灵敏、协调、平衡"四个维度纳入动技商测评维度。由此初步确定,中国学龄儿童动能商测评的维度由速度、力量(上肢、躯干和下肢)和耐力构成。此外,结合我国学生体育活动的实际情况和国家学生体质健康的测试内容,纳入1 min跳绳项目作为协同指标进行检验。

表4-4　专家达成共识的中国学龄儿童动能商测评维度及其指标

一级指标	二级指标		测试能力	测试项目	是否纳入预测试
动能商	速度		快速移动能力	50 m跑	√
	力量	上肢	综合运用上肢力量能力	掷实心球	√
		躯干	综合运用腰腹力量能力	两头起	√
		下肢	综合运用下肢力量能力	立定跳远	√
	耐力	一般耐力	持久保持身体移动能力	15 m渐进折返跑	√
	柔韧		关节和韧带的伸展力	坐位体前屈	×
	协调		控制身体的能力	手眼协调	×
	灵敏		控制身体随机应变的能力	5 m三向折返跑	×
	平衡		维持身体稳定的能力	闭眼单足站立	×
	协同*	综合能力	速度、力量、耐力的综合体	1 min跳绳	√
	参照*	速度能力	—	30 m跑	√

备注:"√"代表纳入预测试;"×"代表未纳入预测试;

*协同考查指标——1 min跳绳,是根据国内学校体育实际和国家学生体质健康测试内容设计的考查指标,非专家共识推荐指标;

*参照考查指标——30 m跑,是50 m跑测试中附加的一个测试项目,由独立测试员在30 m处隐蔽计时(不干扰儿童测试50 m跑)。

（三）预测试

在大规模的正式测试之前需要进行预测试。预测试的主要目的在于发现研究设计、测评工具及其组织流程中存在的问题，便于及时进行修正。通常预测试的人数为10到100人不等，预测试的采样不必与正式测试的统计抽样相同。因此，为了取样方便，本研究在重庆市某小学内抽取了80人（6—9岁，每个年龄段男女各10人）完成预测试。

预测试的天气环境和场地设置严格按照测试手册执行。测试天气不宜过冷或过热，因此，宜选择在室外气温为15—25 ℃时进行预测试，测试时间为1 d。具体测试流程见图4-4。

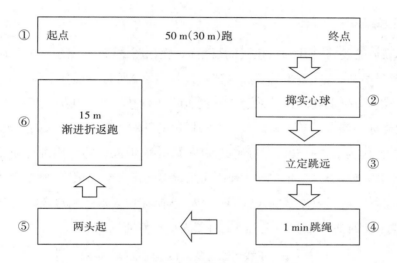

图4-4　中国学龄儿童动能商测试流程图

测试前，需要一名测试员引导儿童进行热身活动，时间为10 min。热身后按照下列顺序依次完成测试：①50 m跑（30 m跑）；②掷实心球（连续2次）；③立定跳远（连续2次）；④1 min跳绳；⑤两头起；⑥15 m渐进折返跑。①—④项测试的间隔时间为1—5 min，④—⑥项测试的间隔时间为5—10 min。每名儿童完成全部测试流程时间不超过90 min。

预测试各测评指标相关分析矩阵见表4-5。表中数据显示，除30 m跑与50 m跑的相关系数r为0.911以外，其他相关系数在0.700以下。比较30 m跑（8.01±0.97）与50 m跑（11.15±1.30）的均值标准差，发现50 m跑的均值标准差更大，表明50 m跑的测试数据更分散，即50 m跑测试能更好地区分儿童的速度能力水平，故30 m跑将不纳入正式测试。1 min跳绳与各指标的相关系数在0.344—0.495之间，相关程度为中等，表明该项指标具有较好反映儿童运动能力的效果，将其纳入正式测试。

表4-5　预测试各测评指标相关分析矩阵(*n*=80)

测评指标	30 m跑	50 m跑	掷实心球	两头起	立定跳远	15 m渐进折返跑
50 m跑	0.911**					
掷实心球	−0.353**	−0.323**				
两头起	−0.385**	−0.376**	0.641**			
立定跳远	−0.493**	−0.476**	0.554**	0.450**		
15 m渐进折返跑	−0.318**	−0.303**	0.582**	0.615**	0.295**	
1 min跳绳	−0.495**	−0.492**	0.436**	0.344**	0.452**	0.437**

备注:**代表*p*<0.01。

(四)正式测试

预测试后,需要修订并确定正式测试指标,优化测试流程,完善测试手册。正式测试的样本对照便利样本(城市学校和乡镇学校各抽取2所),采用分组随机抽样(按照性别和年龄分组,通过电脑随机抽取总人数的30%)的抽样方法,共抽取男生236人,女生242人。抽样标准参考了学者袁建文(2013)提出的针对100—1 000人的规模样本,抽取总体人数的比例为20%—50%"[1]的观点,故本研究采用30%的比例进行随机抽样。本研究实际抽取人数478人,由于部分家长或儿童不同意参与测试,以及个别儿童身体不适等原因,实际完成有效测试的人数为422人,实际完成人数达到总人数的26.5%,满足统计学中样本量的基本要求。正式测试对象人口学特征见表4-6。

表4-6　正式测试对象人口学特征(*N*=422)

性别	年龄/岁	人数/人	身高/cm		体重/kg	
			均值	标准差	均值	标准差
男	6	45	118.9	5.2	22.7	4.2
	7	50	127.6	5.2	25.8	5.4
	8	57	132.5	5.0	27.6	4.2
	9	58	137.0	7.6	31.8	8.1
	6—9	210	129.7	8.8	27.3	6.6
女	6	50	117.2	5.5	21.1	3.7
	7	59	124.7	6.8	23.3	4.9
	8	49	131.1	7.5	26.2	4.8
	9	54	136.6	5.9	31.5	4.8
	6—9	212	127.5	9.6	25.5	6.0

[1] 袁建文,李科研.关于样本量计算方法的比较研究[J].统计与决策,2013(1):22-25.

四、研究结果

(一)测评指标权重的计算

动能商测评数据变量为连续性数据,除50 m跑的测试结果是负向指标外,其余指标的测试结果均为正向指标。按照熵值法的计算原理,确定测评指标权重(使用R语言程序完成具体计算,代码见附录4)。采用熵值法确定测评指标权重的具体步骤如下。

第一步:数据归一化(标准化)处理。

第二步:求出所有样本对指标X_j的贡献总量。

第三步:将第二步生成的矩阵的每个元素,变成每个元素与该元素以e为底的自然对数的积,并计算信息熵。

第四步:计算冗余度。

第五步:计算各项指标的权重。

通过以上五个步骤,完成中国学龄儿童动能商测评指标熵值法权重系数的计算。表4-7是样本数据标准化的部分结果展示,表4-8是通过熵值法确定的测评指标权重系数。

表4-7　中国学龄儿童动能商测评样本数据标准化结果(N=422)

序号	50 m跑 R1	掷实心球 R2	两头起 R3	立定跳远 R4	15 m渐进折返跑 R5	1 min跳绳 R6
1	0.837 8	0.525 0	0.350 0	0.500 0	0.343 8	0.685 0
2	0.756 8	0.537 5	0.250 0	0.537 9	0.156 3	0.488 2
3	0.500 0	0.275 0	0.100 0	0.272 7	0.062 5	0.346 5
...	...	...	...	...	...	...
...	...	...	...	...	...	...
420	0.810 8	0.437 5	0.450 0	0.333 3	0.375 0	0.653 5
421	0.743 2	0.556 3	0.050 0	0.416 7	0.312 5	0.448 8
422	0.662 2	0.312 5	0.200 0	0.333 3	0.156 3	0.393 7

表4-8　中国学龄儿童动能商测评指标权重系数

指标代码	测试指标	权重系数代码	权重系数
R1	50 m跑	W1	0.048 40
R2	掷实心球	W2	0.129 94
R3	两头起	W3	0.344 41
R4	立定跳远	W4	0.150 34
R5	15 m渐进折返跑	W5	0.218 41
R6	1 min跳绳	W6	0.108 50

（二）测评结果计算

测评指标权重系数确定后，根据标准化数据与权重系数计算每位学龄儿童的测评结果。测评结果的计算公式为

$$MA=(R_1\times W_1+R_2\times W_2+R_3\times W_3+R_4\times W_4+R_5\times W_5+R_6\times W_6)\times100 \quad （公式4-11）$$

其中，MA是学龄儿童动能测评标准分，R_1—R_6代表测评指标的测评分，W_1—W_6代表测评指标的权重系数。在R语言软件中完成第六步，即计算样本得分，其编程代码如下。

```
s=as.vector(as.matrix(sourui_t)%*% w)
list(w=w,s=s)
}
```

第三节　中国学龄儿童动能商测评模型构建与验证

一、测评模型建立

学龄儿童动能商测评指标及其测评指标权重的确立是学龄儿童动能商测评模型建立的基础。基于学龄儿童动能商测评工具及其测评结果的计算，根据学龄儿童动能商测评模型理论构建的依据，确定中国学龄儿童动能商标准值测评模型为

$$MA=(R_1\times W_1+R_2\times W_2+R_3\times W_3+R_4\times W_4+R_5\times W_5+R_6\times W_6)\times100 \quad （公式4-12）$$

其中，MA是儿童动能商测评标准分值；R_1—R_6分别代表测评指标50 m跑、掷实心球、两头起、立定跳远、15 m渐进折返跑和1 min跳绳的测评分；W_1—W_6代表测评指标R_1—R_6对应的权重系数；100是百分制的转换系数。此外，R_1是负向指标（数值越小，评分越高），其余均为正向指标（数值越大，评分越高）。

二、模型验证方法

效标效度检验用于考查测评分数与效标的关系。在教育领域，通常采用的效标有金标准效标、学业成绩效标、教师等级评定效标等。鉴于效标的可获取性与检验的可行性，本模型检验采用同时效度和预测效度两种检验方法。

（一）同时效度检验法

同时效度检验法需同时收集效标资料与测评分数。本模型以国家学生体质健康测试作为"金标准"的同时效度效标，检验测评分数与同时效度效标之间的相关系数。

(二)预测效度检验法

预测效度的效标资料需要经过一段时间才可获得,常用的指标为学业成绩或实际表现。本模型检验中,采用体育教师根据儿童在课堂上的表现给出的体育能力评级结果作为预测效度的效标,来检验儿童体育能力等级与动能商测评分数的关系。

预测效度检验过程中采用了分组法。分组法主要考查测评分数能否有效区分由预测效度效标测量定义的分组。本研究中,教师根据学龄儿童的课堂能力表现按照优秀(班级前25%)、良好(前26%—50%)、中等(前51%—75%)和一般(后24%)四个等级进行评定。然后,将测评分数与教师对儿童的能力评级分组进行差异性检验(单因素方差分析、多重比较检验),若两者差异显著,则表明测评模型有效。反之,则无效。

三、模型验证结果

(一)同时效度检验结果

6—9岁的学龄儿童一般就读小学一年级至四年级,由于国家学生体质健康测试是根据年级进行评分的,故国家学生体质健康测试评分标准存在高年龄用低标准评分的问题。为此,我们将6—9岁的评分采用一至四年级的标准。此外,一、二年级的国家学生体质健康测试内容与三、四年级的测试内容并不完全一致,为了便于比较,仅采用肺活量、坐位体前屈、50 m跑和1 min跳绳4个测试项目,按照国家学生体质健康测试中各项目所占总分的比例,先使用公式4–13将测试结果换算为百分制分数,然后再进行相关分析。

$$S_{cf} = \frac{R_1 \times A + R_2 \times B + R_3 \times C + R_4 \times D}{(R_1 + R_2 + R_3 + R_4)} \qquad \text{(公式4–13)}$$

其中,R代表测试项目的权重系数,$R_1 = 0.15$,$R_2 = 0.30$,$R_3 = 0.20$,$R_4 = 0.20$;A—D代表4个测试项目的分值。

中国学龄儿童动能商测评总分与效标总分的均值见表4–9,由于效标总分是标准化转换分数,且各年龄段都进行了对应的得分标准化,因此效标总分的标准差明显小于动能商测评总分的标准差,这表明中国学龄儿童动能商测评总分的分布趋势比效标总分更加离散。

中国学龄儿童动能商测评总分与效标总分的相关系数r为0.64,其中男生的两项总分的相关系数为0.73,女生的两项总分的相关系数为0.62。依据积差相关的判断标准,不论男生还是女生,其动能商测评总分与效标总分之间均具有较高的相关性,这也表明中国学龄儿童动能商测评模型具有良好的同时效度。

此外，表4-10显示中国学龄儿童动能商各项测评指标与效标总分之间的相关系数在0.35—0.67之间，而动能商测评总分与各项测试指标的相关系数在0.50—0.84之间，进一步证明了中国学龄儿童动能商测评模型的结构效度也是符合标准要求的。

表4-9 中国学龄儿童动能商测评总分与效标总分的比较（N=422）

性别	年龄/岁	人数/人	动能商测评总分		效标总分		r
			均值	标准差	均值	标准差	
男	6	45	29.83	7.41	61.67	7.17	—
	7	50	36.57	10.54	64.58	7.50	—
	8	57	45.49	12.17	67.80	7.17	—
	9	58	57.23	12.69	69.75	6.34	—
	6—9	210	43.25	15.04	66.26	7.62	0.73**
女	6	50	28.61	8.65	67.15	6.20	—
	7	59	35.92	9.31	68.64	6.47	—
	8	49	43.21	7.77	70.17	6.44	—
	9	54	51.03	11.35	71.32	5.25	—
	6—9	212	39.73	12.49	69.33	6.26	0.62**
总体	6—9	422	41.48	13.92	67.80	7.13	0.64**

备注：**代表$p<0.01$。

表4-10 中国学龄儿童动能商测试指标、测评总分与效标总分的相关矩阵（N=422）

编号	项目	1	2	3	4	5	6	7	8
1	50 m跑	1							
2	掷实心球	-0.39**	1						
3	两头起	-0.27**	0.61**	1					
4	立定跳远	-0.45**	0.52**	0.43**	1				
5	15 m渐进折返跑	-0.33**	0.46**	0.32**	0.34**	1			
6	1 min跳绳	-0.45**	0.38**	0.29**	0.51**	0.48**	1		
7	动能商测评总分	-0.50**	0.79**	0.84**	0.67**	0.70**	0.61**	1	
8	效标总分	-0.45**	0.35**	0.50**	0.38**	0.44**	0.67**	0.64**	1

备注：**代表$p<0.01$。

（二）预测效度检验结果

以体育教师根据学龄儿童在课堂上的表现给出的体育能力评级结果（优秀、良好、中等、一般）为预测效标，通过单因素方差分析与多重比较检验教师评级结果与学龄儿童动能商测评分数的差异。表4-11显示，各组均值差在 $p<0.05$ 水平上都表现出明显差异，表明测评模型预测效度是有效的。

表4-11　单因素方差分析与多重比较结果（$N=422$）

组I	组J	均值差（$I-J$）	标准误差	显著性（p）	95%置信区间	
					下限	上限
前25%	前50%	7.91*	1.51	0.000	4.93	10.88
	前75%	16.86*	1.49	0.000	13.93	19.79
	后24%	24.36*	1.54	0.000	21.33	27.40
前50%	前75%	8.95*	1.42	0.000	6.16	11.75
	后24%	16.45*	1.48	0.000	13.54	19.36
前75%	后24%	7.50*	1.46	0.000	4.64	10.36

备注：*代表 $p<0.05$；前50%=前26%—前50%；前75%=前51%—前75%。

四、本章小结

本研究采用德尔菲法确定了中国学龄儿童动能商测评的基本指标，通过预测试来检验测评指标，从而确定了正式测评指标。采用熵值法确定了正式测评指标的权重系数，并建立了中国学龄儿童动能商标准值计算公式。对中国学龄儿童动能商测评模型进行同时效度检验和预测效度检验，其满足拟合指数的要求，从而确定中国学龄儿童动能商测评模型的标准分计算公式，公式为

$$MA=(R_1×W_1+R_2×W_2+R_3×W_3+R_4×W_4+R_5×W_5+R_6×W_6)×100 \quad （公式4-14）$$

其中，MA是中国学龄儿童动能商测评标准分，R_1—R_6 代表测评指标的测评分，W_1—W_6 代表测评指标的权重系数。根据中国学龄儿童动能商测评概念的构成，以均值为100、标准差为15进行中国学龄儿童动能商标准分的转换，其计算公式为

$$MAQ=100+15×(\frac{x_{ai}-\bar{x}_a}{s_a})(i=1,2,\cdots,n) \quad （公式4-15）$$

$$x_{ai}=MA$$

$$\bar{x}_a=\frac{x_{a1}+x_{a2}+\cdots+x_{ai}}{n}(i=1,2,\cdots,n) \quad （公式4-16）$$

$$s_a = \sqrt{\frac{\sum_{i=1}^{n}(x_{ai} - \bar{x}_a)}{n-1}}$$

（公式4-17）

其中，MAQ是中国学龄儿童动能商值，x_{ai}(MA)是第 i 个学龄儿童的动能商测评标准分，$\bar{x}_a$ 是学龄儿童所在性别和年龄分组的动能商测评标准分的均值，s_a 是第 i 个学龄儿童所在分组群体的标准差。

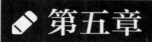

第五章

中国学龄儿童动商之动技商测评模型构建

在过去的十多年中,国际教育测评项目取得了巨大的成就。如:国际学生评估项目(PISA)、国际数学和科学测试趋势(TIMMS)等都被广泛应用于儿童和青少年的阅读、数学和科学评估[1,2,3,4]。同期,体育领域的身体运动测评也受到了广泛关注。但由于国际上运动技能概念的研究尚未统一,其概念内涵和操作性定义还存在诸多不一致的现象。而缺乏统一的运动技能测评术语,导致多种运动技能测评工具对运动技能概念和操作定义的解释各不相同[5,6,7]。因此,需要对国内外运动技能概念及其测评研究进行梳理,以厘清运动技能测评的基本概念和内涵。在进行测评工具研制前,需要先厘清运动技能商构建的依据,再按照威尔逊四步建模法的步骤进行概念构建、项目设计、数据分析和模型验证。

第一节 中国学龄儿童动技商测评研究的理论基础

一、学龄儿童动技商测评研究的理论基础

(一)儿童动作发展序列模型

儿童个体的知识学习和获得与他们各种运动行为的发展是息息相关的,儿童动作发展在一定时间范围内是按照顺序进行的,这就是儿童动作发展序列(又称"儿童动作发展里程碑",其模型见图5-1)。

---

① ADDEY C,GORUR R.Translating PISA,translating the world[J].Comparative education,2020,56(4):547-564.

② AULD E,MORRIS P.PISA,policy and persuasion:translating complex conditions into education′best practice′[J].Comparative education,2016,52(2):202-229.

③ SADLER T D,ZEIDLER D L.Scientific literacy,PISA,and socioscientific discourse:assessment for progressive aims of science education[J].Journal of research in science teaching,2009,46(8):909-921.

④ WARDEH M,COENEN F,CAPON T B.PISA:a framework for multiagent classification using argumentation[J].Data & knowledge engineering,2012,75:34-57.

⑤ STODDEN D F,GOODWAY J D,LANGENDORFER S J,et al.A developmental perspective on the role of motor skill competence in physical activity:an emergent relationship[J].Quest,2008,60(2):290-306.

⑥ KAELIN V C,VAN HARTINGSVELDT M,GANTSCHNIG B E,et al.Are the school version of the assessment of motor and process skills measures valid for German-speaking children?[J].Scandinavian journal of occupational therapy,2019,26(2):149-155.

⑦ LOGAN S W,ROSS S M,CHEE K,et al.Fundamental motor skills:a systematic review of terminology[J].Journal of sports sciences,2018,36(7):781-796.

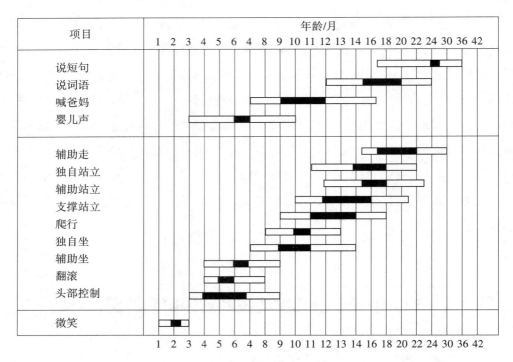

图5-1　儿童动作发展序列模型[1]

　　儿童动作发展序列分为两个重要阶段:学龄前期和小学时期。学龄前期儿童动作发展迅速,从出生到独立行走在一年半左右的时间内即可完成。而小学时期儿童动作发展就明显处于学习的增长阶段,学习和练习的数量直接影响到动作发展的程度。为此,Clark就成熟发展论对儿童动作发展提出了"动作发展的山峰模型"(the mountain of motor development,MMD)(图5-2)。Clark的这一理论模型将人一生的动作发展比喻为登山,儿童动作技能的增长也如登山一样,从"山底"到"山顶"的过程就是动作技能获取的过程。当"登山"过程中遇到身体损伤、衰老或其他变化时,需要调整运动能力以适应这些变化。而"补偿"代表着人在运动发展过程中,调整身体的变化,以适应继续"爬山"的过程。在这个过程中,人的动作发展能力可能会提升,也可能会降低。

　　因此,儿童动作发展序列是构建儿童动作技能测评指标的重要依据。研制儿童基本动作技能测评,构建儿童动技商测评模型必须全面了解儿童动作发展序列。这不仅有利于诊断和识别儿童动作发展的延迟或障碍,而且有利于甄别有效的测量指标,为制定一套有效的测评体系和测评模型提供科学基础。

① TODOROV A B,SCOTT C I,Jr,WARREN A E,et al.Developmental screening tests in achondroplastic children[J]. American journal of medical genetics,1981,9(1):19-23.

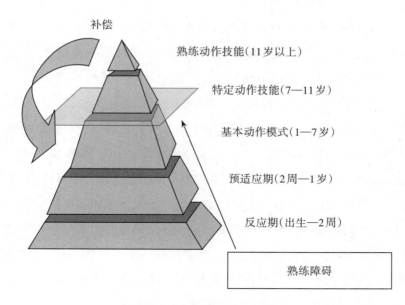

熟练动作技能(11岁以上)

特定动作技能(7—11岁)

基本动作模式(1—7岁)

预适应期(2周—1岁)

反应期(出生—2周)

补偿

熟练障碍

图5-2 动作发展的山峰模型[①]

(二)运动技能测评研究理论

1.国内运动技能测评研究

国内"运动技能"一词最早出现在陈京生(1982)译勃利列和哈达撰写的关于促进篮球运动技能形成的方法[②]的文献中,但是该文献并未对运动技能的概念作出说明和解释。同年,陈秋喜的《建立自己运动技能结构是成功的关键》一文将运动技能结构定义为人体运动中掌握和有效完成专门动作的能力过程,也指在准确时间内正确运用肌肉的能力过程[③]。他还提出了"基本功"的概念,丰富了运动技能结构概念的内涵。闫世铎(1984)在《运动技能与多序列教学》中指出运动技能是在运动中掌握和有效地完成各种专门动作的技能[④],换句话说,就是在大脑中枢神经系统的支配下,不同肌肉群协同作用结果的综合体现。此后,关于国内运动技能的研究文献逐渐增多,其发展可大致梳理为三个阶段。

第一阶段(1982—1999年):运动技能形成机制探索时期。这一时期的研究主题主要有三个。一是运动技能形成机制研究,代表性研究有刘淑慧(1985)的运动技能形成

---

① CLARK J E.On the problem of motor skill development[J].Journal of physical education,recreation & dance,2007,78(5):39-44.

② 勃利列,哈达.促进篮球运动技能形成的方法[J].陈京生,译.体育科研,1982(9):25-27.

③ 陈秋喜.建立自己运动技能结构是成功的关键[J].湖北体育科技,1982(4):59-64.

④ 闫世铎.运动技能与多序列教学[J].安徽体育科技资料,1984(4):45-46.

心理分析[①]，王蒲（1990）的运动技能形成过程中意识焦点与动作焦点的研究[②]，宋高晴（1992）的运动技能形成分类[③]，祁国杰等（1993）的运动技能形成过程新论[④]，李捷等（1993）的运动技能形成的神经机制研究[⑤]，王广虎等（1994）的论运动技能[⑥]。二是运动技能教学与学习策略研究。代表性研究有李明（1986）的差生运动技能的教学研究[⑦]，杨梅琳（1989）的运动技能迁移规律在田径教学中的运用[⑧]，石炜（1995）的运动技能形成规律在篮球教学中的运用[⑨]，康利则（1997）的铅球教学中运动技能的形成与消退实验研究[⑩]。三是运动技能水平与其他因素的关系研究。如张力为等（1994）研究了乒乓球运动员反应时与运动技能水平关系[⑪]，王斌（1995）研究了人体感知觉在排球运动技能形成中的作用[⑫]，顾秉忠（1997）研究了练习质量与运动技能形成的关系[⑬]，韩敬等（1996）研究了三级跳远与跨栏交互的运动技能迁移[⑭]。除了上述三个主题外，刘文浩（1992）介绍了运动技能测评的几种主要方法及其应用，这些方法包括误差测定、运动学测定、追踪技能测定、肌电图测定以及速度-精度技能测定[⑮]等。

第二阶段（2000—2009年）：运动技能学习与控制机制探索时期。这一时期的研究集中在两个领域。一是与心理学科密切结合，如心理感受性与运动技能关系[⑯]、认知结构迁移与运动技能学习[⑰]、感知能力与运动技能关系[⑱]等的研究都涉及了心理因素。另

① 刘淑慧.体育教学中运动技能形成的心理分析[J].体育教学，1985(4):45-49.

② 王蒲.乒乓球运动技能的基本特征及其技能形成的规律性研究[J].体育科学，1990(4):37-41.

③ 宋高晴.运动技能形成的科学分类研究[J].武汉体育学院学报，1992(2):85-90.

④ 祁国杰，祁国鹰.运动技能形成过程新论[J].体育与科学，1993(4):42-45.

⑤ 李捷，梁慈民，李鹏，等.运动技能形成的神经生理机制新探——主体目标导向下的泛脑网络自主重组构假说[J].体育科学，1993,13(6):84-87.

⑥ 王广虎，冉学东.论运动技能[J].上海体育学院学报，1994,18(1):8-14.

⑦ 李明.运动技能教学中几种时间变量对差生的影响[J].沈阳体育学院学报，1986(2):52-56.

⑧ 杨梅琳.运动技能迁移规律在田径教学中的运用[J].浙江体育科学，1989(5/6):38-41.

⑨ 石炜.运动技能形成规律在篮球教学中的运用[J].成都体育学院学报，1995,21(S2):60-61.

⑩ 康利则.体育学院铅球教学中运动技能形成与消退过程的实验研究[J].西安体育学院学报，1997(2):68-73.

⑪ 张力为，毛志雄.乒乓球运动员反应时与运动技能水平关系的探讨[J].体育科学，1994,14(1):87-91.

⑫ 王斌.试论人体感知觉在排球运动技能形成中的作用[J].西北师范大学学报（自然科学版），1995,31(3):64-66.

⑬ 顾秉忠.练习质量与运动技能形成的关系[J].南京体育学院学报，1997,11(4):104-106.

⑭ 韩敬，郑建华，林明.论运动技能迁移的促进作用及其效应——谈三级跳远和跨栏交互教学之间的联系和影响[J].西安体育学院学报，1996,13(1):77-81.

⑮ 刘文浩.运动技能测评的几种主要方法及其应用[J].四川体育科学，1992(1):12-16.

⑯ 谢红光，李薇.心理感受性与运动技能关系研究的进展及其应用[J].体育学刊，2001,8(3):13-14.

⑰ 谢红光，莫冬丽.认知结构的迁移观与运动技能学习[J].天津体育学院学报，2001,16(2):59-61.

⑱ 徐燕萍，宋平.感知能力与运动技能的关系[J].体育学刊，2002,9(1):122-124.

外,运动技能内隐认知或学习机制研究[1,2,3,4,5,6,7]也属于心理学的范畴。二是与学校体育课程教学密切相关,如中学生运动技能教学中的学习策略培养[8]、运动技能的诱导式教学[9,10]、体育课程中的运动技能教学[11,12]等研究。此外,运动反馈与运动技能关系研究有了一定进展[13,14],儿童运动技能障碍[15]的相关研究开始出现。儿童运动技能障碍又称为发育性运动协调障碍,其主要特征是儿童运动在协调性方面有明显损害,但在这一时期国内并没有相关的测评工具[16,17]。

第三阶段(2010年至今):基本运动技能探索时期。在前两个阶段,国内运动技能的研究主要围绕高水平竞技运动员的运动技能学习、控制与训练,学校体育课程运动技能的教学展开,在第二阶段的末期出现了儿童运动技能研究。从运动技能的发展过程来看,12岁之前的运动技能属于基本运动技能(基础运动技能)。第三阶段是在教育学、运动学领域对基本运动技能研究不断深化的基础上,不断推进儿童运动技能障碍研究的阶段,其主要特征体现在以下两个方面。一是新技术的使用促进运动技能研究质量的提升,如研究录像示范等对运动技能观察学习的影响[18],采用生物力学技术研究复杂运动技能学习[19],设计儿童运动技能障碍诊断型专家系统[20],利用功能性近红外光谱成像技

① 范文杰,王华倬.运动技能获得中的内隐学习与外显学习及其实质[J].天津体育学院学报,2004,19(1):61-64.
② 薛留成,刘广欣.内隐学习理论及其在运动技能教学中的应用研究[J].成都体育学院学报,2005,31(2):118-121.
③ 刘永东,张忠元.内隐学习机制在运动技能教学中运用的可行性探讨[J].广州体育学院学报,2009,29(3):96-99.
④ 胡桂英,许百华.内隐习得运动技能的抗应激性实验研究[J].体育科学,2009,29(6):57-61.
⑤ 杨龙,任静,贾志明.运动技能内隐性学习的"痕迹假说"[J].山东体育学院学报,2009,25(11):58-60.
⑥ 赖勤,BENEDICT R J,KEATING X D,等.双任务中内隐运动技能学习对提高保持成绩的作用[J].天津体育学院学报,2009,24(2):138-141.
⑦ 方军,范文杰,刘芳,等.运动技能获得中的内隐学习本质研究[J].北京体育大学学报,2009,32(3):90-93.
⑧ 王港.运动技能教学中学生学习策略的培养[J].武汉体育学院学报,2000,34(1):49-51.
⑨ 于立贤,刘新宇,陈立进,等.诱导式教学法新探——运动技能学视角[J].西安体育学院学报,2000,17(4):58-60.
⑩ 何仲恺,于立贤.诱导式教学法的运动技能学[J].体育学刊,2002,9(6):71-74.
⑪ 高胜光.体育新课程中的运动技能教学[J].体育学刊,2007,14(2):92-94.
⑫ 贾齐,侯金芸,赵纪生.论体育课程中运动技能形成的深层价值及指导意义[J].体育与科学,2008,29(1):85-87.
⑬ 陈瑞宁,刘岳江.反馈学习对运动技能形成的意义[J].武汉体育学院学报,2002,36(4):56-57.
⑭ 金亚虹,章建成,任杰,等.追加反馈对运动技能学习影响的国外研究进展[J].心理科学,2001,24(2):230-231.
⑮ 麦坚凝.重视小儿运动技能障碍的早期诊治[J].新医学,2004,35(10):589-591.
⑯ 麦坚凝.儿童运动技能障碍[J].中国实用儿科杂志,2004,19(12):760-763.
⑰ 花静,古桂雄,朱庆庆,等.发育性协调障碍儿童运动技能和家庭环境研究[J].中国实用儿科杂志,2008,23(9):705-707.
⑱ 王晓波,章建成,李向东.录像示范和现场示范对运动技能观察学习的影响[J].天津体育学院学报,2010,25(1):45-48.
⑲ 部义峰.优势侧肢体运动技能水平与示范模式对非优势侧肢体复杂运动技能学习的影响——以足球正脚背踢球为例[J].体育科学,2013,33(4):42-49.
⑳ 徐影,李怀龙,王海涛.儿童运动技能障碍诊断型专家系统的设计[J].现代教育技术,2015,25(6):121-126.

术(fNIRS)研究不同运动技能类型运动员的注意网络功能差异[①]。二是儿童基本运动技能研究开始发展。学者们探讨了3—10岁儿童的基本运动技能,包括3—10岁儿童运动技能比较[②],基本运动技能发展对儿童身体活动与健康的影响[③],4—9岁儿童基本运动技能与其自我知觉的关系研究[④],攀岩运动干预对8—9岁儿童粗大运动技能发展的影响[⑤],轻度智力障碍儿童基本运动技能与BMI[⑥]、体力活动水平的关系[⑦]等,也有学者对国际儿童青少年体育运动技能测评工具[⑧]和研究热点进行了解析[⑨]。2019年,李博等人根据对国际基本运动技能测评工具的研究提出,研发适合中国儿童青少年基本运动技能的测评体系是有必要的,这对于识别儿童青少年动作发展缺陷,精准实施动作技能干预意义重大。学者伊向仁等(2013)做了基础运动技能优化群模型与评价方法的研究,他们将跑、跳、投、空间判断、传接物体、踢、滚翻、平衡和悬垂等9大类别技能归为5大基础运动技能优化群与评价指标[⑩],这项研究为运动技能商的测评提供了很好的思路和参考。

2.国外运动技能测评研究

20世纪60年代,欧美学者提出了运动教育的概念,强调从身体的意识、空间、运动特点和关联等方面构建运动课程体系。直到1977年,Wickstrom提出了与运动相关的基本技能概念,开启了运动技能研究与测评的历史。在此对国际运动技能研究的概念、内涵和测评概况进行简要回顾,对国际运动技能测评研究涉及的三个核心问题进行简要述评。

Wickstrom(1977)将基本运动技能定义为学习和参与更高级、更复杂运动活动的基础,包括奔跑、跳跃和投掷等技能。Gallahue和Ozmun(2006)定义基本运动技能为运动

① 于淼,刘忆冰,杨光,等.不同线索类型诱发不同运动技能类型运动员注意网络功能的差异:基于fNIRS的研究[J].首都体育学院学报,2019,31(6):570-576.

② 刁玉翠,李静.济南市3—10岁儿童运动技能比较研究[J].山东体育科技,2013,35(3):114-118.

③ 马瑞,宋珏.基本运动技能发展对儿童身体活动与健康的影响[J].体育科学,2017,37(4):54-61.

④ 刁玉翠,董翠香,李静.4—9岁儿童基本运动技能与其自我知觉的关系研究[J].天津体育学院学报,2017,32(4):326-331.

⑤ 文德林,时凯旋,邓军文,等.攀岩运动干预对8—9岁儿童粗大运动技能发展的影响[J].中国学校卫生,2019,40(3):399-402.

⑥ 孟杰,吴雪萍.轻度智力障碍儿童基本运动技能与BMI的相关性研究[J].天津体育学院学报,2020,35(2):149-155.

⑦ 孟杰,吴雪萍.轻度智障儿童基本运动技能与体力活动水平的关系[J].上海体育学院学报,2020,44(5):81-88.

⑧ 李博,刘阳,陈思同,等.儿童青少年基本运动技能测评工具研究及启示[J].上海体育学院学报,2018,42(3):8-16.

⑨ 李博,洪金涛,孙建刚,等.国际儿童青少年基本运动技能研究的热点解析(1990-2019)[J].成都体育学院学报,2020,46(3):26-32.

⑩ 伊向仁,郑春梅,田吉明.基础运动技能优化群模型与评价方法研究[J].山东体育科技,2013,35(2):68-73.

的基础,是成功参加体育竞赛与体育活动所需专业运动技能的基础。Barnett 等(2016)学者认为基本运动技能是人体非自然发生的基础运动学习模式,是复杂身体活动和竞技运动的基础,包括移动技能(涉及身体移动,如跑步)、物体控制技能(涉及操纵技能,如接球)和稳定性技能(如平衡)三个组成部分[①]。Logan 等(2016)回顾了基本运动技能的发展,认为基本运动技能为个体参加高级的、复杂的身体活动所需的运动基础,包括物体控制技能、位移技能和稳定性技能。其中,物体控制技能包括投掷、接球、运球、踢球、敲击、下手抛球等;位移技能包括走、跑、双脚跳、单脚跳、跨步跳、侧滑步、跳跃(跳绳)等;稳定性技能主要是指非位移技能,如身体滚动、屈体、躲避、燕式平衡、单脚平衡、伸展、摆动、转体和扭体等。

　　Logan(2008)和 Stodden 等(2017)学者也关注到了运动技能概念、操作性定义和测评标准不统一的问题,这些问题导致利用各种测评工具产生的测评结果无法进行横向对比。为此,Logan 等人对运动技能的发展进行了回顾,发现术语"基本运动技能"的使用频率(69%)高于"基本动作技能"的使用频率(31%)。虽然这两个术语看似不同,它们在自己的测评体系中独立存在,但在表达相同含义的时候却都有使用,并且看似独立的运动技能测评实质上大多反映的是相同的内容[②,③]。此外,他们还发现术语"运动(movement)"比"动作(motor)"在运动技能研究中的使用范围更广,术语"运动"的概念表述更有利于对动作技能进行解释和应用[④]。因此,我们建议儿童运动技能的研究应该以"基本运动技能(fundamental movement skill,FMS)"为主要概念,围绕基本运动技能建立测评体系和干预策略。

　　虽然随着时间的推移,所有的儿童都会发展基本运动技能,但是成熟的基本运动技能模式并不是自然发展而来的[⑤]。成熟论者认为8岁或10岁之前的儿童没有必要进行基本运动技能的指导和学习。但是,温尼克等人的研究否定了这一观点。温尼克认为儿童早期应加强基本运动技能训练[⑥],Gallahue(2006)指出儿童需要不断学习和实践才能促进其基本运动技能得到更好的发展。Reilly 等人(2006)的17项研究发现,60%的被

① BARNETT L M,STODDEN D,COHEN K E,et al. Fundamental movement skills:an important focus[J].Journal of teaching in physical education,2016,35(3):219-225.

② STODDEN D F,GOODWAY J D,LANGENDORFER S J,et al.A developmental perspective on the role of motor skill competence in physical activity:an emergent relationship[J].Quest,2008,60(2):290-306.

③ LOGAN S W,ROSS S M,CHEE K,et al.Fundamental motor skills:a systematic review of terminology[J].Journal of sports sciences,2018,36(7):781-796.

④ LOGAN S W,BARNETT L M,GOODWAY J D,et al.Comparison of performance on process-and product-oriented assessments of fundamental motor skills across childhood[J].Journal of sports sciences,2017,35(7):634-641.

⑤ CLARK J E.From the beginning:a developmental perspective on movement and mobility[J].Quest,2005,57(1):37-45.

⑥ 约瑟夫·温尼克.特殊儿童体育与运动[M].盛永进,主译.南京:南京师范大学出版社,2015:506.

试经过干预实验后FMS都得到显著提高。Clark在综合研究后指出运动技能必须通过教和学来完成,尤其是婴幼儿、学前和小学阶段的儿童[1]。但是,21世纪初的美国正处于肥胖症流行的时期,学校体育课程为解决儿童的肥胖问题[2],重视体能教学而忽视了基本运动技能教学。为此,Clark撰文呼吁学校重视小学体育课程中的基本运动技能教学,并由此提出了动作发展山峰模型。这个模型是在集合动作发展的6个阶段和动态系统理论的基础上研制而成的,它直观地呈现了运动技能的发展过程。

国际身体素养研究的深入也推动了全球关注儿童青少年运动技能发展,尤其是对12岁以下儿童的基本运动技能发展。2014年国际高等体育院校协会(AIESEP)和国际儿童身体活动和体育大会(比利时)都呼吁将基本运动技能发展作为学校体育课程的中心和重点任务。Robinson(2010)[3]、Stodden(2008)[4]等人的研究也支持学校体育课程发展基本运动技能,他们认为培养FMS很重要,因为高FMS与体力活动的增多[5]、心肺健康[6]、学业成就[7]以及肥胖率的降低密切相关。儿童早期是FMS发展的窗口期,有研究认为给予其必要的机会和适当的鼓励,儿童有能力在6岁前获得成熟的FMS表现。然而,来自美国[8]、英国[9]、澳大利亚[10]和加拿大[11]的大量研究表明,学龄前和学龄儿童的FMS发展水平都很低。此外,生活在高度贫困地区儿童的FMS发展水平要低于生活在低度贫

---

① CLARK J E.On the problem of motor skill development[J].Journal of physical education, recreation & dance,2007,78(5):39-44.

② 说明:美国疾病控制和预防中心(CDC)统计报告:2004年美国6—11岁的儿童肥胖率为18.8%,12—19岁儿童青少年比例为17.4%。

③ ROBINSON L E.The relationship between perceived physical competence and fundamental motor skills in preschool children[J].Child:care,health and development,2010,37(4):589-596.

④ STODDEN D F,GOODWAY J D,LANGENDORFER S J,et al.A developmental perspective on the role of motor skill competence in physical activity:an emergent relationship[J].Quest,2008,60(2):290-306.

⑤ LOGAN S W,WEBSTER E K,GETCHELL N,et al.Relationship between fundamental motor skill competence and physical activity during childhood and adolescence:a systematic review[J].Kinesiology review,2015,4(4):416-426.

⑥ VLAHOV E,BAGHURST T M,MWAVITA M.Preschool motor development predicting high school health-related physical fitness:a prospective study[J].Perceptual and motor skills,2014,119(1):279-291.

⑦ JAAKKOLA T,HILLMAN C,KALAJA S,et al.The associations among fundamental movement skills,self-reported physical activity and academic performance during junior high school in Finland[J].Journal of sports sciences,2015,33(16):1719-1729.

⑧ STODDEN D,LANGENDORFER S,ROBERTON M A.The association between motor skill competence and physical fitness in young adults[J].Research quarterly for exercise and sport,2009,80(2):223-229.

⑨ FOULKES J D,KNOWLES Z,FAIRCLOUGH S J,et al.Fundamental movement skills of preschool children in Northwest England[J].Perceptual and Motor skills,2015,121(1):1-24.

⑩ BARNETT L M,RIDGERS N D,SALMON J.Associations between young children's perceived and actual ball skill competence and physical activity[J].Journal of science and medicine in sport,2015,18(2):167-171.

⑪ LLOYD M,SAUNDERS T J,BREMER E,et al.Long-term importance of fundamental motor skills:a 20-year follow-up study[J].Adapted physical activity quarterly,2014,31(1):67-78.

困地区儿童的FMS发展水平[1,2]。除了存在学龄前和学龄儿童FMS发展水平不佳的问题，还有证据表明低水平的FMS会随时间推移而衰退[3]。因此，在学龄前和学龄阶段实施儿童FMS发展干预是极为重要的。而FMS发展干预的实施，需要一套科学、有效的FMS测评工具，并利用测评工具对儿童进行有效监测。

（三）儿童运动技能测评工具研究

运动技能测评的主要目的是识别个体动作发展障碍或监测动作技能发展水平[4]。因此，一个可靠的、有效的、通用的个体运动技能评估工具对诊断或监测个体动作技能的发展至关重要。早在20世纪20年代，就有学者开始研究运动技能与运动能力关系的测量。而真正的儿童基本运动技能测量工具的研制始于20世纪60年代末期。Cools等人的研究表明，6—9岁儿童最常用的运动技能评估工具包括儿童动作成套评估工具（MABC）、大肌肉动作发展测验（TGMD-2）、布鲁因宁克斯-奥泽利特斯基动作熟练度测验（BOT）和儿童身体协调测试（KTK）。Scheuer等人对用于学龄儿童的运动技能测试工具进行了回顾研究，在涉及的144篇论文中，共有20种运动技能（能力）测试工具[5]。Logan等人在对基本运动技能专业术语的研究中，整理出15种运动技能（动作发展）的测试工具[6]。Eddy等人对学龄儿童基本运动技能观察性评估工具的效度和信度进行了系统分析，共分析了90篇论文，确定了24种学龄儿童基本运动技能观察性评估工具[7]。Hulteen等人对儿童青少年运动能力评估的效度和信度进行了系统性的评价，共涉及107项研究，并从中确定了57种不同技能的评估工具[8]。综合这些系统综述及论文（截至2020年12月），共有20项基本动作技能评估工具满足6—9岁儿童的测试要求，这些测评工具的测试内容、评分标准、信度和效度等信息见表5-1。

---

[1] GOODWAY J D, ROBINSON L E.Developmental trajectories in early sport specialization：a case for early sampling from a physical growth and motor development perspective[J].Kinesiology review，2015，4（3）：267-278.

[2] MORLEY D, TILL K, OGILVIE P, et al.Influences of gender and socioeconomic status on the motor proficiency of children in the UK[J].Human movement science，2015，44：150-156.

[3] HARDY L L, KING L, FARRELL L, et al.Fundamental movement skills among Australian preschool children[J].Journal of science and medicine in sport，2010，13（5）：503-508.

[4] HERRMANN C, GERLACH E, SEELIG H.Development and validation of a test instrument for the assessment of basic motor competencies in primary school[J].Measurement in physical education and exercise science，2015，19（2）：80-90.

[5] SCHEUER C, HERRMANN C, BUND A.Motor tests for primary school aged children：a systematic review[J].Journal of sports sciences，2019，37（10）：1097-1112.

[6] LOGAN S W, ROSS S M, CHEE K, et al.Fundamental motor skills：a systematic review of terminology[J].Journal of sports sciences，2018，36（7）：781-796.

[7] EDDY L H, BINGHAM D D, CROSSLEY K L, et al.The validity and reliability of observational assessment tools available to measure fundamental movement skills in school-age children：a systematic review[J].PloS one，2020，15（8）：e0237919.

[8] HULTEEN R M, BARNETT L M, TRUE L, et al.Validity and reliability evidence for motor competence assessments in children and adolescents：a systematic review[J].Journal of sports sciences，2020，38（15）：1717-1798.

表5-1 儿童基本运动技能测评工具一览表

序号	适用年龄/岁	作者和发表时间	国家或地区	测评工具	FMS测评领域及内容	评分标准	信度			效度		
							内部	重测	评分	内容	构建	标准
1	6—9	Hoeboer et al., 2016; 2017	荷兰	AST-2[a]	走平衡木、垂直纵跳、跳格子、鳄鱼爬行、横滚等	完成时间	√	√				
2	4—21	Bruininks R, 1978；Bruininks R&Bruininks B, 2005	美国	BOT-2[a]	平衡：静态平衡（如单足站立）和动态平衡（如沿直线走）；速度和敏捷度：跑步、单脚跳、双脚跳；上肢协调：接球、运球、投掷	完成时间、完成次数	√		√		√	√
3	8—12	Longmuir et al., 2017	加拿大	CAMSA[a,b]	双脚跳、侧滑步、接物、跳过障碍、单脚跳、踢等	完成时间、技能评分			√	√		√
4	6—18	Adam et al., 1988；Kalaja et al., 2012	欧洲	FMS-TP[a]	平衡、双脚跳、跑步	完成时间、测量距离	√					
5	8	Zuvela et al., 2011	克罗地亚	FMS Polygon[a]	空间覆盖：爬行、滚动、跑步、走平衡木；克服障碍：跳过障碍、单脚跳、双脚跳；物体操纵：运球、投掷、接球	完成时间			√		√	
6	5—10	Furtado, 2009	美国	FG-COMPASS[b]	移动技能：单脚跳、双脚跳、跨步跳、跳过障碍、侧滑步；物体操纵：击球、接球、踢球、运球、投掷	技能动作特征评分			√			
7	3—12	NSW Department of Education and Training, 2000	澳大利亚	GSGA[b]	静态平衡、双脚跳、奔跑、接球、单脚跳、跨步跳、小马跑、踢球、跳过障碍、击球、投掷、躲闪	动作评分						√
8	7—27	Jiménez et al., 2013	西班牙	IEFMP[b]	移动技能：奔跑、跳跃、小马跑、侧滑步、单脚跳；物体操纵：反弹球、接球、踢球、击球、投掷	技能评分				√		

续表

序号	适用年龄岁	作者和发表时间	国家或地区	测评工具	FMS测评领域及内容	评分标准	信度			效度		
							内部	重测	评分	内容	构建	标准
9	5—15	Kiphard & Schilling,1970;1974;2007	德国	KTK[a]	倒退平衡、单脚过障、左右跳跃、横向移动	走的步数、跳过次数、跳跃次数、移动次数	√				√	√
10	3—16	Hendersen et al.,1992;2007	美国	MABC[a]	瞄准与接物:投掷、接物 平衡:静态平衡(单脚站立);动态平衡(沿直线走)	成功次数、平衡时间	√		√	√	√	√
11	3—14	Loovis & Ersing,1979	美国	OSU-SIGMA[b]	移动技能:步行、跑步、双脚跳、单脚跳、跳过障碍、攀爬 物体操纵技能:投掷、接球、击球、踢球	运动模式定性评估(最不成熟到最成熟的得分为1—4分)	√		√	√	√	
12	6—17	National Association for Sport and Physical Education,2010;2011	美国	PE Metrics[a,b]	投掷、接物、运球、踢球、击打、单脚跳、双脚跳、小马跑、侧滑步、跑步、跳过障碍	形式(运动执行得如何)和成功(运动的结果)的得分(0—4分)					√	
13	6—17	Canadian Sport for Life,2013	加拿大	PLAYbasic[b]	移动技能:跑、单脚跳 投掷 踢球 平衡(动态)	等级评分:从初始或产生到完成或熟练	√		√			√

续表

序号	适用年龄/岁	作者和发表时间	国家或地区	测评工具	FMS测评领域及内容	评分标准	信度			效度		
							内部	重测	评分	内容	构建	标准
14	8—14	Canadian Sport for Life，2013	加拿大	PLAYfun[b]	跑动：跑方形、折返跑、跑、双脚跳、双脚跳且两脚着地 移动技能：跳过障碍、小马跑、单脚跑、双脚跳 上肢物体操纵技能：上手投物、击球、单手接球、原地拍球 下肢物体操纵技能：踢球、运球 平衡	等级评分：发展中（初始或产生）或获得（完成或熟练）	√		√		√	√
15	6—12	Ulrich，1985；2000；2016	美国	TGMD[b]	移动技能：奔跑、小马跑、双脚跳、单脚跳、跳过障碍、跨步跳、侧滑步 物体控制技能：击球、运球、接球、踢球、投掷	FMS运动行为定性评估、定量评估	√	√	√	√	√	√
16	5—10	Department of Education Victoria，2009	澳大利亚	VFMSAI[b]	接球、踢球、跑步、双脚跳、投掷、反弹球、跨步跳、躲闪、击球	动作个数	√	√				√
17	6—8	Herrmann and Seelig，2014	瑞士	MOBAK-CH-1[b]	移动技能：平衡、滚动、跳跃、躲闪 物体控制技能：投掷、接球、反弹球、运球	动作定性评估（0—2分）				√	√	
18	8—10	Herrmann and Seelig，2015	瑞士	MOBAK-CH-3[b]	移动技能：平衡、滚动、跳跃、躲闪 物体控制技能：投掷、接球、反弹球、运球	动作定性评估（0—2分）				√	√	
19	8—10	Scheuer et al. 2017	卢森堡	MOBAK-LUX-3[b]	移动技能：平衡、滚动、跳跃、躲闪 物体控制技能：投掷和接球、反弹球、运球 水中运动技能：潜水、漂浮	动作定性评估（0—2分）				√	√	

续表

序号	适用年龄/岁	国家或地区	测评工具	FMS测评领域及内容	评分标准	信度			效度	
						内部	重测	评分	内容	构建标准
20	6—9	中国	CMSQ[a,b]	开合跳、侧滑步、低手抛物、单脚跳障、匍匐前进、跳绳、敏捷过梯、上手投掷、球拍垫球、前滚翻、原地拍球、横滚、足球射门	完成时间、动作定性评估（0—2分）、动作完成评估（0—1分）	√	√	√	√	√

说明：a=结果评估，b=过程评估；

AST-2: Athletic Skills Track-2;

BOT-2: Bruininks-Oseretsky Test of Motor Proficiency-2;

CAMSA: Canadian Agility and Movement Skill Assessment;

CMSQ: Children Movement Skill Quotient;

EUROFIT FMS-TP: Fundamental Motor Skills Test Package;

EUROFIT FMS Polygon: Fundamental Movement Skill Polygon;

FG-COMPASS: Furtado-Gallagher Computerized Observational Movement Pattern Assessment System;

GSGA: Get Skilled Get Active;

IEFMP: Instrument for the Evaluation of Fundamental Movement Patterns;

KTK: Körperkoordinationstest Für Kinder;

MABC: Movement Assessment Battery for Children;

MOBAK-CH-1: Motorische Basiskompetenzen-Switzerland-1 (Basic Motor Competencies);

MOBAK-CH-3: Motorische Basiskompetenzen-Switzerland-3 (Basic Motor Competencies);

MOBAK-LUX-3: Motorische Basiskompetenzen-Luxembourg-3 (Basic Motor Competencies);

OSU-SIGMA: Ohio State University Scale of intra-Gross Motor Assessment;

PE Metrics: Physical Education Metrics;

PLAYbasic: Physical Literacy Assessment for Youth-basic;

PLAYfun: Physical Literacy Assessment for Youth-fun;

TGMD: Test of Gross Motor Development;

VFMSAI: Victorian Fundamental Movement Skills Assessment Instrument。

在上述20项测评工具中,TGMD和MABC的信度和效度报告指标是最全的,包含了所有项目的测评。BOT-2和CMSQ报告了5个信度、效度指标,CAMSA、KTK、PLAYfun和MOBAK-LUX-3报告了4个信度、效度指标。从文献回顾中可知,TGMD、MABC、BOT-2和KTK四个测评工具的研发都具有较长的历史,其中最早的KTK始于1974年,最晚的MABC始于1992年。此后,这四个测评工具都进行了更新,目前TGMD是第三版,其余工具是第二版。在众多的基本动作技能测评工具中,目前只有AST-2(2016)、CAMSA(2017)和CMSQ(2020)三个工具属于闭环式基本动作技能测评工具,其他均是开放式独立基本动作测评工具。然而,目前虽然有许多的基本动作技能测评工具,但是这些工具无一例外都是基于各自定义的动作技能概念和内涵而研制的。这些测评工具大多将基本动作技能划分为粗大运动技能和精细运动技能,其中粗大运动技能大多分为移动技能和物体操纵技能。在学龄儿童动作技能评估中,测评会更加关注粗大运动技能,因此,学龄儿童基本动作技能测评多数都是围绕移动技能、物体操纵技能和平衡技能三个领域展开的。

在众多常用的运动技能测评工具中,因研究目的不同,其选择标准也不一样。但是,不论选择哪一种测评工具,其可靠性和有效性都是首要的选择依据,然后可将工具的使用频率作为第二个选择依据。Scheuer等人的研究[1]表明在运动技能测评工具中,有效性得分较高的是普通体能与协调测试(AST6-11)、BOT-2、MABC-2、MAND-2和TGMD-2。他们还发现有几种测评工具的结构有效性并未建立,还需要进行更多的研究来验证其心理测验的质量,以便未来用于体育测验。Cools分析了这些不同的测评工具,得出的结论是大多数测评工具的即时有效性为中等[2],这表明它们在体育教学环境中的可行性证据不足。Logan针对有关测评是面向过程还是面向结果的争论,提出过程评估与结果评估相结合的模式,建议根据具体的测评目的选择相应的测评模式[3]。此外,Logan还研究了评分者经验对测评准确性的影响,他认为准确地识别动作评价标准对运动技能的测评至关重要。因此,选择的测评工具不仅应满足工具本身的信度和效度要求,还应满足测评模式和学校体育环境的信度和效度要求。

尽管有些工具的可靠性和有效性是在可接受的范围,且它们是适合进行运动技能

---

① SCHEUER C,HERRMANN C,BUND A.Motor tests for primary school aged children:a systematic review[J].Journal of sports sciences,2019,37(10):1097-1112.

② COOLS W,DE MARTELAER K,SAMAEY C,et al.Movement skill assessment of typically developing preschool children:a review of seven movement skill assessment tools[J].Journal of sports science and medicine,2009,8(2):154-168.

③ LOGAN S W,BARNETT L M,GOODWAY J D,et al.Comparison of performance on process-and product-oriented assessments of fundamental motor skills across childhood[J].Journal of sports sciences,2017,35(7):634-641.

测量和评估的。但是,这些工具大多是由几个(如具有 4 个项目的 KTK)到几十个(如具有 32 个项目的 MABC)独立的动作测验组成的,在测试过程中,这些项目之间并没有顺序和时间上的要求,它们完全是一种独立的、开放式的运动项目测验[①]。独立的、开放式的、单一动作结构的运动技能测验在过去的几十年中取得了长足的进步,先后产生了三十多种动作发展、动作技能和运动技能评估工具。然而,独立的、开放式的、单一动作结构的运动技能测验与真实的运动情境存在显著差异[②],这就需要一种与真实运动情境近似度高的运动技能测评工具。

另外,Cools 等人研究发现,常用的 4 种运动技能测评工具(MABC、KTK、TGMD-2 和 BOT-2)的测试成本在 262 欧元到 1 352 欧元之间,评估时间在 20 min 到 60 min 之间,并且需要专业的评估人员执行,无法在学校体育课堂中完成。因此,在综合考虑我国学校体育课堂环境的实际情况、评估时间、评估成本和评分者水平的基础上,验证或开发一套价格较低、耗时短暂、器材便利、评分简单、易学、易教、易练、易测的闭环式运动技能评估工具是非常有必要的。而目前国际上仅有 3 种闭环式动作技能测评工具,分别是荷兰学者开发的运动技能赛道(AST)、加拿大学者研制的加拿大敏捷运动技能评估(CAMSA)和本研究研制的儿童运动技能商评估(CMSQ)。

AST 最早是由 Bös 和 Tittelbach 于 2002 年提出的,Hoeboer 等人于 2016 年在荷兰进行了可靠性验证,并发展出 AST-1、AST-2 和 AST-3 三个系列,它们分别用于 3—6 岁、6—9 岁和 9—12 岁三个不同年龄段的儿童运动技能测评。AST-2 的适用儿童年龄与本研究的 6—9 岁年龄段儿童相对应,它由 10 个基本的运动任务组成,包括:(1)鳄鱼爬行;(2)走平衡木;(3)单脚跳跃;(4)前滚翻;(5)后滚翻;(6)侧手翻;(7)横滚;(8)滚过圆环;(9)跳格子;(10)垂直纵跳。[③]具体测试流程如图 5-3 所示。

CAMSA 是由 Longmuir 等人基于体育素养的概念框架提出的,其设计目标是诊断 8—12 岁儿童运动过程中的动作障碍,被命名为加拿大敏捷运动技能评估。CAMSA 的设计的思路是通过评估儿童基本的、综合的和复杂的运动技能,确定儿童体育素养中运动技能的发展情况。它由 7 个项目构成(其测试流程见图 5-4),每个项目有 3 个记分点,

---

① BONNEY E, SMITS-ENGELSMAN B. Movement skill assessment in children: overview and recommendations for research and practice[J]. Current developmental disorders reports, 2019, 6(2):67-77.

② LONGMUIR P E, BOYER C, LLOYD M, et al. Canadian Agility and Movement Skill Assessment(CAMSA): validity, objectivity, and reliability evidence for children 8-12 years of age[J]. Journal of sport and health science, 2017, 6(2):231-240.

③ HOEBOER J, DE VRIES S, KRIJGER-HOMBERGEN M, et al. Validity of an Athletic Skills Track among 6- to 12-year-old children[J]. Journal of sports sciences, 2016, 34(21):2095-2105.

共计14分。每名儿童在30 s内完成一项测试才算是有效的,否则,其运动技能速度测评记为0分。CAMSA适用于8—12岁的学龄儿童,其优点是易教、易学、易测验,场地器材便于获取,测评成本低[①]。

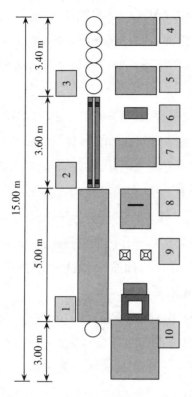

图5-3 AST-2测试流程图

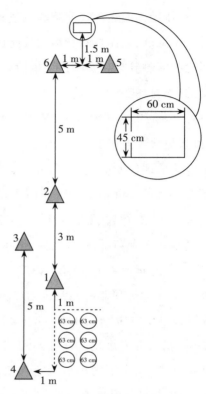

图5-4 CAMSA测试流程图

CMSQ是本研究的作者于2019年在第66届美国运动医学会年会(ACSM)上提出的,是基于发展儿童动作技能的视角,依据儿童基本动作发展的时间序列,结合中国儿童生长发育的时期和特点而设计的。它由14个项目组成,每个项目评分分为结果评分与过程评分两部分,结果评分采用0、1计分,过程评分采用0、1、2计分。14个项目分别计分14和28分。另外,项目完成时间为速度计分点。CMSQ的优点是测试项目齐全、完成项目耗时适中(60—150 s)、测试成本低(器材易获取)、规则简单、在学校体育课堂上易组织[②]。

①LONGMUIR P E,BOYER C,LLOYD M,et al.Canadian agility and movement skill assessment(CAMSA):validity,objectivity,and reliability evidence for children 8-12 years of age[J].Journal of sport and health science,2017,6(2):231-240.

② CHANG J D,LI Y,SONG H B,et al.Assessment of validity of Children's Movement Skill Quotient(CMSQ)based on the physical education classroom environment[J/OL].BioMed research international,2020(1):1-11.

总之,国际儿童基本动作技能测评的经验为本研究提供了强大的理论支撑和实践基础,为儿童动技商测评指标的遴选提供了明确的方向。例如,国际儿童基本动作技能测评基本以开放式的独立动作技能测评为主,而近几年闭环式动作技能测评工具的出现为本研究提供了新的思路。综合闭环式与开放式测评的优劣势与难易度,本研究选择了以闭环式动作技能测试为主要方向。这是基于闭环式测评更贴近于儿童运动的真实情境,更利于测试儿童动作发展的水平和潜力来考量的。

二、中国学龄儿童动技商测评模型的构建思路

按照Clark动作发展的山峰模型,6—9岁儿童跨越了基本动作模式与特定动作技能两个层级,这一阶段儿童动作的发展是从基本动作向特定动作发展转换的。为此,本研究综合了儿童基本动作测评与特定动作测评,运用儿童动作发展序列基本理论,在科学性、系统性、可比性、简易性原则的指导下,构建中国学龄儿童动技商测评模型,具体思路如图5-5所示。

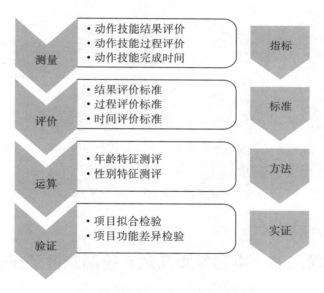

图5-5 中国学龄儿童动技商测评模型的构建思路

三、中国学龄儿童动技商测评模型的理论框架

基于模型构建思路,中国学龄儿童动技商测评模型的理论框架如图5-6所示。

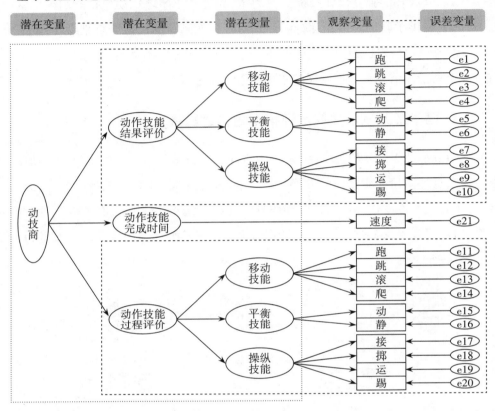

备注:(1)短横虚线方框代表测量模型;点虚线方框代表结构模型。(2)本框架图中观察变量指标是理论假设,具体测量指标以测评工具的研制结果为准。

图5-6　中国学龄儿童动技商测评模型的理论框架

第二节　中国学龄儿童动技商测评工具研制

一、研究对象

本研究在全国范围内选取了4个省(直辖市)的市(区)作为测试样本来源地,分别是重庆市北碚区、江苏省徐州市、云南省昆明市和四川省遂宁市。为便于集中采集数据,本研究在每个城市中随机选取一所城区学校和一所乡村学校(含乡镇中心学校)作为数据采样点。

（一）遴选测试学校的标准

（1）学校规模（小学）：城区学校学生总人数不低于600人；乡村学校学生总人数不低于500人。

（2）学校体育设施：要有独立的，跑道长度在200 m以上的田径运动场（室外）。

（3）学校体育教学：要有完备的体育课程教学体系和充足的体育师资。

（二）遴选测试对象的标准

（1）测试年级：小学1—3年级。

（2）测试年龄：6—9岁（截止测试日期，其年龄不小于6岁，不超过10岁）。

（3）身体健康：无先天性生理缺陷（如肢体残疾）和精神疾病（如孤独症）。

（4）监护人同意：所有测试对象在进行测试前都需经其父母或监护人同意。

（三）遴选测试对象的方式

（1）随机抽样。

（2）性别相同：按照性别分组进行抽样，每组各抽50%。

（3）年龄相近：按照年龄分组进行抽样，每组各抽25%。

（四）入选测试儿童的特征

按照以上标准和方式，本研究在8所学校中共抽取800名6—9岁儿童参与初步测试，其中有66名儿童因身体原因未能完成测试，实际完成测试的儿童有734名（男369名，女365名），有效率为91.8%。被试儿童的人口学特征见表5-2。

表5-2　研究对象的人口学特征（N=734）[1]

统计指标		平均数（标准差）	人数/人（比例/%）
年龄/岁	6	—	196（26.7）
	7	—	189（25.7）
	8	—	174（23.7）
	9	—	175（23.8）
性别	男	—	369（50.3）
	女	—	365（49.7）
身高/cm（按年龄分组）	6	119.1（4.2）	—
	7	126.1（3.6）	—

①说明：部分比例数据因四舍五入求和不为100%。

续表

统计指标		平均数（标准差）	人数/人（比例/%）
身高/cm（按年龄分组）	8	131.2(4.5)	—
	9	137.1(5.6)	—
体重/kg（按年龄分组）	6	22.2(3.6)	—
	7	25.9(3.9)	—
	8	28.6(4.8)	—
	9	32.7(5.6)	—
所在省（市）	重庆	—	192(26.2)
	江苏	—	187(25.5)
	云南	—	171(23.3)
	四川	—	184(25.1)

二、研究方法

（一）指标建构法

1. 指标遴选

国际儿童基本运动技能测评工具的发展呈现出三个主要特征：一是测量成本由价格昂贵向成本低、易操作的方向转变；二是测量模式由开放式向闭环式发展；三是测量人员由专业康复医护人员向学校体育教师或教练员转变。基于国际儿童基本运动技能测评工具的发展方向，中国学龄儿童动技商测评指标的遴选需要综合考虑这些特征。为进一步分析现有儿童基本运动技能测评工具所使用的指标，本研究对表5-1中前19项（序号1—19）测评工具进行了统计分析[①]，统计结果如表5-3和图5-7所示。

表5-3　国际儿童基本运动技能测评工具的指标特征统计（$n=19$）

项目			平衡技能	移动技能/操纵技能
平衡	静态	单足站立	2、4、7、10	
	动态	向前走	1、2、10、13、14	5、11、17、18、19
		向后走	9、14	

---

① 说明：因序号20是本研究的主体部分，故此处不纳入指标统计分析。

续表

项目		平衡技能	移动技能/操纵技能
移动	奔跑		1、2、4、5、7、8、11、12、13、14、15、16
	小马跑		7、8、12、14、15
	折返跑		14
	单脚跳		2、3、5、6、7、8、9、11、12、13、14、15
	前后双脚跳		1、2、3、4、5、6、7、8、11、12、14、15、16
	左右双脚跳		9
	跨步跳		3、6、7、15、16
	跳过障碍		3、5、6、7、11、12、14、15、17、18、19
	侧滑步		3、6、8、12、15
	向前爬		5
	向后爬		1
	向上爬		1、11
	前滚		5、17、18、19
	横滚		1
	跳格子		1
	横向移动		9
	躲闪		7、16、17、18、19
	跑方形		14
操纵	接球/物		2、3、5、6、7、8、10、11、12、14、15、16、17、18、19
	投掷		2、3、5、6、7、8、10、11、12、13、14、15、16、17、18、19
	用手运球		2、5、6、12、14、15、17、18、19
	用脚运球		14
	踢球		3、6、7、8、11、12、13、14、15、16
	击球		6、7、8、11、12、14、15、16
	反弹球		8、16、17、18、19

注：1=AST-2；2=BOT-2；3=CAMSA；4=FMS-TP；5=FMS Polygon；6=FG-COMPASS；7=GSGA；8=IEFMP；9=KTK；10=MABC；11=OSU-SIGMA；12=PE Metrics；13=PLAYbasic；14=PLAYfun；15=TGMD；16=VFMSAI；17=MOBAK-CH-1；18=MOBAK-CH-3；19=MOBAK-LUX-3。

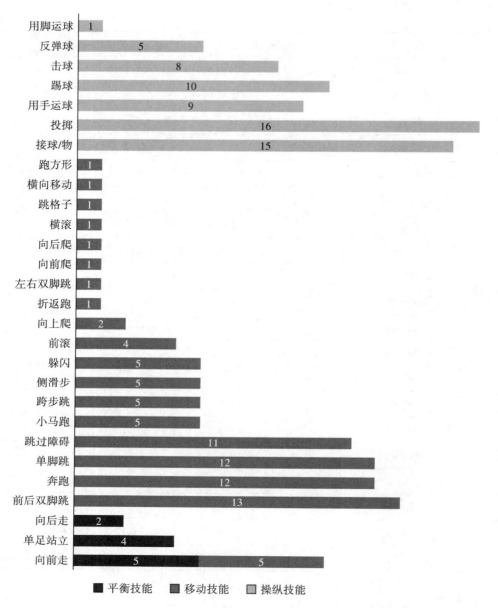

注：FMS Polygon、OSU-SIGMA、MOBAK-CH-1、MOBAK-CH-3、MOBAK-LUX-3这5个测评工具的维度划分中，将平衡（向前走）技能纳入移动技能，故此处出现五项移动技能在平衡技能图示。

图5-7 国际儿童基本运动技能测评工具的项目选用频率分布图

根据统计分析可知，操纵技能中选用频率高的动作是掷和接，移动技能中选用频率排在高位的动作是前后双脚跳、单脚跳、奔跑和跳过障碍，平衡技能中选用频率最高的动作是向前走。同时，由于本研究采用闭环式的运动技能测试设计，因此CAMSA和AST-2两项测评工具所选用的项目（动作）具有较高的参考价值。

2.指标建构

根据动商测评模型建构的方法,采用建构图对指标进行构建。首先,从儿童动作技能评估的构成因素入手,根据Clark动作发展的山峰模型将基本动作技能与特定动作技能作为一级维度,其指标建构图如图5-8所示。

根据前文的分析,目前儿童动作技能测评工具主要包括移动技能、操纵技能和平衡技能三个方面。因此,将这三种技能作为动技商测评指标的二级维度,其指标建构图如图5-9、图5-10、图5-11所示。

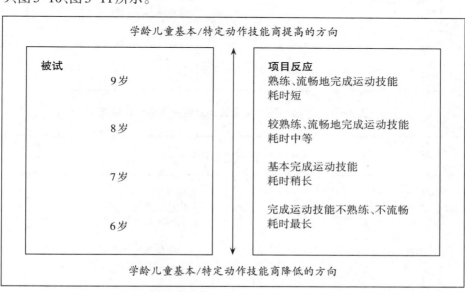

图5-8　中国学龄儿童基本/特定动作技能商测评指标建构图

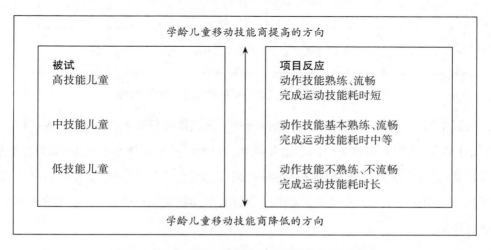

图5-9　中国学龄儿童移动技能商测评指标建构图

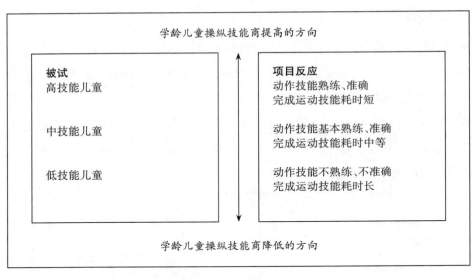

图5-10　中国学龄儿童操纵技能商测评指标建构图

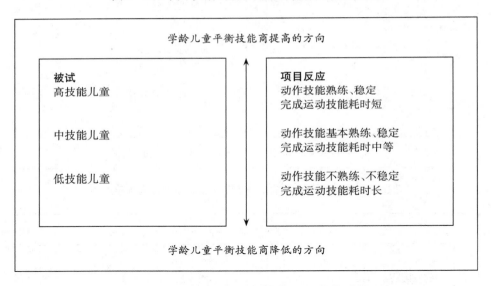

图5-11　中国学龄儿童平衡技能商测评指标建构图

　　根据中国学龄儿童移动技能、操纵技能和平衡技能指标建构图,结合表5-3和图5-7的统计结果,本研究构建了中国学龄儿童动技能测评的基本体系。其中移动技能包括跑、跳、爬、滚4个主要动作;操纵技能包括接、掷、运、踢4个动作;平衡技能包括动态与静态两个方面。由此,本研究建立了中国学龄儿童动技能测评体系,并通过德尔菲法对它进行评估。

(二)德尔菲法

德尔菲法是一种匿名反馈法。本研究通过德尔菲法对建构的动技能测评体系(指标)进行专家评分,从邀请专家到第三轮专家达成共识,最后共有19名专家完成了遴选指标的评估。流程示意图如图5-12所示。

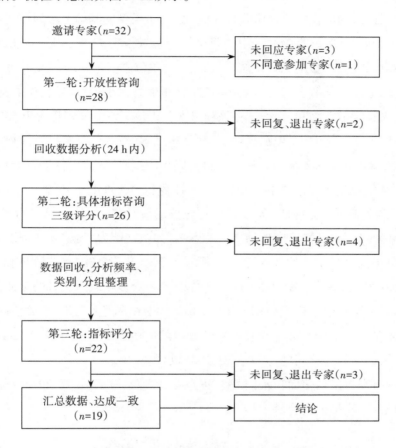

图5-12　中国学龄儿童动技能测评指标专家德尔菲流程示意图

本研究根据构建图初步确定了中国学龄儿童动技能测评指标的主要范围,拟定了专家咨询提纲,采用开放式问题进行第一轮专家咨询。第一轮专家咨询后,回收数据分析在24 h内完成整理,并拟定第二轮专家咨询调查表,进行第二轮专家咨询。第二轮咨询采用三级评分的方式(1=一般重要、2=重要、3=非常重要)。第二轮数据回收后,统计数据的频率、类别,分组整理后拟定第三轮专家咨询调查表。之后进行第三轮调查,重复第二轮的数据分析过程,最终在第三轮专家意见达成一致,初步确定中国学龄儿童动技能测评指标。

(三)专家评分一致性检验

专家一致性是指在运用德尔菲法评分的过程中,专家根据项目(指标)重要程度给出的评分结果的一致性。本研究采用多面 Rasch 模型(Many Facets Rasch Model,MFRM)进行专家评分一致性检验。MFRM 是由利纳克尔(Linacre)在单参数 Rasch 模型的基础上发展得来的潜在特质模型。它在两面 Rasch 模型的基础上增加了评委层面,故被称作多面 Rasch 模型。测验过程中的每个层面都被设定为一个独立的参数,与两面 Rasch 模型相同,这些参数的估计值统一以 logits 为单位来表示。logits 具有可加性,相当于一种成功的概率。从其公式可以看出,如果被试能力大于项目难度、评委宽严程度和项目特定等级难度三者之和,则被试在该项目上获得该等级的概率将大于50%。

MFRM 用于被试能力、评委宽严程度、项目难度等潜在特质项目估计时具有明显的优势,因为 MFRM 不受评委偏差和特定项目的影响,对被试的能力估计不受特定评委的个人特质和特定项目难度的影响,它是独立于评委和项目难度之外的。此外,MFRM 还继承了 Rasch 模型的优良特性,各参数具有充分的统计量,估计结果具有等距量尺尺度[1]。MFRM 为减少测量情境中各种层面的影响(如被试能力、评委宽严程度等)提供了解决方法,可提高测量结果的客观性和公平性。因此,基于 MFRM 估计得到的被试能力值是较为客观的、公平的。MFRM 的这一优势引起了众多领域研究者的关注,在各类主观评分测验项目中得到了广泛应用。然而,由于 MFRM 在模型设定、参数估计等方面具有复杂性,限制了它在国内儿童动技能测评领域的应用。Linacre 开发的 Facets 软件,解决了复杂参数估计的计算问题,大大方便了 MFRM 的运用。

因此,本研究将采用多面 Rasch 模型,从评委(教师)、被试(儿童)和项目(动作)三个层面进行分析,其模型公式为

$$\text{Log}(\frac{P_{nijk}}{P_{nij(k-1)}})=B_n-D_i-C_j-F_k \qquad \text{(公式5-1)}$$

其中:P_{nijk} 是被试 n 在项目 i 上被评委 j 评定为 k 等的概率;

$P_{nij(k-1)}$ 是被试 n 在项目 i 上被评委 j 评定为 $k-1$ 等的概率;

B_n 是被试 n 的能力参数($n=1,2,\cdots,N$);

D_i 是项目 i 的难度参数($i=1,2,\cdots,I$);

C_j 是评委 j 的宽严程度($j=1,2,\cdots,J$);

F_k 是分部评分模型(Partial Gredit Model,PCM)中被试得分从 $k-1$ 等到 k 等级的难度(step difficuly),每个评价动作项目均为 k 级评分($k=0,1,2,\cdots,K$)。

---

[1] RANDALL J, ENGELHARD G, Jr. Examining teacher grades using Rasch measurement theory [J]. Journal of educational measurement,2009,46(1):1-18.

(四)评分者评分一致性检验

本研究中的儿童动技能测试是由6位评分者共同完成的。因此,需要对他们评分的一致性进行检验。在进行评分一致性检验前,需要对评分者进行专业的评估培训。培训内容包括两部分:一是针对CMSQ项目评估的培训,主要包括动作讲解、动作流程、动作口令和动作标准的解读四个方面;二是针对CMSQ项目测试组织的培训,主要包括检查测试器材、布置测试场地、管理测试流程和管理测试数据四个方面。

1.测评培训

CMSQ培训的材料为本研究开发的一套CMSQ手册指南和CMSQ动作演示视频,其中儿童动作演示视频也用于测试儿童的培训。培训分两次进行,每次的培训时间为一天,第一次培训与第二次培训间隔一周。共进行两次考核:第二次培训后进行评分者的第一次考核;第一次考核后间隔一周进行第二次考核。评分者的两次考核采用现场与视频相结合的方式进行,第一次考核是现场评分,第二次考核是对第一次考核的视频进行再次评分(集体观看视频、独立评价、不回放视频)。两次考核均通过的评分者才能执行CMSQ项目的独立测评。评分者评分一致性检验方法与专家评分一致性检验方法相同,即利用Facets软件进行多面Rasch模型分析。

2.测评流程

根据各学校的场地条件,选择一个15 m×15 m的室外或室内环境进行测评。根据CMSQ手册指南,测评分为以下七个部分。

(1)器材检查:评分者检查CMSQ任务中所需场地和器材的准备情况。

(2)场地布置:按照CMSQ手册指南,布置测试场地。

(3)测试抽样:采用随机抽样的方法,按照男女各50%的比例,共抽取100名6—9岁儿童作为测试对象。另外,在未抽中的儿童中随机抽取5名作为试测对象。

(4)组织模拟测验:邀请被抽取的5名试测儿童进行模拟测验(每人测试一次)。按照手册指南中的要求对5名试测儿童进行动作讲解和视频演示。在所有儿童认为自己了解了测试流程后,由一名评分者引导并下达动作口令,让儿童练习一次。练习结束后即可组织试测(其中一名评分者需要独立进行评分)。以学校为单位,每所学校正式测试前都必须进行模拟测验。模拟测验的主要目的:一是检查进行测试的学校是否符合测试标准;二是检验评分者之间的配合是否良好;三是便于评分者熟悉测试动作的标准,提高评分的一致性,减少人为测评误差。

（5）正式测试：以5名儿童为一个小组，每组儿童通过10 min的视频学习测试内容，并由一名评分者向其解释CMSQ的相关要求。进入测试地点后，每位儿童练习一次，然后便进行正式测试。每位儿童共进行两次测试，记录测试成绩较好的一次。

（6）测试分工：测试中，6位评分者分为两组，每组3人。评分者A负责组织工作（测试点的视频学习和管理）。评分者A需要向儿童讲解测试内容，并维护现场秩序，确保测试现场保持安静。评分者B主要负责引导儿童进行动作，发布动作口令，完成扔球、捡球和计时等工作。本测试不考查儿童的记忆力，因此，需要评分者B在测试中简洁、准确且及时地下达动作口令。评分者C负责评分，需专注于孩子的每个动作，并根据CMSQ手册指南对其进行准确的判断。

（7）测试要求：对于每个测试组，评分者需轮流更换工作内容以确保其判断的准确性。每组5名儿童参与测试，需要45 min左右，每所学校的100名儿童完成测试总共需要5 d左右，完成所有测试需要6周左右。为减少测试误差，本研究综合考虑了天气因素对儿童动作测评的影响。为减少天气因素的干扰，测试采用室内和室外相结合的方式，选择在气温为15—25 ℃时进行。

（五）统计分析

1.描述性统计分析

使用SPSS软件对数据进行描述性统计分析。研究对象的特征描述主要包括：性别、年龄、身高、体重和测试样本来源。

2.信度分析

信度分析包括评分者之间和专家之间的评分一致性检验，以及测评工具内部一致性检验。前者使用Facets软件进行多面Rasch分析。后者通过SPSS软件，计算克龙巴赫α系数（Cronbach's α coefficient），若其值大于0.7，则表明测评工具的信度是可以接受的[1]。

3.单维性分析

Rasch模型的核心是验证测试项目中的单个主导测量构造，执行Rasch分析的前提是测量模型需要通过单维性检验[2]。Rasch残差的主成分分析（PCA）用于检查CMSQ结

① MCCRAE R R, KURTZ J E, YAMAGATA S, et al.Internal consistency, retest reliability, and their implications for personality scale validity[J].Personality and social psychology review,2011,15（1）:28-50.

② LEE J H,HONG I,PARK J H,et al. Validation of Yonsei-Bilateral Activity Test（Y-BAT）-bilateral upper extremity inventory using Rasch analysis[J].OTJR:occupation,participation and health,2020,40（4）:277-286.

果评价的一维构造[1]。Rasch残差主成分分析的一维假设需要满足以下条件：(1)测量维数解释了40%以上的方差[2]；(2)第一维解释了方差构造小于10%的原因；(3)第一个构造的特征值小于2.0。本研究使用Facets进行测量工具结构的单维性检验。

4.评分量表分析

评分量表模型(Rating Scale Model,RSM)用于测量和评定量表结构。基于结果评价的CMSQ中的两个响应选项,选择了RSM来计算拟合参数[3]。可通过以下标准来验证等级量表对Rasch模型的适合性。首先,每个响应类别至少要有10个观察结果。其次,等级量表类别的未加权均方拟合统计量(Outfit MnSq)值应小于2.0,并且在等级量表类别中可以观察到单调递增的平均测量值。如果这些标准大部分未满足,则需要重新组织评级类别(合并一些类别)。

5.项目拟合度分析

项目拟合度也称为量表(测试工具)的内部效度,可反映项目实际反应(原始数据)与Rasch模型预期反应的匹配程度。内部拟合度(加权均方拟合统计量,Infit MnSq)和外部拟合度(未加权均方拟合统计量)是项目拟合度的判断依据。内部拟合度值表示参与者能力范围之内项目的异常响应,而外部拟合度值表示参与者能力范围之外项目的异常响应。当内部拟合度或外部拟合度值低于0.5或高于1.7时,该项目拟合程度被认为是不可接受的。项目拟合度值越接近1,表示该项目越能充分反映被测量的结构。如果MnSq值大于1.7,表示它没有反映构建,拟合不足,则该项目被视为不匹配。当MnSq值小于0.5时,表示它为无法接受的过度拟合,还表示该项目很可能与其他项目重复。也有研究认为MnSq值在0.7—1.3之间是可以接受的,拟合不足或过度拟合的项目应进行检查或从测评体系中移除。本研究也认为MnSq值在0.7—1.3之间是可以接受的。

(1)内部拟合度的计算公式如下：

$$\text{Infit MnSq} = \sum_{j}^{N} W_{ij} Z_{ij}^{2} / \sum_{j}^{N} W_{ij} \qquad (公式5-2)$$

其中,W_{ij}是各指标分值的方差,Z_{ij}^{2}是标准化残差的平方。内部拟合度根据方差对观测值进行加权。内部拟合度受异常值的影响较小,对嵌套观测的模式更敏感。

① LINACRE J M.Detecting multidimensionality：which residual data-type works best？[J].Journal of outcome measurement,1998,2：266-283.

② WONGPAKARAN N,WONGPAKARAN T,PINYOPORNPANISH M,et al.Development and validation of a 6-item Revised UCLA Loneliness Scale(RULS-6)using Rasch analysis[J].British journal of health psychology,2020,25(2)：233-256.

③ ANDRICH D.A rating formulation for ordered response categories[J].Psychometrika,1978,43(4)：561-573.

（2）外部拟合度的计算公式如下：

$$\text{Outfit MnSq} = \sum_{j=1}^{N} Z_{ij}^2 / N \qquad \text{（公式 5-3）}$$

其中，Z_{ij}^2 是标准化残差的平方。外部拟合度是基于标准化残差的平方和的均值，外部拟合度对评分员的意外判断更敏感。

6.项目难度分析

在运动测试中，项目难度是指儿童正确表现运动技能的比率。技能难度越高，正确完成率越低，表明测试设计是合适的。在 Rasch 模型中，项目难度和个人能力位于同一线性连续体（logits）上，且可在"人员－项目"（Person-Item）图上呈现出测试项目和人员之间的匹配关系。在分析过程中，需检查 Rasch 模型估计的项目难度等级顺序与发展逻辑顺序（从最简单到最困难）是否是一致的。需检查天花板效应或地板效应及其可能存在的差距，以及在最高和最低水平的人员测量中，天花板效应和地板效应的影响标准是否超过样本的 5%。

项目难度分析中，分离系数为校正测量误差后估计值的标准差除以均方根误差（root mean square error, RMSE）的商。可以通过分离系数区分出具有相同"真实均值"的正态分布样本，在统计学上不同水平的个体表现。当分离系数≥2 时，表明该测试在统计学上能够有效区分高低组儿童的不同表现。

（六）数据标准化

由于各观察指标计量单位不统一，在进行数据综合计算时，需要对它们进行标准化处理，令

$$\chi_{ij} = \left| \chi_{ij} \right| \qquad \text{（公式 5-4）}$$

在对不同指标进行标准化处理来解决同质化问题时，由于正向指标和负向指标数值所代表的含义不同（正向指标数值越大越好，负向指标数值越小越好），因此，不同方向指标的标准化公式如下。

正向指标：

$$\chi'_{ij} = \left[\frac{\chi_{ij} - \min(\chi_{1j}, \ \chi_{2j}, \ \cdots, \ \chi_{nj})}{\max(\chi_{1j}, \ \chi_{2j}, \ \cdots, \ \chi_{nj}) - \min(\chi_{1j}, \ \chi_{2j}, \ \cdots, \ \chi_{nj})} \right] \times 100 \qquad \text{（公式 5-5）}$$

负向指标：

$$\chi'_{ij}=\left[\frac{\max(\chi_{1j},\ \chi_{2j},\ \cdots,\ \chi_{nj})-\chi_{ij}}{\max(\chi_{1j},\ \chi_{2j},\ \cdots,\ \chi_{nj})-\min(\chi_{1j},\ \chi_{2j},\ \cdots,\ \chi_{nj})}\right]\times100\quad（公式5-6）$$

其中，χ'_{ij} 为第 i 个儿童第 j 项指标的值（$i=1,2,\cdots,n;j=1,2,\cdots,m$）。为方便计算仍记为

$$\chi'_{ij}=\chi_{ij}\qquad\qquad（公式5-7）$$

三、研究过程

（一）中国学龄儿童动技商测评指标构建

通过文献综述、理论模型构建和德尔菲法专家咨询，本研究共确定了移动技能、操纵技能和平衡技能3个一级指标，涵盖了跑、跳、爬、踢、接、掷等14个基本动作技能的二级指标（具体测试项目），构建了一套连续性、闭环式的儿童运动技能测评工具，并将此工具命名为"学龄儿童运动技能商测评工具"（Children Movement Skill Quotient，CMSQ）[1]，其中运动技能商简称"动技商"。

CMSQ的评分标准分为三个部分：结果评价（动作完成度）、过程评价（动作表现）和时间评价（动作完成速度）。其中，结果评价采用0、1计分（成功完成动作得1分，否则为0分）；过程评价采用0、1、2计分（动作完全符合两项标准得2分，符合一项标准得1分，两项均不符合为0分）；时间评价采用与儿童动能测评相同的方法，将完成动作所需的时间转换为标准分。CMSQ的测试流程如图5-13所示。

---

① CHANG J D, LI Y, SONG H B, et al. Assessment of validity of Children's Movement Skill Quotient (CMSQ) based on the physical education classroom environment[J/OL]. BioMed research international, 2020(1): 1-11.

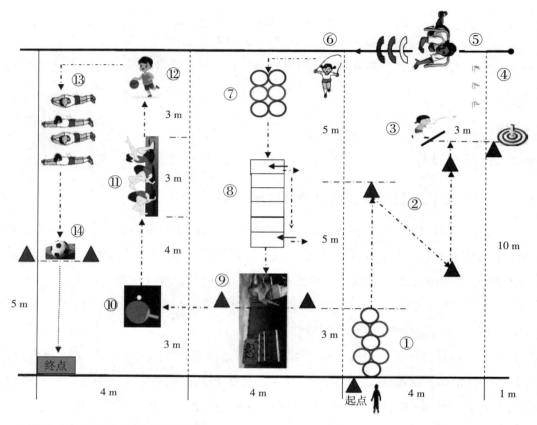

备注:测试流程从①开始到⑭结束。

图5-13　中国学龄儿童动技商测试流程图[①]

(二)基于结果评价的学龄儿童动技商测评指标评分标准构建

结果评价法是一种以结果评估为导向的评价方法,是根据工作成果来对相应的人或事进行绩效考评的。本研究通过学龄儿童动技商测评指标结果评价方法,对儿童完成运动技能的情况进行评价。该方法采用成功与失败的二元评价模式,若儿童完成动作(符合标准),则视为成功,记1分,若儿童完成部分动作或未完成动作(不符合标准),则视为失败,记0分。因此,我们需要对儿童完成动作的规范进行界定,也就是需要制定动作的评分标准。根据德尔菲法获得的专家意见和建议,参照国内外已有的儿童动作技能测评工具,综合考虑儿童完成动作的属性特征、年龄特征和性别特征,本研究初步确定了中国学龄儿童动技商测评指标评分标准(结果评价),详情见表5-4。评分标准确定后,还需要对其评分等级进行评分量表检验,检验内容将在效度检验部分进行论述。

---

① CHANG J D,LI Y,SONG H B,et al.Assessment of validity of Children′s Movement Skill Quotient(CMSQ)based on the physical education classroom environment[J/OL].BioMed research international,2020(1):1-11.

表5-4 中国学龄儿童动技商测评指标评分标准（结果评价）

动作编码	动作名称	动作要求	评分规则	得分	
				失败	成功
CS01	开合跳	首先，双脚跳入一个呼啦圈，其次，双脚分开，两只脚分别跳入一个呼啦圈，依次交替，跳完所有呼啦圈	不踩圈	0	1
			不漏圈	0	1
CS02	侧滑步	手脚同向，侧身滑步，降低重心，用手触摸每一个标志物	手不漏标	0	1
			脚不触标	0	1
CS03	低手抛物	测试人员将沙包扔向被测对象，被测对象用单手或双手接住沙包，然后以低手的方式将沙包抛向目标	抛物到目标区域	0	1
CS04	单脚跳障	单脚依次跳过3个障碍物（障碍物高度为30 cm）	支撑脚一跳一落	0	1
			不触栏	0	1
CS05	匍匐前行	身体匍匐，贴近地面，用胳膊和腿交替爬行，通过3个60 cm高的栏架	手脚并用	0	1
			身体不触碰栏架	0	1
CS06	双脚跳绳	双脚并拢，原地跳绳10—15个	不中断	0	1
CS07	单脚跳圈	单脚起跳，依次通过所有的呼啦圈	不踩圈	0	1
			不漏圈	0	1
CS08	敏捷跑	侧身向左移动，两脚交替，依次通过敏捷梯格子	不踩线	0	1
			不漏格	0	1
CS09	上手掷球	拿球后，转体引臂，从肩的上方将垒球掷向目标	击中目标区域	0	1
CS10	球拍垫球	一手持拍，一手拿球，乒乓球自由落体于球拍后，控制球弹跳5—10次（年龄不同，次数要求不同）	连续不中断	0	1
CS11	前滚翻	两腿蹬直离地，屈膝、低头、含胸、提臀，以头的顶部着垫于两手的支点前，依次经颈、背、腰、臀向前滚动	直线翻滚	0	1
			向前站立	0	1
CS12	原地拍球	两脚开立，与肩同宽，原地单手运球10次	运球不中断	0	1
CS13	直线滚动	双手、躯干和脚在一条直线上，控制身体滚动，保持直线通过1.5 m长的区域	直线滚动	0	1
			偏离角度不超过15°	0	1
CS14	足球射门	助跑，摆动大腿，将足球踢入球门	命中球门	0	1

（三）基于过程评价的学龄儿童动技商测评指标评分标准构建

过程评价法是一种以过程评估为导向的评价方法，是根据个体在学习或工作过程中的表现来进行绩效考评的。本研究通过学龄儿童动技商测评指标过程评价法，对儿童在完成动作技能过程中的表现进行评价。该方法采用多点计分评价模式，在每个动作过程中规定了多个计分点。若每一个计分点，儿童都完成动作（符合标准），则视为成功，记1分；若儿童完成部分动作或无法完成动作（不符合标准），则视为失败，记0分。最后，将每项技能的计分点得分求和，即为该项技能的最终过程评价得分。

过程评价不仅关注过程，还关注结果。因此，在制定测评指标过程评价标准时应规避与结果评价重复的测评点。根据德尔菲法获得的专家意见和建议，参照国内外已有的连续性、闭环式的儿童动作技能测评工具过程评价的基本标准和评分准则，本研究制定了中国学龄儿童动技商测评指标评分标准（过程评价），详情见表5-5。

表5-5　中国学龄儿童动技商测评指标评分标准（过程评价）

动作编码	动作名称	动作要求	评分规则		评分标准	
			动作A	动作B	动作A	动作B
CS01	开合跳	首先，双脚跳入单个呼啦圈，其次，双脚分开，两只脚分别跳入一个呼啦圈，依次交替，跳完所有呼啦圈	动作连贯	重心稳定	0/1	0/1
CS02	侧滑步	手脚同向，侧身滑步，降低重心，用手触摸每一个标志物	动作舒展	重心起伏	0/1	0/1
CS03	低手抛物	测试人员将沙包扔向被测对象，被测对象用单手或双手接住沙包，然后以低手的方式将沙包抛向目标	接物自然	抛物舒展	0/1	0/1
CS04	单脚跳障	单脚依次跳过3个障碍物（障碍物高度为30 cm）	跳动轻盈	动作连贯	0/1	0/1
CS05	匍匐前行	身体匍匐，贴近地面，用胳膊和腿交替爬行，通过3个60 cm高的栏架	手臂支撑	动作连贯	0/1	0/1
CS06	双脚跳绳	双脚并拢，原地跳绳10—15个	动作舒展	跳动连贯	0/1	0/1
CS07	单脚跳圈	单脚起跳，依次通过所有的呼啦圈	跳动轻盈	动作连贯	0/1	0/1
CS08	敏捷跑	侧身向左移动，两脚交替，依次通过敏捷梯格子	移动顺畅	进退灵活	0/1	0/1
CS09	上手掷球	拿球后，转体引臂，从肩的上方将垒球掷向目标	转体挥臂	肩上出球	0/1	0/1
CS10	球拍垫球	一手持拍，一手拿球，乒乓球自由落体于球拍后，控制球弹跳5—10次（年龄不同，次数要求不同）	脚步稳定	持拍自然	0/1	0/1

续表

动作编码	动作名称	动作要求	评分规则		评分标准	
			动作A	动作B	动作A	动作B
CS11	前滚翻	两腿蹬直离地,屈膝、低头、含胸、提臀,以头的顶部着垫于两手的支点前,依次经颈、背、腰、臀向前滚动	头的前部不触垫	滚动自然	0/1	0/1
CS12	原地拍球	两脚开立,与肩同宽,原地单手运球10次	球落脚外	眼不看球	0/1	0/1
			不高于腰	右手压球	0/1	0/1
CS13	直线滚动	双手、躯干和脚在一条直线上,控制身体滚动,保持直线通过1.5 m长的区域	三点一线	动作连贯	0/1	0/1
CS14	足球射门	助跑,摆动大腿,将足球踢入球门	加大步幅	摆动大腿	0/1	0/1

四、信度检验结果

(一)专家信度检验结果

经过三轮专家咨询,本研究从30项指标中遴选出14项作为最终测试指标(表5-6)。并通过Facets软件,对专家评分的一致性进行检验。检验结果包括指标面评估表(表5-7)和专家面评估表(表5-8)两个部分。

本研究将指标面评估表中的"指标"设为"positive",故指标得分越高,表明专家对该指标重要程度的认可度越高。例如:表5-7显示指标S3能力值为3.53,其获得专家"非常重要"评价的比例高达84.2%(表5-6),是所有指标中重要程度最高的指标;指标S1的能力值为-7.06,该指标获得专家"一般重要"评价的比例为100%。

此外,内部拟合度和外部拟合度是用来衡量每一个指标实际观测值和模型预测值之间的拟合程度的。由于外部拟合度易受指标外部差异数据的影响,因此一般以内部拟合度为判断指标是否拟合模型的依据。Liancre认为它的取值范围在0.6—1.5之间是合理的,本测验指标面的内部拟合度在0.77—1.35之间,符合Liancre提出的合理性标准区间要求。

表5-6　第三轮德尔菲法专家评分情况

编码	S1	S2	S3	S4	S5	S6	S7	S8	S9	S10	S11	S12	S13	S14
E1	1	1	2	3	3	1	2	2	2	3	3	1	2	2
E2	1	1	3	3	2	1	2	2	2	3	2	2	2	2

续表

编码	S1	S2	S3	S4	S5	S6	S7	S8	S9	S10	S11	S12	S13	S14
E3	1	1	3	3	2	2	2	1	2	2	3	2	2	3
E4	1	1	3	2	1	2	2	2	3	3	2	1	2	2
E5	1	1	3	2	2	2	2	1	3	3	2	2	1	3
E6	1	1	2	3	3	1	1	2	2	3	3	1	2	2
E7	1	2	3	2	2	1	2	2	2	3	2	1	2	2
E8	1	1	3	3	2	2	2	1	2	2	3	2	2	3
E9	1	2	3	2	2	2	3	2	3	3	2	1	2	2
E10	1	1	3	2	2	2	2	1	3	3	2	2	1	3
E11	1	1	2	3	3	2	2	2	2	3	3	2	2	2
E12	1	1	3	3	2	1	1	2	2	3	2	2	1	2
E13	1	2	3	3	2	2	2	1	2	2	3	2	2	3
E14	1	1	3	2	1	2	1	2	3	3	2	1	1	2
E15	1	2	3	2	2	2	2	1	3	3	2	2	2	2
E16	1	1	3	3	2	1	2	2	2	3	2	1	2	3
E17	1	2	3	2	2	2	2	1	3	3	2	2	1	3
E18	1	1	3	3	2	2	2	1	2	2	3	2	2	3
E19	1	2	3	2	3	2	2	2	2	3	3	2	3	3
1/%	100	68.4	0	0	10.5	36.8	15.8	36.8	0	0	0	42.1	26.3	0
2/%	0	31.6	15.8	42.1	68.4	63.2	78.9	63.2	63.2	26.3	57.9	57.9	68.4	52.6
3/%	0	0	84.2	57.9	21.1	0	5.3	0	36.8	73.7	42.1	0	5.3	47.4

备注:E1—E19代表评估专家;S1—S14代表评估指标;1代表"一般重要";2代表"重要";3代表"非常重要"。

表5-7备注中的分离系数(Separation)和信度系数(Reliability)是用来衡量每个面个体指标之间的差异是否大于测量误差的。分离系数和信度系数的数值越高,说明指标面上的数值有显著不同,指标之间存在显著差异。一般认为,分离系数大于2的测试存在显著差异。信度系数的取值范围为0—1,若完全拟合,其值为1。表5-7中的分离系数值为3.94(大于2),表示专家认为本测试指标之间存在明显差异;信度系数达到0.94,表示本次测试的信度较高。

表5-7　CMSQ指标面评估表

| 指标编码 | 总分 | 均值 | 模型 | | 内部拟合(Infit) | | 外部拟合(Outfit) | | 估计区分度(Estim. Discrm) | 点双序相关(Corr. PtBis) |
			能力值(measure)	测试的标准误差(SE)	均方(MnSq)	标准化Z值(Zstd)	均方(MnSq)	标准化Z值(Zstd)		
S2	25	1.3	−3.55	0.51	0.77	−0.9	0.72	−1.0	1.45	0.38
S7	36	1.9	−1.04	0.52	0.75	−0.5	0.72	−0.5	1.20	0.42
S14	47	2.5	1.69	0.46	0.81	−1.0	0.78	−1.0	1.53	0.21
S6	31	1.6	−2.21	0.46	0.82	−0.7	0.80	−0.8	1.37	0.08
S11	46	2.4	1.47	0.46	0.85	−0.7	0.83	−0.7	1.36	0.10
S12	30	1.6	−2.42	0.46	0.84	−0.7	0.83	−0.7	1.39	0.09
S3	54	2.8	3.53	0.64	1.01	0.1	0.88	0.0	1.02	−0.04
S13	34	1.8	−1.54	0.49	0.92	−0.1	0.92	−0.1	1.10	0.40
S8	31	1.6	−2.21	0.46	1.16	0.7	1.15	0.7	0.74	−0.47
S9	45	2.4	1.25	0.47	1.14	0.6	1.22	0.9	0.74	−0.43
S10	52	2.7	2.86	0.53	1.26	0.9	1.36	1.0	0.54	−0.52
S4	49	2.6	2.12	0.47	1.16	0.9	1.41	1.7	0.40	−0.40
S5	40	2.1	0.05	0.52	1.35	0.9	1.42	1.7	0.76	0.09
S1	19	1.0	−7.06	1.84	—	Minimum	—	—	—	0.00
均值	38.5	2.0	−0.50	0.59	0.99	0.0	1.00	0.0	—	−0.01
标准差	10.3	0.5	2.80	0.35	0.19	0.8	0.26	0.9	—	0.32

备注：Minimum由软件自动生成代表最低得分；均方根误差(RMSE)为0.69；调整标准差(Adj S.D.)为2.71；分离系数(Separation)为3.94；分层(Strata)为5.59；信度系数(Reliability)为0.94。

表5-8　CMSQ专家面评估表

| 专家编码 | 总分 | 均值 | 模型 | | 内部拟合(Infit) | | 外部拟合(Outfit) | | 估计区分度(Estim. Discrm) | 点双序相关(Corr. PtBis) |
			宽严度(measure)	测试的标准误差(SE)	均方(MnSq)	标准化Z值(Zstd)	均方(MnSq)	标准化Z值(Zstd)		
E14	25	1.8	0.68	0.60	1.34	1.0	1.35	0.9	0.57	0.71
E12	26	1.9	0.33	0.58	0.90	−0.2	0.83	−0.4	1.21	0.79
E4	27	2.0	0.00	0.58	1.02	0.1	1.09	0.3	0.92	0.71

续表

专家编码	总分	均值	模型		内部拟合(Infit)		外部拟合(Outfit)		估计区分度(Estim. Discrm)	点双序相关(Corr. PtBis)
			宽严度(measure)	测试的标准误差(SE)	均方(MnSq)	标准化Z值(Zstd)	均方(MnSq)	标准化Z值(Zstd)		
E6	27	2.0	0.00	0.58	1.41	1.3	1.54	1.5	0.30	0.70
E1	28	2.1	−0.34	0.58	1.19	0.6	1.35	1.0	0.66	0.72
E2	28	2.1	−0.34	0.58	0.55	−1.6	0.51	−1.6	1.73	0.83
E5	28	2.1	−0.34	0.58	0.93	−0.1	0.87	−0.2	1.17	0.79
E7	28	2.1	−0.34	0.58	0.74	−0.8	0.71	−0.8	1.43	0.77
E10	28	2.1	−0.34	0.58	0.93	−0.1	0.87	−0.2	1.17	0.79
E11	28	2.1	−0.34	0.58	1.19	0.6	1.35	1.0	0.66	0.72
E16	28	2.1	−0.34	0.58	0.63	−1.3	0.58	−1.3	1.63	0.87
E3	29	2.2	−0.68	0.59	0.81	−0.5	0.81	−0.4	1.28	0.79
E8	29	2.2	−0.68	0.59	0.81	−0.5	0.81	−0.4	1.28	0.79
E15	29	2.2	−0.68	0.59	0.87	−0.3	0.79	−0.4	1.22	0.70
E17	29	2.2	−0.68	0.59	1.16	0.5	1.17	0.5	0.77	0.60
E18	29	2.2	−0.68	0.59	0.81	−0.5	0.81	−0.4	1.28	0.79
E9	30	2.2	−1.04	0.61	1.29	0.8	1.26	0.7	0.65	0.63
E13	30	2.2	−1.04	0.61	0.92	−0.1	0.98	0.1	1.08	0.72
E19	33	2.5	−2.30	0.70	1.25	0.6	1.39	0.7	0.77	0.67
均值	28.4	2.1	−0.48	0.59	0.99	0.0	1.00	0.0	—	0.74
标准差	1.6	0.1	0.60	0.03	0.24	0.8	0.29	0.8	—	0.07

备注:RMSE=0.60;Adj S.D.=0.00;Separation=0.00;Strata=0.33;Reliability=0.00。

多面Rasch模型专家面的评估表解读与指标面相似,但是分析的方法不同。在专家面中,宽严度和内部拟合度用来检验专家个人内部信度。宽严度值越高,说明专家评分越严格;反之就越宽松。表5-8中,专家E14评分最严格,专家E19评分最宽松。内部拟合度值在0.55—1.41之间,大致在可接受的范围内(0.6—1.5),表明各专家的评分都较为可信,也说明了在理论建构上各专家的评估是合格的。专家面评估结果显示,分离系数为0,远小于2,表明专家评分之间不存在显著差异。

总之,指标面和专家面的检验结果表明,由14个测试项目组成的儿童运动技能商测评工具在理论拟合上通过了检验,满足下一步进行实证检验的要求。

（二）评分者间的信度检验结果

按照测评流程的基本要求，本研究招募了13名被试儿童（6—9岁）完成动作技能测试，对经过培训的6位评分者进行评分者之间的一致性检验。其评估结果分为被试面和评分者面两部分。被试面评估表见表5-9，评分者面评估表见表5-10。

被试面评估中，将"被试"设为"positive"，即被试得分越高，表明被试的能力越强，反之，得分越低则能力越弱。表5-9中被试S2、S11能力值最大为0.17，表示这两个被试的能力最强；相反，S13的能力值最小，为-2.25，表示这个被试的能力最弱。

另外，被试面的分离系数为2.54（大于2），表示被试个体差异显著；信度系数为0.87，表示本次测试的信度良好。

表5-9　CMSQ被试面评估表

被试编码	总分	均值	模型		内部拟合（Infit）		外部拟合（Outfit）		估计区分度（Estim. Discrm）	相关性（Correlation）	
			能力值（measure）	测试的标准误差（SE）	均方（MnSq）	标准化Z值（Zstd）	均方（MnSq）	标准化Z值（Zstd）		点−测量相关（PtMea）	点−期望相关（PtExp）
S2	44	0.6	0.17	0.26	0.82	−1.8	0.75	−1.0	1.48	0.59	0.51
S11	44	0.6	0.17	0.26	1.14	1.3	1.53	2.0	0.54	0.44	0.51
S7	43	0.6	0.11	0.26	1.32	2.9	1.19	0.8	0.20	0.38	0.50
S10	43	0.6	0.11	0.26	0.99	0.0	0.87	−0.5	1.09	0.52	0.50
S9	38	0.5	−0.21	0.25	0.79	−2.5	0.69	−1.1	1.75	0.56	0.47
S1	37	0.5	−0.28	0.25	0.87	−1.5	0.81	−0.6	1.45	0.51	0.46
S8	37	0.5	−0.28	0.25	0.80	−2.5	0.70	−1.1	1.74	0.55	0.46
S12	36	0.5	−0.34	0.25	0.96	−0.4	0.84	−0.4	1.21	0.47	0.45
S5	25	0.3	−1.06	0.26	1.01	0.1	0.88	−0.1	1.02	0.37	0.37
S6	25	0.3	−1.06	0.26	1.04	0.4	0.94	0.0	0.91	0.35	0.37
S4	24	0.3	−1.13	0.26	1.38	3.3	1.38	0.9	0.02	0.18	0.36
S3	19	0.2	−1.50	0.28	0.96	−0.2	0.78	−0.2	1.12	0.35	0.32
S13	11	0.1	−2.25	0.34	1.07	0.4	1.10	0.3	0.93	0.20	0.24
均值	32.8	0.4	−0.58	0.26	1.01	0.0	0.96	−0.1		0.42	
标准差	10.4	0.1	0.73	0.02	0.18	1.8	0.25	0.9		0.13	

备注：S1—S13代表被试儿童；RMSE=0.27；Adj S.D.=0.68；Separation=2.54；Strata=3.72；Reliability=0.87。

表5-10　CMSQ评分者面评估表

评分者编码	总分	总数	均值	模型		内部拟合（Infit）		外部拟合（Outfit）		估计区分度（Estim. Discrm）	相关性（Correlation）	
				宽严度（mea-sure）	测试的标准误差(SE)	均方（MnSq）	标准化Z值（Zstd）	均方（MnSq）	标准化Z值(Zstd)		点-测量相关(PtMea)	点-期望相关(PtExp)
R1	69	182	0.4	0.06	0.18	1.02	0.3	0.92	−0.2	0.97	0.46	0.47
R3	69	182	0.4	0.06	0.18	0.98	−0.2	0.86	−0.4	1.09	0.48	0.47
R6	70	182	0.4	0.03	0.18	0.99	0.0	0.88	−0.3	1.05	0.48	0.47
R2	72	182	0.4	−0.03	0.18	1.05	0.7	1.30	1.1	0.81	0.45	0.48
R4	72	182	0.4	−0.03	0.18	1.00	0.0	0.89	−0.3	1.02	0.48	0.48
R5	74	182	0.4	−0.10	0.18	1.00	0.0	0.89	−0.3	1.04	0.49	0.49
均值	71	182	0.4		0.18	1.01	0.1	0.96	−0.1	—	0.48	—
标准差	1.8	0.0	0	0.06	0.0	0.02	0.3	0.15	0.6	—	0.01	—

备注:R1—R6代表评分者;RMSE=0.18;Adj S.D.=0.00; Separation=0.00;Strata=0.33;Reliability=0.00。

评分者面评估表中,宽严度和内部拟合的均方是用来判断评分者个人内部的信度的,宽严度的值越高,说明评分者评分越严格,反之,就越宽松。如表5-10所示,本次测试中评分者R1最严厉,R5最宽松。内部拟合度的值在0.98—1.02之间,处于可接受的范围(0.6—1.5),表明各位评分者的评分是可信的,评分者是合格的。本次测试的分离系数为0(小于2),表示不能有效区分评分者之间的差异,即评分者之间不存在明显的差异性。

通过多面Rasch模型,本研究运用Facets软件分别对被试、评分者和测试项目三个方面进行了分析。评估结果从不同方面展示了该测评的有效性。将三个方面置于同一量尺下进行比较(图5-14),可从整体上分析三个方面之间的对应关系。

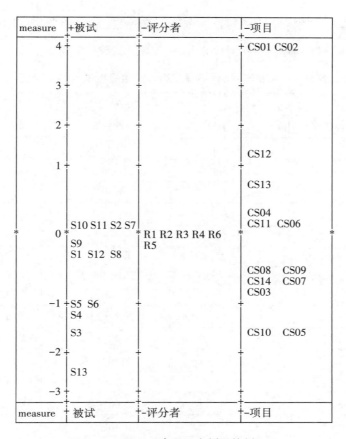

图5-14　同一尺度下三个侧面的剖面图

可以看出,被试的能力和测试项目的难度存在明显差异,而评分者之间基本处于同一水平,这表明选用经过严格培训的评分者来执行测评任务,其测评结果具有较高的一致性。

(三)重测信度检验结果

在测试工具的开发中,为检验其稳定性,经常采用重复测试的方法。重复测试主要是指在短时间内对部分个体进行次数不多的同类型测试,通常采用"测试—重测"的方法来估计两次测试的一致性。这种方法反映的是测试在时间跨度上的稳定性和一致性,其测试结果称作稳定性系数(coefficient of stability),又称重测信度(test-retest reliability)。在本研究中,同一组被试在进行测试后,间隔2周,再次进行相同的测试,然后通过计算两组测试的相关系数得到重测信度。

本次测试的被试来自2所重庆市的小学,第一次测试60名儿童,间隔2周后对他们进行第二次测试。4名儿童因身体原因无法完成第二次测试,因此实际完成有效测试的儿童为56名,其人口学特征见表5-11。测试严格按照CMSQ手册指南中的要求,由2名评分者独立完成。表5-12为CMSQ测评指标重测信度检验结果。

表5-11　CMSQ测评指标重测信度检验被试人口学特征

特征		总人数/人（比例/%）	男童人数/人（比例/%）	女童人数/人（比例/%）
年龄/岁	6	13（23.2）	7（53.8）	6（46.2）
	7	16（28.6）	10（62.5）	6（37.5）
	8	15（26.8）	10（66.7）	5（33.3）
	9	12（21.4）	6（50.0）	6（50.0）
性别	男	33（58.9）	—	—
	女	23（41.1）	—	—

特征	年龄/岁	男 均值（标准差）	女 均值（标准差）
身高/cm	6	123.86（3.93）	120.17（4.62）
	7	128.80（25.06）	126.67（4.27）
	8	130.40（27.48）	131.00（7.11）
	9	131.67（7.82）	133.33（2.88）
体重/kg	6	22.93（2.05）	21.12（3.13）
	7	25.06（4.34）	23.85（2.09）
	8	27.48（4.98）	25.90（5.18）
	9	29.05（4.12）	27.55（2.71）

表5-12　CMSQ测评指标重测信度检验结果

动作编码	动作名称	第一次测试（$n=60$）		第二次测试（$n=56$）		重测信度系数 r
		均值	标准差	均值	标准差	
CS01	开合跳	1.86	0.35	1.89	0.31	0.85
CS02	侧滑步	1.87	0.33	1.91	0.29	0.83
CS03	低手抛物	0.86	0.72	0.93	0.68	0.93
CS04	单脚跳障	1.04	0.66	1.07	0.60	0.91
CS05	匍匐前行	1.38	0.49	1.45	0.50	0.86
CS06	双脚跳绳	1.73	0.45	1.70	0.54	0.87
CS07	单脚跳圈	1.54	0.54	1.50	0.54	0.88
CS08	敏捷跑	1.21	0.65	1.21	0.53	0.76
CS09	上手掷球	1.09	0.64	1.11	0.59	0.84
CS10	球拍垫球	1.04	0.71	1.11	0.68	0.89
CS11	前滚翻	1.04	0.81	1.11	0.73	0.89

续表

动作编码	动作名称	第一次测试(n=60)		第二次测试(n=56)		重测信度系数r
		均值	标准差	均值	标准差	
CS12	原地拍球	1.41	0.53	1.46	0.54	0.91
CS13	直线滚动	1.41	0.63	1.41	0.63	0.81
CS14	足球射门	1.32	0.58	1.38	0.59	0.82
总分		18.79	3.70	19.23	3.29	0.94
总用时		102.16	18.89	97.09	14.63	0.79

两次测试结果相关性分析结果显示,14项测试指标的重测信度系数都在0.70以上,除动作(项目)CS08敏捷跑的重测信度系数低于0.80以外,其余13项的重测信度系数均高于0.80(0.81—0.93)。所有测试项目的整体重测信度系数为0.94,这表明CMSQ测评工具在时间稳定性上具有良好的信度。

(四)小结

表5-13汇总了CMSQ测评工具的专家信度、评分者信度和重测信度结果。从理论与实践两个层面,评估了Anastasi和Urbina(1997)所描述的三个测评误差来源(内容、评分者和时间)的基本情况。三个信度系数均高于0.80,反映了CMSQ测评工具信度可靠,可用于6—9岁儿童运动技能的测量。

表5-13　CMSQ测评信度总结

CMSQ测评	专家信度	评分者信度	重测信度
测评误差来源	理论(内容)	评分者	时间
测试目的	测试内容信度	测试评分者之间的稳定性和一致性	测试在时间跨度上的稳定性和一致性
信度系数	0.94	0.87	0.94

五、结果评价效度检验

(一)单维性分析

Rasch残差主成分分析结果显示,Rasch模型解释了42.7%的方差,第一个结构的特征值为1.5(6.2%),第二个结构的特征值为1.3(5.4%)。基于因子分析结果对CMSQ进行Rasch分析,其单个因子残差的相关矩阵表明,没有测评项目违反局部独立性假设(r值的范围为0.021—0.372)。综合判断,CMSQ测评结构具有单维性。

(二)项目拟合分析

表5-14显示了Rasch模型的项目拟合结果:内部拟合的MnSq值在0.90—1.19之间,而外部拟合的MnSq值在0.74—1.15之间,符合Linacre提出的标准要求(值在0.5—1.5之间),也符合更严格的标准(值在0.7—1.3之间)。在内部拟合和外部拟合的MnSq值中,没有出现过度拟合或拟合度不够的项目。但在内部拟合中,项目CS05(2.94)和项目CS14(3.53)的Zstd值均大于2;外部拟合中,项目CS08的Zstd值小于−2。就Zstd值而言,项目CS05、CS08和CS14并不满足标准的要求。考虑到Winsteps软件的指南中关于内部拟合和外部拟合MnSq值在0.5—1.5的范围内,Zstd值仅供参考的建议,故此处不做技术讨论,仅作为指标参考。因此,基于结果评价的CMSQ测评项目总体拟合数据显示出较好的拟合度。

表5-14　基于结果评价的CMSQ测评项目拟合统计情况(N=734)

项目编码	模型		内部拟合(Infit)		外部拟合(Outfit)	
	项目难度/logits(measure)	测试的标准误差SE)	均方(MnSq)	标准化Z值(Zstd)	均方(MnSq)	标准化Z值(Zstd)
CS03	2.58	0.12	0.92	−1.17	0.78	−1.22
CS09	1.97	0.10	0.97	−0.61	0.96	−0.20
CS10	1.95	0.10	0.90	−1.83	0.74	−1.72
CS14	1.55	0.10	1.17	3.53	1.13	1.02
CS07	0.36	0.09	0.94	−1.57	0.93	−0.89
CS13	0.18	0.09	0.94	−1.55	1.00	−0.01
CS05	0.15	0.09	1.11	2.94	1.15	1.79
CS04	−0.07	0.09	1.06	1.56	1.11	1.29
CS08	−0.21	0.09	0.92	−1.95	0.83	−2.14
CS06	−0.52	0.09	1.07	1.63	0.96	−0.36
CS12	−0.88	0.10	0.93	−1.36	0.88	−1.14
CS11	−1.00	0.10	0.97	−0.55	0.91	−0.73
CS02	−2.59	0.14	1.05	0.53	0.80	−0.83
CS01	−3.47	0.18	1.19	1.41	1.12	0.46
均值	0	0.11	1.01	0.10	0.95	−0.30
标准差	1.64	0.03	0.09	1.80	0.13	1.10

（三）项目难度分析

图5-15显示了CMSQ测试中所有项目的个人能力（logit测量）和项目难度（分布）。

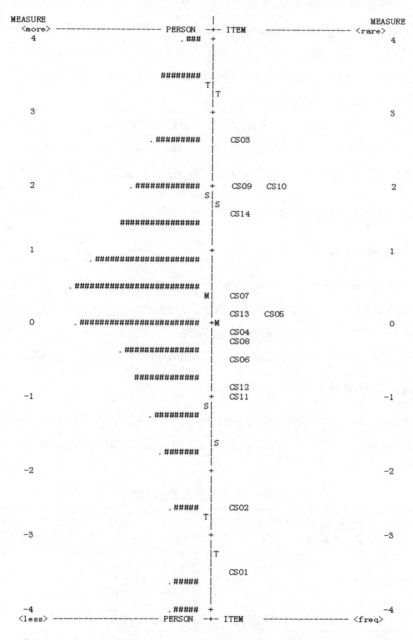

注：每个"#"代表4人，每个"."代表1—3人；more代表个人能力强；less代表个人能力弱；rare代表项目难度高；freq代表项目难度低；+M代表项目均值；M代表个人均值；S代表1个标准差；T代表2个标准差。

图5-15　基于结果评价的CMSQ测评指标"人员-项目"怀特图

结果显示：基于结果评价的CMSQ测评指标中难度最大的三个项目分别是CS03（2.58 logits）、CS09（1.97 logits）和CS10（1.95 logits）；难度最小的三个项目分别是CS01（−3.47 logits）、CS02（−2.59 logits）和CS11（−1.00 logits）。被试个体能力和项目难度的均值在0.5 logits以内（被试个体能力均值为0.25 logits；项目难度均值为0 logits），表明项目设置的难度适中，得分难度适中。同时，研究结果还表明CMSQ被试难度的均值没有显示出明显的偏差（0.11 logits）。CMSQ的被试个体测试未发现明显的天花板效应（1.8%，小于5%）和地板效应（2.9%，小于5%）。

此外，Rasch模型分析结果显示，人员的信度系数为0.80，分离系数为1.97（小于2），表明人员内部可靠性高；项目的信度系数为1.00，分离系数为15.02（远大于2），表明项目之间的难度差异显著，能够有效区分不同能力的学龄儿童运动（动作）技能表现。

六、过程评价效度检验

（一）单维性分析

Rasch残差主成分分析结果显示，Rasch模型解释了41.6%的方差，第一个结构的特征值为1.52（6.3%），第二个结构的特征值是1.31（5.5%）。基于因子分析结果对CMSQ进行Rasch分析，其单个因子残差的相关矩阵表明，没有测评项目违反局部独立性假设（相关系数r值在0.050—0.298之间）。综合判断，CMSQ测评结构具有单维性。

（二）评分量表分析

评分量表检验结果（表5−15）显示，CMSQ的三个类别评分（0、1、2）是合适的。所有类别评分的拟合值（0.84—1.30）都在0.7—1.3的标准区间内。因此，不需要进行评分等级重组。

表5−15　评分量表检验结果

等级	分数	观察得分	得分/%	观察均值	期望均值	内部拟合度	外部拟合度	步骤难度	类别测量
0	0	4 226	41	−0.53	−0.57	1.06	1.03	—	−1.06
1	1	538	5	−0.45	0.10	1.26	1.30	1.82	0
2	2	5 512	54	0.89	0.87	0.93	0.84	−1.82	1.06

（三）项目拟合分析

表5−16显示了Rasch模型的项目拟合结果。其项目难度在−1.67—1.16之间，内部拟合MnSq值的范围在0.81—1.13之间，而外部拟合MnSq值的范围在0.76—1.17之间，

内部拟合和外部拟合的 MnSq 值均符合 0.7—1.3 的标准,且没有出现过度拟合或拟合不足的项目。但在内部拟合和外部拟合中,多个项目的 Zstd 值大于 2 或小于−2,考虑到 Winsteps 软件的指南中关于内部拟合和外部拟合 MnSq 值在 0.5—1.5 的范围内,Zstd 值仅供参考的建议,故此处不做技术性讨论。因此,基于过程评价的 CMSQ 测评指标总体拟合数据显示出较好的拟合度。

表5-16　基于过程评价的CMSQ测评项目拟合统计情况

项目编码	模型		内部拟合(Infit)		外部拟合(Outfit)	
	项目难度/logits（measure）	测试的标准误差（SE）	均方（MnSq）	标准化Z值（Zstd）	均方（MnSq）	标准化Z值（Zstd）
PR03	1.16	0.05	0.81	−3.53	0.90	−0.76
PR09	0.93	0.05	0.89	−2.24	0.96	−0.34
PR10	0.85	0.05	0.87	−2.92	0.86	−1.39
PR14	0.75	0.05	1.12	2.67	1.15	1.54
PR07	0.22	0.05	1.01	0.25	1.02	0.27
PR13	0.12	0.05	0.97	−0.75	0.97	−0.39
PR05	0.09	0.05	1.13	3.26	1.17	2.13
PR04	−0.02	0.05	1.11	2.63	1.11	1.40
PR08	−0.06	0.05	0.98	−0.43	0.89	−1.40
PR06	−0.23	0.05	1.12	2.52	1.01	0.19
PR12	−0.41	0.05	0.97	−0.59	0.91	−0.85
PR11	−0.47	0.05	0.98	−0.36	0.92	−0.76
PR02	−1.27	0.07	0.96	−0.48	0.76	−1.22
PR01	−1.67	0.09	1.03	0.31	0.92	−0.19
均值	0	0.05	1.00	0	0.97	−0.10
标准差	0.78	0.01	0.10	2.00	0.11	1.10

(四)项目难度分析

图5-16显示了基于过程评价的 CMSQ 所有14个项目的被试个人能力(logit 测量)和项目难度(分布)。在过程评价中,CMSQ 难度最大的三个项目是 PR03(1.16 logits)、PR09(0.93 logits)和 PR10(0.85 logits);难度最小的三个项目是 PR01(−1.67 logits)、PR02(−1.27 logits)和 PR11(−0.47 logits)。

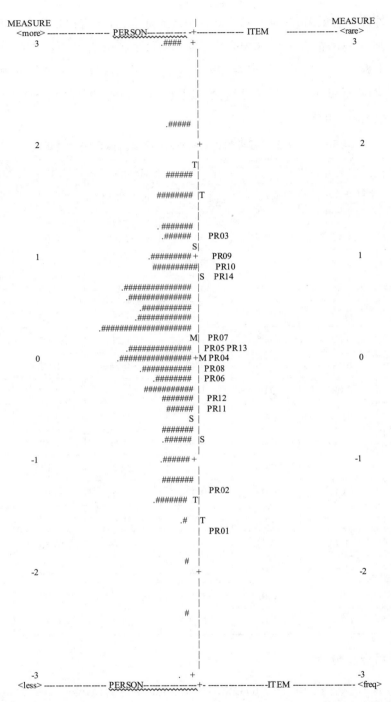

注：每个"#"代表4人，每个"."代表1—3人；more代表个人能力强；less代表个人能力弱；rare代表项目难度高；freq代表项目难度低；+M代表项目均值；M代表个人均值；S代表1个标准差；T代表2个标准差。

图5-16　基于过程评价的CMSQ测评指标"人员-项目"怀特图

被试个人能力的均值(0.27 logits)和项目难度的均值(0 logits)均在 0.5 logits 以内,表明项目设置的难度适中,得分难度适中。同时,研究结果还表明 CMSQ 被试难度的均值没有显示出明显的偏差(0.78 logits)。在 CMSQ 的被试人员测量中也未发现天花板效应(1.8%)或地板效应(1.5%)。被试个人能力和项目难度结果表明,基于过程评价的 CMSQ 测评指标的设置基本合理,项目难度较低,个体得分较容易。

此外,Rasch 分析结果显示:人员的信度系数为 0.74,分离系数为 1.68(小于 2),表明人员内部可靠性高;项目的信度系数为 1.00,分离系数为 14.19(远大于 2),表明项目之间的难度差异显著,能够有效区分不同能力的学龄儿童运动(动作)技能表现。

七、时间评价标准转换

CMSQ 测评的完成时间是连续性数据,对连续性数据赋值一般有这几种方式:一是标准分转换,但其标准值是基于先前研究的常模建立的;二是等级转换,采用数值区间对应分值的方法,将数据限定在等级区间内;三是数据标准化,常用的方法有"最小-最大"(min-max)标准化、Z 得分(Z-score)标准化和按小数定标标准化。本研究采用的是"min-max"标准化方法,因时间数值越大评分越低,故采用负向数据标准化处理方法。标准化处理后的数据作为儿童运动技能时间评价标准分纳入儿童动技商测评模型进行计算。

指标(负向)数据标准化处理公式:

$$\chi'_{ij}=\left[\frac{\max(\chi_{1j},\ \chi_{2j},\ \cdots,\ \chi_{nj})-\chi_{ij}}{\max(\chi_{1j},\ \chi_{2j},\ \cdots,\ \chi_{nj})-\min(\chi_{1j},\ \chi_{2j},\ \cdots,\ \chi_{nj})}\right]\times100\quad(公式5-8)$$

基于时间评价的数据标准化结果见表5-17。

表5-17　基于时间评价的原始值与标准分转换对照表

标准分	原始值	标准分	原始值	标准分	原始值
100	59	66	91	33	123
99	60	65	92	32	124
98	61	64	93	31	125
97	62	63	94	29	126
96	63	62	95	28	127
95	64	61	96	27	128
94	65	60	97	26	129

续表

标准分	原始值	标准分	原始值	标准分	原始值
93	66	59	98	25	130
92	67	58	99	24	131
91	68	57	100	23	132
89	69	56	101	22	133
88	70	55	102	20	135
88	71	54	103	19	136
87	72	53	104	18	137
86	73	52	105	17	138
85	73	51	106	16	139
84	74	49	107	15	140
83	75	48	108	14	141
82	76	47	109	13	142
81	77	46	110	12	143
80	78	45	111	11	144
79	79	44	112	10	145
78	80	43	113	9	146
77	81	42	114	8	147
76	82	41	115	6	148
75	83	40	116	5	149
74	84	39	117	4	150
73	85	38	118	3	151
72	86	37	119	2	152
71	87	36	120	1	153
69	88	35	121	0	154
68	89	34	122	—	—
67	90	33	123	—	—

注:因这是个不连续的评定标准,且原始数据量小,所以会产生标准分重复或不连续的情况。

✳✳✳ 第三节　中国学龄儿童动技商测评模型构建与验证 ✳✳✳

一、测评模型建立

经过信度和效度检验后,本研究确定儿童动技商测评模型采用结果评价、过程评价和时间评价三个内容。由于时间评价的评分是由连续性数据转换得来的,故不纳入模型检验。模型检验主要包括结果评价和过程评价两个部分。

中国学龄儿童动技商测评模型包括移动技能、控制技能和平衡技能三个部分,按照动技商测评模型设计的基本依据,考虑用一个高阶因子去解释3个低阶因子。二阶模型的方程表达式见公式5-9,中国学龄儿童动技商测评二阶模型见图5-17。

$$Y = \Lambda_y \eta + \varepsilon$$
$$\eta = \Gamma \xi + \zeta$$

（公式5-9）

式中,Y向量代表指标,Λ_y为一阶负荷,η向量为一阶因子,Γ向量为二阶因子在一阶因子上的负荷,ξ向量为高阶因子,ζ向量为一阶因子残差,ε向量为测量误差。

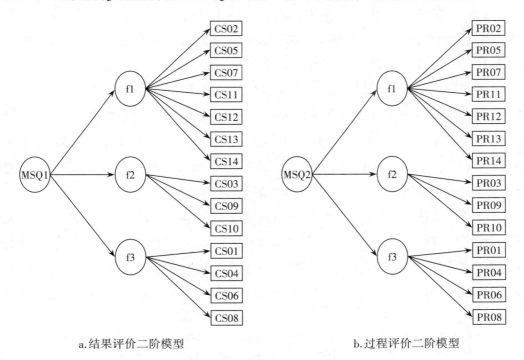

　　a.结果评价二阶模型　　　　　　　　　　　　　　b.过程评价二阶模型

图5-17　中国学龄儿童动技商测评二阶模型图

二、模型验证方法

(一)验证性因素分析

验证性因素分析(CFA)主要用于处理结构方程模型测量指标与潜在变量之间的关系。二阶模型识别与一阶模型相同,第一步是"t法则",即判断样本协方差矩阵提供的信息是否充足。若数据提供的信息少于模型需要估计的自由参数t,则模型不能识别,此时$df<0$(df为自由度)。若数据提供的信息等于模型需要估计的自由参数t,则模型充分识别,此时$df=0$。若数据提供的信息多于模型需要估计的自由参数t,则模型过度识别,此时$df>0$。按照不同的数据类型,采用不同的验证性因素分析参数估计方法。结果评价数据为二项分类数据,采用稳健加权总体最小二乘法;过程评价数据为非正态数据,采用稳健极大似然估计法。

(二)项目功能差异分析

目前,检验测验等值或测量不变性的方法分为两类[1]:一类是结构方程模型内的多组验证性因素分析(Multigroup Confirmatory Factor Analysis, MCFA);另一类是项目反应理论框架内的项目功能差异(Differential Item Functioning, DIF)分析。这两类方法在一定条件下是等价的,在另外一些条件下又是相互补充的。

一般等级数据推荐使用MCFA进行验证,分类数据推荐使用DIF分析进行验证。中国学龄儿童动技商测评的结果评价数据是二分类型数据,过程评价数据是三分类型数据,故模型验证方法可采用DIF。DIF分析是项目反应理论验证题目与作答背景是否相关的一种方法。Rasch模型是项目反应中的一种特殊模型,主要用于测量潜在特质概率。DIF分析主要用于估计基于Rasch模型的项目难度参数[2]。

DIF识别方法有两种,一是通过Rasch-Welch t检验验证项目功能差异的大小,二是按照性别(男与女)和年龄(6岁与7岁,7岁与8岁,8岁与9岁)在怀特图上识别存在项目功能差异的个体[3]。DIF的效应量计算采用以下标准进行判断:(1)中到大(大于0.64 logits),表明比较组间差异明显;(2)小到中(大于0.43 logits,小于等于0.64 logits),表明比较组

① STARK S, CHERNYSHENKO O S, DRASGOW F. Detecting differential item functioning with confirmatory factor analysis and item response theory:toward a unified strategy[J].Journal of applied psychology,2006,91(6):1292-1306.

② REEVE B B, HAYS R D, BJORNER J B, et al.Psychometric evaluation and calibration of health-related quality of life item banks:plans for the Patient-Reported Outcomes Measurement Information System(PROMIS)[J].Medical care,2007,45(5):S22-S31.

③ CHEN H F, WU C Y, LIN K C, et al.Rasch validation of the streamlined Wolf Motor Function Test in people with chronic stroke and subacute stroke[J].Physical therapy,2012,92(8):1017-1026.

间存在一定差异。采用双侧 Rasch-Welch t 检验的 α 值是否小于0.05,可以确定 DIF 的显著性。

三、模型验证结果

(一)二阶模型验证结果

验证性因素分析验证结果(表5-18)显示,二阶结果测评模型的比较拟合指数(CIF)、Tucker-Lewis 指数(TLI)比一阶结果测评模型有明显的提升,标准化残差均方根(SRMR)、近似误差均方根(RMSEA)比一阶结果测评模型有明显的下降,表明二阶结果测评模型优化了一阶结果测评模型的拟合。按照模型验证的标准,二阶结果测评模型优于一阶结果测评模型。二阶过程测评模型的 CIF、TLI 比一阶过程测评模型有明显的提升,SRMR、RMSEA 比一阶过程测评模型有明显的下降,表明二阶过程测评模型优化了一阶过程测评模型的拟合。按照模型验证的标准,二阶过程测评模型优于一阶过程测评模型。从理论上分析,二阶模型更好地解释了儿童动技商的潜在结构(图5-18)。

但在二阶过程测评模型中,近似拟合指标 TLI 为0.879(小于0.900),尚不理想,模型有待进一步修正。

表5-18 中国学龄儿童动技商测评模型拟合指数

模型	χ^2	df	比较拟合指数(CFI)	Tucker-Lewis 指数(TLI)	标准化残差均方根(SRMR)	近似误差均方根(RMSEA)	90% 置信区间
一阶结果测评	211.679	77	0.953	0.945	0.080	0.049	0.041—0.057
二阶结果测评	170.148	74	0.967	0.959	0.071	0.042	0.034—0.050
一阶过程测评	278.218	77	0.868	0.844	0.045	0.060	0.052—0.067
二阶过程测评	224.656	74	0.901	0.879	0.040	0.053	0.045—0.061

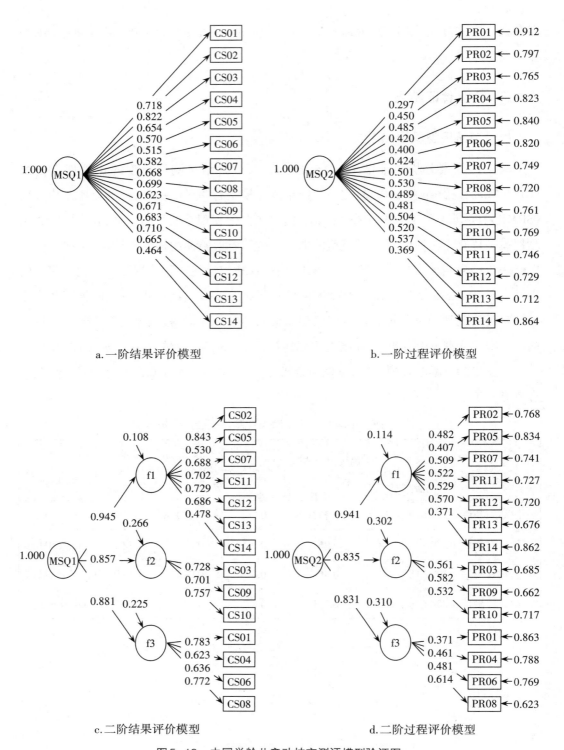

a.一阶结果评价模型

b.一阶过程评价模型

c.二阶结果评价模型

d.二阶过程评价模型

图5-18　中国学龄儿童动技商测评模型验证图

（二）结果评价模型项目功能差异

结果评价模型项目功能差异（DIF）分析结果显示，有4个项目不在性别和年龄范围之内（见表5-19、表5-20）。项目CS02的性别间具有中等的项目功能差异（DIF Contrast = -0.62, $p = 0.04$）；项目CS01（DIF Contrast = -1.12, $p = 0.01$）和项目CS10（DIF Contrast = -0.83, $p = 0.01$）在年龄（6岁与7岁）之间具有显著的项目功能差异；CS01（DIF Contrast = 1.15, $p = 0.03$）和CS12（DIF Contrast = -0.57, $p = 0.04$）在年龄（7岁与8岁）之间也具有显著项目功能差异。DIF分析结果表明：这些运动项目在儿童年龄和性别因素上会有不同程度的差异。

表5-19　不同性别和年龄的中国学龄儿童动技商测评模型项目功能差异情况（结果评价模型）

项目编码	性别（男与女）					年龄（6岁与7岁）				
	DIF Contrast	Joint SE	Rasch-Welch			DIF Contrast	Joint SE	Rasch-Welch		
			t	df	p			t	df	p
CS01	−0.13	0.37	−0.36	692	0.72	−1.12	0.45	−2.50	345	**0.01***
CS02	−0.62	0.29	−2.11	672	**0.04***	−0.13	0.38	−0.34	359	0.73
CS03	0.00	0.23	0.00	697	1.00	0.31	0.36	0.86	354	0.39
CS04	0.00	0.18	0.00	697	1.00	−0.28	0.25	−1.12	359	0.26
CS05	−0.28	0.18	−1.55	697	0.12	0.18	0.25	0.72	359	0.47
CS06	0.13	0.19	0.70	697	0.48	0.03	0.26	0.11	359	0.91
CS07	0.18	0.18	1.01	697	0.31	0.21	0.25	0.87	359	0.39
CS08	0.12	0.18	0.64	697	0.52	−0.05	0.25	−0.20	359	0.84
CS09	0.21	0.21	1.02	695	0.31	0.02	0.30	0.08	359	0.94
CS10	−0.25	0.20	−1.23	697	0.22	−0.83	0.30	−2.81	354	**0.01***
CS11	−0.34	0.20	−1.71	695	0.09	−0.10	0.27	−0.38	359	0.70
CS12	0.00	0.20	0.00	697	1.00	0.33	0.27	1.23	359	0.22
CS13	0.17	0.18	0.94	697	0.35	0.22	0.25	0.90	359	0.37
CS14	0.25	0.19	1.29	696	0.20	0.38	0.27	1.41	357	0.16

注：DIF Constrast=项目功能差异对比；Joint SE=联合标准误差；t=t值；df=自由度；p=概率；*$p<0.05$。

表5-20　不同年龄的中国学龄儿童动技商测评模型项目功能差异情况（结果评价模型）

项目编码	年龄（7岁与8岁）					年龄（8岁与9岁）				
	DIF Contrast	Joint SE	Rasch—Welch			DIF Contrast	Joint SE	Rasch—Welch		
			t	df	p			t	df	p
CS01	1.15	0.51	2.24	295	**0.03***	0.13	0.69	0.19	317	0.85
CS02	−0.25	0.39	−0.64	348	0.52	0.22	0.44	0.50	322	0.62
CS03	−0.04	0.34	−0.13	348	0.90	0.41	0.32	1.31	325	0.19
CS04	−0.05	0.25	−0.20	347	0.84	−0.09	0.26	−0.36	335	0.72
CS05	0.38	0.25	1.52	346	0.13	−0.26	0.26	−0.98	335	0.33
CS06	0.12	0.26	0.46	345	0.64	−0.21	0.28	−0.76	334	0.45
CS07	0.08	0.25	0.34	347	0.74	−0.13	0.26	−0.51	335	0.61
CS08	−0.02	0.25	−0.08	347	0.94	0.02	0.27	0.08	334	0.94
CS09	0.06	0.29	0.22	348	0.83	−0.18	0.28	−0.62	335	0.53
CS10	0.38	0.30	1.26	348	0.21	−0.17	0.29	−0.61	335	0.54
CS11	−0.05	0.27	−0.16	346	0.87	0.21	0.30	0.68	329	0.50
CS12	−0.57	0.27	−2.08	348	**0.04***	0.49	0.29	1.67	325	0.10
CS13	−0.11	0.25	−0.46	347	0.65	0.49	0.26	1.85	333	0.07
CS14	−0.41	0.27	−1.56	345	0.12	−0.47	0.28	−1.69	335	0.09

注：DIF Constrast=项目功能差异对比；Joint SE=联合标准误差；t=t值；df=自由度；p=概率；*$p<0.05$。

项目功能差异分析结果显示，只有1个项目（CS02）在不同性别之间存在项目功能差异，而另外3个项目在6岁与7岁、7岁与8岁之间都表现出显著的项目功能差异（$p<0.05$）。在8岁与9岁之间未发现明显的项目功能差异。考虑到儿童运动技能发展中先天存在的性别发育因素，本研究未从CMSQ中删除跨性别存在项目功能差异的项目。比较不同年龄之间的项目功能差异，发现项目CS01的难度级别最低，项目CS10和CS12的难度级别最高。为了保持CMSQ测试难度的等级结构，模型未删除任何一个项目。

（三）过程评价模型项目功能差异

过程评价模型项目功能差异（DIF）分析结果（表5-21、表5-22）显示，在性别因素上，项目PR11（DIF Contrast=−0.21，$p=0.04$）存在项目功能差异。在年龄因素上，项目PR10（DIF Contrast=−0.33，$p=0.02$）在6岁与7岁之间存在显著的项目功能差异；项目PR01（DIF Contrast=0.58，$p=0.03$）、PR12（DIF Contrast=−0.31，$p=0.02$）和PR14（DIF Contrast=−0.31，p=0.02)在7岁与8岁之间存在显著的项目功能差异，8岁与9岁之间没有出现显著的项目功能差异(p>0.05)。

表5-21　不同性别和年龄的中国学龄儿童动技商测评项目功能差异情况(过程评价模型)

项目编码	性别(男与女)					年龄(6岁与7岁)				
	DIF Contrast	Joint SE	Rasch-Welch			DIF Contrast	Joint SE	Rasch-Welch		
			t	df	p			t	df	p
PR01	−0.11	0.17	−0.66	713	0.51	−0.36	0.20	−1.81	379	0.07
PR02	−0.27	0.14	−1.94	703	0.05	0.00	0.18	0.00	373	1.00
PR03	0.04	0.11	0.39	717	0.70	0.06	0.16	0.37	379	0.71
PR04	0.00	0.09	0.00	717	1.00	−0.17	0.13	−1.34	379	0.18
PR05	−0.12	0.09	−1.26	717	0.21	0.04	0.13	0.29	379	0.77
PR06	0.07	0.10	0.73	717	0.47	0.03	0.13	0.23	379	0.82
PR07	0.10	0.09	1.11	717	0.27	0.04	0.13	0.35	379	0.73
PR08	0.05	0.09	0.58	717	0.56	0.00	0.13	0.00	379	1.00
PR09	0.11	0.10	1.10	716	0.27	0.00	0.14	0.00	379	1.00
PR10	−0.17	0.10	−1.70	717	0.09	−0.33	0.14	−2.34	376	**0.02**[*]
PR11	−0.21	0.10	−2.03	715	**0.04**[*]	−0.04	0.13	−0.31	379	0.76
PR12	0.00	0.10	0.00	717	1.00	0.22	0.14	1.59	376	0.11
PR13	0.10	0.09	1.09	717	0.28	0.09	0.13	0.75	379	0.45
PR14	0.16	0.10	1.69	716	0.09	0.23	0.13	1.74	379	0.08

注：DIF Constrast=项目功能差异对比；Joint SE=联合标准误差；t=t值；df=自由度；p=概率；*p<0.05。

表5-22　不同年龄的中国学龄儿童动技商测评项目功能差异情况(过程评价模型)

项目编码	年龄(7岁与8岁)					年龄(8岁与9岁)				
	DIF Contrast	Joint SE	Rasch-Welch			DIF Contrast	Joint SE	Rasch-Welch		
			t	df	p			t	df	p
PR01	0.58	0.26	2.23	285	**0.03**[*]	0.16	0.36	0.44	313	0.66
PR02	−0.07	0.19	−0.34	349	0.73	0.12	0.23	0.51	321	0.61
PR03	0.09	0.16	0.57	354	0.57	0.06	0.15	0.40	334	0.69

续表

项目编码	年龄(7岁与8岁)					年龄(8岁与9岁)				
	DIF Constrast	Joint SE	Rasch-Welch			DIF Constrast	Joint SE	Rasch-Welch		
			t	df	p			t	df	p
PR04	−0.01	0.13	−0.11	352	0.91	−0.07	0.13	−0.50	334	0.62
PR05	0.17	0.13	1.33	351	0.18	−0.10	0.14	−0.74	335	0.46
PR06	0.04	0.13	0.32	350	0.75	−0.07	0.14	−0.50	334	0.62
PR07	0.06	0.13	0.50	352	0.62	−0.06	0.13	−0.48	335	0.63
PR08	0.00	0.13	0.00	351	1.00	0.00	0.14	0.00	334	1.00
PR09	0.03	0.14	0.21	353	0.83	−0.07	0.14	−0.51	335	0.61
PR10	0.15	0.14	1.07	354	0.29	−0.13	0.14	−0.95	335	0.34
PR11	0.00	0.14	−0.02	350	0.98	0.15	0.16	0.95	327	0.34
PR12	−0.31	0.14	−2.26	354	**0.02**[*]	0.27	0.15	1.79	324	0.07
PR13	−0.07	0.13	−0.53	352	0.59	0.26	0.14	1.92	332	0.06
PR14	−0.31	0.13	−2.32	348	**0.02**[*]	−0.18	0.14	−1.31	335	0.19

注:DIF Constrast=项目功能差异对比;Joint SE=联合标准误差;t=t值;df=自由度;p=概率;*$p<0.05$。

过程评价模型项目功能差异分析显示:在性别因素上,仅有1个项目存在中等程度的项目功能差异($p<0.05$);在年龄因素上,3个对照组中有4个项目存在中等程度的项目功能差异($p<0.05$)。考虑到儿童运动技能自然发展阶段特征差异,根据存在项目功能差异的特征分析发现,这些项目属于难度较高或难度较低的类别。综合分析儿童学校阶段的练习效应因素,暂不考虑删除任何一个项目,待项目大规模验证后再进行项目的删减,故模型未删除任何跨性别和年龄存在项目功能差异的项目。

四、模型修正

经过二阶模型验证性分析和项目功能差异分析检验,结果评价二阶模型各项拟合指标都达到了拟合要求,模型无须修正。而二阶过程评价模型的近似拟合指标TLI低于0.90,该模型需要进一步修正。

按照模型修正的规则,本研究对项目PR01与PR13进行关联检验,经修正后的模型的近似拟合指标CFI、TLI均有提升,且TLI为0.913(大于0.90),近似拟合指标SRMR、

RMSEA，以及信息指数Akaike信息准则（AIC）和贝叶斯信息准则（BIC）均有所下降。各项拟合指标表明，模型经过修正后，其结构拟合更佳（表5-23、图5-19）。

表5-23　二阶过程评价模型修正拟合指数

模型	χ^2	df	AIC	BIC	CFI	TLI	SRMR	RMSEA	90% 置信区间	修正
验证	224.656*	74	24 485.792	24 692.724	0.901	0.879	0.040	0.053	0.045—0.061	—
修正	179.623*	73	24 441.133	24 652.664	0.930	0.913	0.035	0.045	0.036—0.053	PR01-PR13

注：*$p<0.05$。

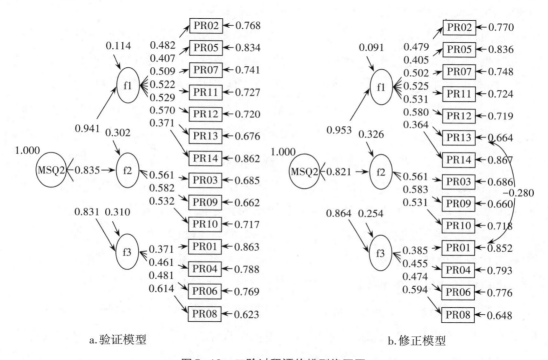

图5-19　二阶过程评价模型修正图

五、本章小结

（一）结果评价小结

基于结果评价的CMSQ测评指标效度检验，主要目的是通过Rasch模型分析CMSQ结果测量结构的有效性。本研究从单维性、项目拟合、项目难度和项目功能差异四个方面对其进行了分析。基于结果评价的CMSQ通过了单维性和局部独立性检验，表明其测评指标结构适用于Rasch模型分析。项目拟合显示基于结果评价的CMSQ测评指标符合标准要求,没有项目出现过度拟合或拟合不足的情况。"人员-项目"怀特图也显示CMSQ测评指标结构具有良好的项目难度,被试个体能力与项目难度的吻合度较高。在这过程中,我们发现对6—9岁儿童来说,复杂的手脚协同运动是难度最大的项目。

在CMSQ的所有14个项目中,出现了两组项目测试技能难度类似的情况。有相关研究发现,在评估运动技能的过程中,难度类似的测试项目可能无法提供更多的测量信息,解决这一问题的方案是删除难度类似的其中一种项目[①]。然而,是否删除其中一种项目是需要通过项目内部一致性系数来判断的,如果内部一致性系数过高(Cronbach's alpha > 0.98),则建议删除相同的项目[1]。但在本研究中,CMSQ的内部一致性系数为0.80。因此,综合多方面的考量,未对任何项目进行删减。

在人员测量拟合方面,基于结果评价的CMSQ显示出项目与人员测量具有良好拟合的结果。CMSQ的人员可靠性和人员分离系数都是在可接受范围内的。在"人员-项目"怀特图中未发现天花板效应或地板效应,这表明CMSQ测评体系能够区分运动能力水平不同的儿童。Wand等人的研究表明基于过程(表现)的评估工具与自我报告的测评方法具有较高的预测水平[②]。与基于过程的测评方法相比,在评估过程中对儿童表现结果(如距离、速度和准确性)的测量是基于标准的规范性数据的(成功=1、失败=0)。换句话说,在基于结果的、过程的和自我报告的三类测评中,结果测评的精度是最高的,过程测评次之。因此,对CMSQ实施结果评价效度校验是极其有必要的。

项目难度和个人能力之间的良好拟合可以减少测评过程中的人为测量误差。当人为测量均值与项目难度均值的差值小于0.5 logits时,该测量被认为是一个很好的测量。而在本研究的结果评价过程中,人员测量均值与项目难度均值的差值为0.25 logits。

总之,基于结果评价的CMSQ测评指标的效度检验,证明了CMSQ测评指标具有较高的有效性,项目拟合、项目难度和项目功能差异的检验都显示CMSQ结果具有较高的结构效度。单维性检验表明项目设计的各项指标具备测试被试个体动作技能的能力,且可以不考虑其他能力对测试结果的影响。尽管个别项目还不能完美地满足拟合要求,但大多数指标都符合Rasch模型验证标准。因此,已初步证明基于结果评价的CMSQ是有效的,可用于测评6—9岁儿童的动作技能。但是,目前基于结果评价的CMSQ研究也有一定的局限性。一是仅通过结果评价来评估CMSQ的有效性是不够的,

---

① LEE J H,HONG I,PARK J H,et al.Validation of Yonsei-Bilateral Activity Test(Y-BAT)-bilateral upper extremity inventory using Rasch analysis[J].OTJR:occupation,participation and health,2020,40(4):277-286.

② WAND B M,CHIFFELLE L A,O'CONNELL N E,et al.Self-reported assessment of disability and performance-based assessment of disability are influenced by different patient characteristics in acute low back pain[J].European spine journal,2010,19(4):633-640.

应该进一步探索过程评价,以确定应保留还是删除DIF项目。二是缺乏对金标准(Gold-Standard)测评工具有效性的验证。在已有研究中仅有CAMSA和AST是同类型研究,后续本研究将考虑采用这两种方法进行进一步的验证。

(二)过程评价小结

基于过程评价的CMSQ测评指标效度检验,主要目的是通过Rasch模型分析CMSQ过程测量结构的有效性。本研究从单维性、评分量表、项目拟合、项目难度和项目功能差异五个方面进行了分析。基于过程评价的CMSQ通过了单维性和局部独立性检验,表明其测评指标结构适用于Rasch模型分析。评分量表结果显示,CMSQ三级评分(0—2分)结构是合理的,不需要对评分结构进行重新组合。

项目拟合结果显示基于过程评价的CMSQ测评指标符合标准要求,没有项目出现过度拟合或拟合不足的情况。"人员-项目"怀特图也显示基于过程评价的CMSQ测评指标结构具有良好的项目难度,被试个体能力与项目难度的吻合度不高,其检验结果表明过程评价得分较易,项目设置的难度偏低。在人员测量拟合方面,基于过程评价的CMSQ显示出项目与人员测量良好拟合的结果。虽然CMSQ测评人员信度系数较低,但人员分离系数是在可接受范围内的。在"人员-项目"怀特图中未发现天花板效应或地板效应,表明CMSQ测评体系能够区分运动能力水平不同的儿童。

项目难度和个人能力之间的良好拟合可以减少测评过程中的被试人员测量误差。当被试人员测量均值与项目难度均值之间的差值小于0.5 logits时,被认为是一个很好的测量。过程评价结果显示被试人员测量均值与项目难度均值之间的差值为0.27 logits,表明过程评价动作技能测量结构满足设计的要求。

总之,基于过程评价的CMSQ测评指标的效度检验,证明了CMSQ测评指标的有效性是可以接受的。评分量表、项目拟合、项目难度和项目功能差异都显示CMSQ过程评价具有可接受的结构效度。单维性检验表明项目设计的各项指标具备测试被试个体动作技能的能力,且不用考虑其他能力对测试结果的影响。尽管个别指标还不能完美地满足拟合要求,但大多数指标都符合Rasch模型验证标准。因此,初步证明基于过程评价的CMSQ结构是有效的,是可以用于评估6—9岁儿童动作技能的。但是,目前基于过程评价的CMSQ研究也有一定的局限性。一是评分者之间的信度是影响CMSQ效度的关键,评分者需要在进行严格的培训评估后才能参与工作。二是即时评分对评分者的要求极高,后续研究中有必要引入视频评分或者开发视频自动评分工具,以减少即时评分导致的人为误差。

(三)模型验证小结

经过验证和修正后,模型满足各项拟合指标的要求。因此,采用结构方程模型路径系数作为各项指标的权重系数,分别计算儿童动作技能基于结果评价和过程评价的商数值。

(1)基于结果评价的动作技能测评标准分的计算公式如下[1]:

$$
\begin{aligned}
\mathrm{MS}_1 &= (R_{c1} \times f_{c1} + R_{c2} \times f_{c2} + R_{c3} \times f_{c3}) \times 100 \\
&= (0.352 \times f_{c1} + 0.319 \times f_{c2} + 0.328 \times f_{c3}) \times 100
\end{aligned}
\tag{公式5-10}
$$

$$f_{c1} = 0.181 \times \mathrm{CS}_2 + 0.114 \times \mathrm{CS}_5 + 0.148 \times \mathrm{CS}_7 + 0.151 \times \mathrm{CS}_{11} + 0.157 \mathrm{CS}_{12} + 0.147 \times \mathrm{CS}_{13} + 0.103 \times \mathrm{CS}_{14}$$

$$f_{c2} = 0.333 \times \mathrm{CS}_3 + 0.321 \times \mathrm{CS}_9 + 0.346 \times \mathrm{CS}_{10}$$

$$f_{c3} = 0.278 \times \mathrm{CS}_1 + 0.221 \times \mathrm{CS}_4 + 0.226 \times \mathrm{CS}_6 + 0.274 \times \mathrm{CS}_8$$

其中,R代表权重系数,CS_1代表项目CS01的评分,以此类推。

(2)基于过程评价的动作技能测评标准分的计算公式如下:

$$
\begin{aligned}
\mathrm{MS}_2 &= (R_{d1} \times f_{d1} + R_{d2} \times f_{d2} + R_{d3} \times f_{d3}) \times 100 \\
&= (0.361 \times f_{d1} + 0.311 \times f_{d2} + 0.328 \times f_{d3}) \times 100
\end{aligned}
\tag{公式5-11}
$$

$$f_{d1} = 0.141 \times \mathrm{PR}_2 + 0.12 \times \mathrm{PR}_5 + 0.148 \times \mathrm{PR}_7 + 0.155 \times \mathrm{PR}_{11} + 0.157 \times \mathrm{PR}_{12} + 0.171 \times \mathrm{PR}_{13} + 0.108 \times \mathrm{PR}_{14}$$

$$f_{d2} = 0.335 \times \mathrm{PR}_3 + 0.348 \times \mathrm{PR}_9 + 0.317 \times \mathrm{PR}_{10}$$

$$f_{d3} = 0.202 \times \mathrm{PR}_1 + 0.238 \times \mathrm{PR}_4 + 0.248 \times \mathrm{PR}_6 + 0.311 \times \mathrm{PR}_8$$

其中,R代表权重系数,PR_1代表项目PR01的评分,以此类推。

(3)基于时间评价的动作技能测评标准分的计算公式如下:

$$
\mathrm{MS}_3 = \left[\frac{\max(\chi_{e1}, \chi_{e2}, \cdots, \chi_{ei}) - \chi_{ei}}{\max(\chi_{e1}, \chi_{e2}, \cdots, \chi_{ei}) - \min(\chi_{e1}, \chi_{e2}, \cdots, \chi_{ei})} \right] \times 100
\tag{公式5-12}
$$

(4)儿童动技商计算公式如下:

$$
\mathrm{MSQ} = 100 + 15 \times \left(\frac{x_{bi} - \bar{x}_b}{s_b} \right) (i = 1, 2, \cdots, n)
\tag{公式5-13}
$$

$$
x_{bi} = \mathrm{MS} = R_{b1} \times \mathrm{MS}_1 + R_{b2} \times \mathrm{MS}_2 + R_{b3} \times \mathrm{MS}_3
\tag{公式5-14}
$$

$$
\bar{x}_b = \frac{x_{b1} + x_{b2} + \ldots + x_{bi}}{n} (i = 1, 2, \cdots, n)
\tag{公式5-15}
$$

$$
s_b = \sqrt{\frac{\sum_{i=1}^{n}(x_{bi} - \bar{x}_b)}{n-1}}
\tag{公式5-16}
$$

其中,MSQ为动技商;R代表权重系数;x_{bi}(MS)为第i个儿童的动技能测评标准分;$\bar{x}_b$为该儿童所在性别和年龄分组动技能测评标准分的均值;s_b为$\bar{x}_b$的标准差。

综上所述,中国学龄儿童动技商计算公式为公式5-13—公式5-16。

---

[1]注:本书因研究需要,涉及大量自定义字母缩写变量,为便于计算和理解,未严格统一所有变量斜体。

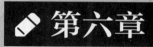

第六章

中国学龄儿童动商之
动心商测评模型构建

　　"动心"与"不动心"是中国传统哲学的重要观点之一。学龄儿童动心商是基于孟子"不动心"学说提出的新概念,其主要研究学龄儿童运动发展所需的心理特质。本章将通过文献梳理,研制中国学龄儿童动心商测评指标体系和测评工具,构建中国学龄儿童动心商测评模型,并对其进行验证。

第一节　中国学龄儿童动心商测评研究的理论基础

一、学龄儿童动心商测评研究的理论基础

(一)儿童运动认知研究

　　国内外大量研究证实了运动不仅可以促进身体健康[1],而且可以提高认知表现[2],提升大脑的功能和效率。横向研究显示,高有氧运动儿童比低有氧运动儿童表现出更佳的认知功能和大脑结构[3,4,5]。纵向追踪研究也发现,儿童在参与长期的运动锻炼后,不仅身体素质显著增强,而且认知功能与大脑神经电位的表现也都有显著提升[6]。这些正面效应,似乎还可以延伸至儿童大脑功能的重要表现——学业成绩[7,8],这也展示了运动在儿童认知功能、大脑功能以及其学业发展中的关键作用。

　　由于运动认知研究的议题比较广泛,为了便于探讨儿童运动认知,相关研究按照运

① ROSS R,DAGNONE D,JONES P J H,et al.Reduction in obesity and related comorbid conditions after diet-induced weight loss or exercise-induced weight loss in men:a randomized,controlled trial[J].Annals of internal medicine,2000,133(2):92-103.

② HILLMAN C H,ERICKSON K I,KRAMER A F.Be smart,exercise your heart:exercise effects on brain and cognition[J].Nature reviews neuroscience,2008,9(1):58-65.

③ VOSS M W,NAGAMATSU L S,LIU-AMBROSE T,et al.Exercise,brain,and cognition across the life span[J].Journal of applied physiology,2011,111(5):1505-1513.

④ CHADDOCK L,ERICKSON K I,PRAKASH R S,et al.A neuroimaging investigation of the association between aerobic fitness,hippocampal volume,and memory performance in preadolescent children[J].Brain Research,2010,1358:172-183.

⑤ CHADDOCK L,ERICKSON K I,PRAKASH R S,et al.Basal ganglia volume is associated with aerobic fitness in preadolescent children[J].Developmental Neuroscience,2010,32(3):249-256.

⑥ CHANG Y K,TSAI Y J,CHEN T T,et al.The impacts of coordinative exercise on executive function in kindergarten children:an ERP study[J].Experimental brain research,2013,225(2):187-196.

⑦ ARCHER T,GARCIA D.Physical exercise influences academic performance and well-being in children and adolescents[J].International journal of school and cognitive psychology,2014,1(1):e102.

⑧RASMUSSEN M,LAUMANN K.The academic and psychological benefits of exercise in healthy children and adolescents[J].European journal of psychology of education,2013,28(3):945-962.

动的性质将运动区分为急性运动(acute exercise)和慢性运动(chronic exercise)。在急性运动领域,有研究发现急性有氧运动可以提升儿童反应时间,特别是选择性反应时间[1]。Pesce等人的研究显示,急性有氧运动可以提升儿童的记忆表现[2]。Drollette等人重复了先前的研究,再次证实了急性有氧运动对儿童认知能力的有益影响,并且发现了控制能力较弱的儿童是急性有氧运动的最大受益者。该研究最早证实了身体活动对不同个体的控制能力有不同的影响,并进一步证实了有氧运动有促进大脑健康发育的作用[3]。

许多学者的研究都发现,高有氧运动者比低有氧运动者在认知与大脑结构等方面具有明显的优势[4]。有学者将这一问题聚焦于儿童领域,他们发现,高有氧运动的儿童反应时间较快,表明高有氧运动的儿童具有快速识别目标刺激的能力[5];而另一项研究证实了有氧运动与高阶认知功能(执行功能)的关系[6]。Pontifex等人的研究再次验证了有氧运动与儿童认知控制的关系[7]。因此,相关研究证明,不论是急性运动还是慢性运动,都对儿童的认知发展有促进作用。

(二)儿童运动毅力研究

1907年,威廉·詹姆斯(William James)提出了一个涵盖整个心理学领域的研究计划,目的是解决两个广泛的问题。一是人类能力的类型是什么? 二是个人通过哪些手段可以释放这些能力? 近百年来,心理学领域的学者在第一个问题上取得了令人瞩目的成就,尤其是对智力或一般心理能力的测量,比对其他任何心理特质的测量都更为精确。相比之下,学者对第二个问题的探究就比较少了。为什么在智力相同的情况下,有些人却能取得更大的成就? 心理学家认为这是因为这些人有一种优秀品质,并将其定

①ELLEMBERG D,ST-LOUIS-DESCHENES M.The effect of acute physical exercise on cognitive function during development[J].Psychology of sport and exercise,2010,11(2):122-126.

② PESCE C,CROVA C,CEREATTI L,et al.Physical activity and mental performance in preadolescents:effects of acute exercise on free-recall memory[J].Mental health and physical activity,2009,2(1):16-22.

③ DROLLETTE E S,SCUDDER M R,RAINE L B,et al.Acute exercise facilitates brain function and cognition in children who need it most:an ERP study of individual differences in inhibitory control capacity[J].Developmental cognitive neuroscience,2014,7:53-64.

④ VOSS M W,VIVAR C,KRAMER A F,et al.Bridging animal and human models of exercise-induced brain plasticity[J].Trends in cognitive sciences,2013,17(10):525-544.

⑤ HILLMAN C H,CASTELLI D M,BUCK S M.Aerobic fitness and neurocognitive function in healthy preadolescent children[J].Medicine & science in sports & exercise,2005,37(11):1967-1974.

⑥ HILLMAN C H,BUCK S M,THEMANSON J R,et al.Aerobic fitness and cognitive development:event-related brain potential and task performance indices of executive control in preadolescent children[J].Developmental psychology,2009,45(1):114-129.

⑦ PONTIFEX M B,RAINE L B,JOHNSON C R,et al.Cardiorespiratory fitness and the flexible modulation of cognitive control in preadolescent children[J].Journal of cognitive neuroscience,2011,23(6):1332-1345.

义为"毅力(Grit)"。理论上,毅力是个体对长期目标的坚持和热情[1]。坚忍不拔的精神要求个体不断地应对挑战,尽管失败,遭遇逆境也要保持努力和兴趣。毅力的优点是耐力,坚忍不拔的个体最终会坚持到最后。

关于毅力的研究已经有近百年的历史,但对运动毅力的测量研究却并不尽如人意。有学者回顾相关研究发现,仅有一个独立的毅力量表,即儿童毅力量表(Perseverance Scale for Children,PSC)[2]。此后,他们发展和验证了一个缩减版的成人毅力量表(Grit-S)[3]。Howe 在回顾了达尔文、爱因斯坦和其他天才传记的细节之后,认为高成就直接来自卓越的思维能力的假设是不成立的,毅力至少应该与智力一样重要。基于此,Duckworth 和 Peterson 研究认为坚忍不拔对于成就卓越人才至关重要,应该鼓励儿童不仅要努力学习和工作,而且要持之以恒。

(三)儿童运动动机研究

动机(motivation)是指引起个体活动,维持已引起的活动,并导致该活动朝某一目标进行的内在历程[4]。运动动机是指人们参加运动的动力,它具有启发人的行为,并使行为以一定强度在运动中保持的特性[5]。儿童运动动机主要是指儿童参加锻炼或身体活动的动力,是维持锻炼或身体活动的动因。研究儿童运动动机测量需要充分结合儿童的生长发育特点、动机理论和动机类型。

运动动机研究历史悠久,早期大量研究是围绕儿童和青少年的竞技运动动机展开的。研究方法多以描述性方法为主,一般通过动机问卷对参与运动的乐趣、成功与失败、坚持与退出等内容进行探讨[6]。如有学者回顾发现影响儿童和青少年锻炼动机的48个因素中,有17个属于心理结构因素,其中只有目标定向、能力胜任和运动目的与青少年身体活动呈正相关。在对2 500多名意大利青少年的调查中发现,影响运动参与动机的主要因素有乐趣、健康、社会、竞争和地位确定[7]。在对4 437名英格兰6—16岁儿童和

① DUCKWORTH A L, PETERSON C, MATTHEWS M D, et al. Grit: perseverance and passion for long-term goals[J]. Journal of personality and social psychology,2007,92(6):1087-1101.

② LUFI D, COHEN A. A scale for measuring persistence in children[J]. Journal of personality assessment,1987,51(2): 178-185.

③ DUCKWORTH A L, QUINN P D. Development and validation of the short grit scale(Grit-S)[J]. Journal of personality assessment,2009,91(2):166-174.

④ 程国萍,秦志华. 组织行为学[M].2版. 大连:东北财经大学出版社,2018:46.

⑤ 张力为,任未多. 体育运动心理学研究进展[M]. 北京:高等教育出版社,2000:44.

⑥ MARTENS R. The uniqueness of the young athlete: psychologic considerations[J]. American journal of sports medicine, 1980,8(5):382-385.

⑦ BUONAMANO R,CEI A, MUSSINO A. Participation motivation in Italian youth sport[J]. The sport psychologist,1995,9 (3):265-281.

青少年调查的研究发现,运动参与的主要动机有乐趣、健康和友谊。由此可知,乐趣和健康是儿童和青少年参与运动动机的共有主因。

近期,运动动机研究更加关注儿童的运动参与动因,尤其是特殊儿童(如肥胖)的运动参与动因研究。如 Bryanton 等人研究脑瘫儿童运动动机[①],Maddison 等人研究肥胖儿童运动动机。此外,应用于儿童动机测验的虚拟现实技术也得到了快速发展,如 Bryanton 在脑瘫儿童研究中应用了虚拟技术以促进运动动机,Maddison 在超重和肥胖儿童中应用了电子游戏以促进儿童运动动机。

Longhurst 和 Spink 的研究表明,除了女孩比男孩更爱学习运动技能外,男女之间几乎不存在运动动机上的性别差异。而 Morris 等人的研究发现,男孩的运动动机更容易被自我定向目标(竞争、地位)激发,女孩的运动动机更容易被任务定向目标(合作、健康、学习技能)激发。澳大利亚一项大规模调查研究表明,不同年龄段儿童的运动动机存在差异,年幼者更关注活动的有趣性,年长者更注重健康。

总之,儿童运动动机理论的研究表明,乐趣与健康是目前确定的、参与运动最大的动因,低龄段儿童对运动乐趣更加关注。

(四)儿童运动情感体验研究

情感体验是指个体生活中的积极情感(愉快、轻松等)和消极情感(抑郁、焦虑、紧张等)。当儿童在玩耍或运动时,他们会做决策,建立社交关系,做出动作反应,并在一种独特的情感场景中生活。这些维度(认知、社交、身体和情感)之间的相互作用被 Parlebas 称为运动行为教育学。运动的机械概念被具有重大意义的运动行为所取代,运动技能并不是主要的参照,取而代之的是那些移动、决策、情感以及与其他儿童互动的人。每种运动形式都有其内部逻辑,可以表现为它与儿童的关系、空间、材料和时间。情感体验取决于运动的本质和提供的各种运动行为。儿童的性格、爱好或运动经历,都被认为是影响运动的外部逻辑,会影响儿童运动的情绪,甚至是他们对运动的享受程度[②]。

在相同的运动形式中,儿童的运动行为会有所不同。Parlebas 根据儿童之间的社会关系将运动形式分为了四类:(1)精神领域,如跳房子游戏;(2)合作领域,如接力赛;(3)对手领域,如掰手腕;(4)合作-对抗领域,如博弈游戏。在选择运动形式时,由于它会影

① BRYANTON C,BOSSE J,BRIEN M,et al.Feasibility,motivation,and selective motor control:virtual reality compared to conventional home exercise in children with cerebral palsy[J].Cyberpsychology & behavior,2006,9(2):123−128.

② BENGOECHEA E G,SABISTON C M,AHMED R,et al.Exploring links to unorganized and organized physical activity during adolescence:the role of gender,socioeconomic status,weight status,and enjoyment of physical education[J].Research quarterly for exercise and sport,2010,81(1):7−16.

响到儿童的情感体验,因此需要分析运动形式的另一个相关因素——结束方式。例如,当我们决定对运动游戏提出,游戏在达到规则(内部逻辑)确定的目的后结束时,这类运动游戏的形式是竞争性的。相反,当游戏因规则之外的某些因素而停止时,如参与者因素、天气因素、时间因素等(外部逻辑),这类运动游戏的形式是非竞争性的。

从教育者的视角,让教师掌握学生参与运动的形式及其情感体验,对教师开展教学工作非常有意义。尤其是根据运动形式的类型来引导其参与运动,不仅可以让学生在认知和身体能力上有所提升,还可以使其在社交和情感方面发生改变[1]。儿童通过参与运动感受不同的情绪体验,从而增强情绪意识,这是促进社交能力和其他情绪能力发展的关键[2]。许多学者都认同儿童参与体育运动与情感之间有着不可分割的关系,因此必须发挥这种关键作用[3,4]。

二、中国学龄儿童动心商测评模型构建的思路

中国学龄儿童动心商测评模型采用结构方程模型构建方法,其构建与验证思路见图6-1。

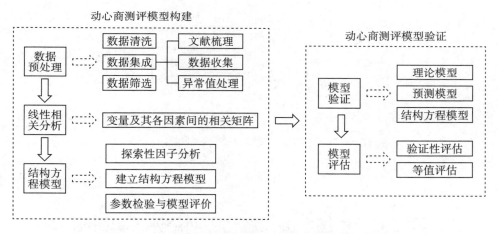

图6-1　中国学龄儿童动心商测评模型构建与验证思路

① BAILEY R, ARMOUR K, KIRK D, et al.The educational benefits claimed for physical education and school sport: an academic review[J].Research papers in education,2009,24(1):1-27.

②LABORDE S,DOSSEVILLE F,ALLEN M S.Emotional intelligence in sport and exercise:a systematic review[J].Scandinavian journal of medicine & science in sports,2015,26(8):862-874.

③ LAVEGA P, ALONSO J I, ETXEBESTE J, et al.Relationship between traditional games and the intensity of emotions experienced by participants[J].Research quarterly for exercise and sport,2014,85(4):457-467.

④ ALCARAZ-MUNOZ V, IZQUIERDO M I C, GARCIA G M G, et al.Joy in movement: traditional sporting games and emotional experience in elementary physical education[J/OL].Frontiers in psychology, 2020, 11[2023-03-13].https://www.frontiersin.org/journals/psychology/articles/10.3389/fpsyg.2020.588640/full.

三、中国学龄儿童动心商测评模型的理论框架

基于中国学龄儿童动心商测评模型的构建思路和心理量表编制的基本方法,根据结构模型和测量模型构建的基本原则,制定了中国学龄儿童动心商测评模型理论框架(图6-2)。在中国学龄儿童动心商测评模型中,动心商与5个二级维度(运动认知、运动毅力、运动动机、运动情感和运动行为意向)均属于潜在变量,需要通过观察变量来进行测量。在图6-2中,点虚线方框代表测量模型,长虚线方框代表结构模型。

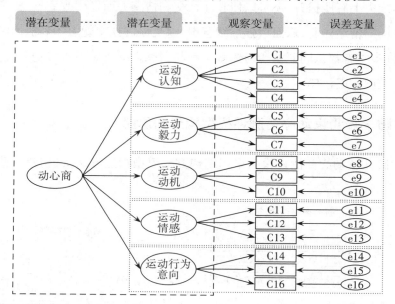

备注:本框架图中观察变量指标是理论假设,具体测量指标以测评工具的研制结果为准。

图6-2　中国学龄儿童动心商测评模型理论框架

第二节　中国学龄儿童动心商测评工具研制

一、研究对象

(一)焦点小组被试样本

被试样本来自重庆市某小学6—9岁的小学生和某中学12—15岁的中学生。随机抽取小学生和中学生各16名,共32名中小学生参与问卷审读与修订。

（二）项目分析和探索性因素分析被试样本

采用整群抽样法，在四川省和重庆市的6所小学中，每所学校发放调查问卷100份，共发放问卷600份，收回有效问卷497份，问卷有效率为82.8%，被试样本情况如表6-1所列。

表6-1　项目分析和探索性因素分析被试样本情况（N=497）

年龄	四川省样本数/人（男生占比/%）	重庆市样本数/人（男生占比/%）
6岁	61（50.8）	49（57.1）
7岁	57（47.4）	60（53.3）
8岁	66（48.5）	73（52.1）
9岁	61（45.9）	70（64.3）
总计	245（48.2）	252（56.7）

（三）验证性因素分析被试样本

采用整群抽样法，在江苏、四川、云南和重庆4省（直辖市），共发放调查问卷842份，收回有效问卷770份，问卷有效率为91.4%，被试样本情况如表6-2所列。

表6-2　验证性因素分析被试样本情况（N=770）

年龄	四川省样本数/人（男生占比/%）	重庆市样本数/人（男生占比/%）	江苏省样本数/人（男生占比/%）	云南省样本数/人（男生占比/%）
6岁	50（46.0）	47（46.8）	48（47.9）	47（46.8）
7岁	47（53.2）	49（53.1）	48（52.1）	50（52.0）
8岁	50（52.0）	50（54.0）	51（52.9）	51（52.9）
9岁	47（46.8）	49（49.0）	44（50.0）	42（47.6）
总计	194（49.5）	195（50.8）	191（50.8）	190（50.0）

（四）重测信度被试样本

被试样本来自重庆市。采取在第一次问卷测试后间隔2周再进行第二次问卷测试的方式，共发放问卷150份，收回有效问卷131份，问卷有效率为87.3%，被试样本情况如表6-3所列。

表6-3　重测信度被试样本情况（*N*=131）

年龄	样本数/人	男生占比/%
6岁	38	44.7
7岁	30	50.0
8岁	28	42.9
9岁	35	60.0
总计	131	49.6

二、研究方法

（一）描述统计

描述统计主要是对样本特征进行的常规统计分析，如计算均值、标准差、频率、百分比等。

（二）项目分析

项目分析采用常规项目分析和项目反应理论（IRT）模型对测试内容的效度进行定量分析。常规项目分析包括项目分数与总体分数 Pearson 相关分析，依据项目分数与总体分数的相关系数来遴选指标。IRT模型可用于问卷的开发，其分析内容主要包括评分量表、项目拟合、项目难度和区分度，以及项目功能差异（DIF）。

（三）探索性因素分析

探索性因素分析（EFA）是一种因子降维技术，是一种用于寻找多元观测变量本质结构的方法。在问卷研制中，EFA主要通过对观测项目采用特定的因子抽取方法（如主成分分析等）寻找公共因子，从而达到降维的目的。本研究采用主成分分析法抽取公共因子，可通过碎石图观察保留因子的数量。依据各项目共同度（大于0.4）来初步判断是否需要删除项目。然后，根据项目是否跨项等来判断是否删除。最后，在因子与项目达到理想的解释要求后（项目载荷在单一因子上的负荷大于0.3），建立问卷测量的本质结构。

（四）验证性因素分析

验证性因素分析（CFA）是用于验证调查数据与模型拟合情况的一种统计分析方法。它主要用于测量一个因子与它相对应的测试项（测试题）之间的关系，检验这种关系是否符合研究者提出的理论设计。验证性因素分析采用结构方程模型来检验。实践中，验证性因素分析过程就是测量模型的检验过程。

（五）积差相关分析

积差相关是指当两个变量都是正态连续型变量、两者之间呈线性关系时,这两个变量之间相关。若用 (x_i, y_i),$i=1,2,\cdots,n$,表示两个变量的等级,则相关系数被称为"斯皮尔曼等级相关系数"。

三、研究过程

通过儿童动心商概念的基本界定,我们梳理了儿童动心商测评的基本理论和研究概况,整理了儿童动心商测评的理论框架。并通过现有测量工具梳理、专家深度访谈和焦点小组审读等环节,初步确定了运动认知、动机、毅力、情感和行为意向5个测评领域。基于这5个测评领域,我们编制了测评题并组织了初步测试,对初步测试结果进行了项目分析和探索性因素分析。

（一）深度访谈

访谈开始前,我们制定了详细的访谈提纲和《访谈知情同意书》,告知访谈者访谈的时间、地点、内容以及访谈录音和保密事项,在获得受访者同意后进行了访谈。访谈对象为9名运动锻炼心理学领域的学者。按照访谈提纲,访谈时间为30—90 min,问题为开放式问题,每个问题的访谈时间不超过10 min,并全程录音。访谈提纲包括以下8个问题。(1)您对"动心"的概念认可吗? 谈谈您的看法。(2)根据您对儿童运动认知的理解,您认为测量儿童运动认知的核心是什么?(3)根据您对儿童运动动机的理解,您认为测量儿童运动动机的核心是什么?(4)根据您对儿童运动毅力的理解,您认为测量儿童运动毅力的核心是什么?(5)根据您对儿童运动情感的理解,您认为测量儿童运动情感的核心是什么?(6)根据您对儿童运动行为意向的理解,您认为测量儿童运动行为意向的核心是什么?(7)运动是儿童的天性,为什么有些儿童喜欢运动,而有些儿童却不喜欢运动? 从心理学的角度谈谈您的理解。(8)用"动心"作为解释儿童运动倾向的概念,您有什么建议吗?

将访谈录音转换为文字(共计9个文本,6万余字),并采用扎根理论的三级编码方式进行分析。经过多次总结归纳,本研究确定了核心编码5个,其频次如下:运动动机(127)、运动毅力(105)、运动认知(96)、运动行为意向(82)、运动情感(61)。根据深度访谈的结果和理论构建的框架,综合确定了中国学龄儿童动心商测评的概念结构。

(二)题项编制

第一步,初步编制问卷。本研究以中国学龄儿童动心商测评概念结构为框架,以反映理论构想为目标,以简洁、准确、不重复为语言描述标准,参考《基于建构理论的量表设计》[①],参考已有的体育锻炼态度量表[②]、运动倾向问卷(SOQ)[③]、儿童锻炼动机量表(EMS)[④]、儿童运动毅力量表(GRIT-S)[⑤]等测量工具的题项表述,根据深度访谈中专家对儿童动心商测评的论述,共编制42个题项。

第二步,专家评估问卷。本研究邀请了5位运动心理学教授、3位心理学博士后、9位心理学博士对题项描述进行评价,评价标准包括:(1)题项含义清晰、明确,能够测量儿童"动心"这一概念;(2)题项之间含义不重复、不交叉;(3)题项语言表达简洁、准确,不存在歧义;(4)题项能够反映对应维度的理论构想;(5)题项符合领域、维度的划分,题项所属的领域和维度不交叉;(6)题项设计涵盖全部的维度和因子划分。

第三步,根据专家评估意见,对评分较低的题项进行修改或删减,保留了36题。将这36题组成的问卷发放给16名小学生和16名中学生进行再次评价后,删除6题,保留了30题。

第四步,根据马洛-克罗恩[⑥]关于问卷内容编制管理要求,在初始问卷中设置2道重复题项作为质量监控题。初始问卷包括运动毅力8题、运动认知7题、运动动机5题、运动情感5题、运动行为意向5题、质量监控题2个,共32题(表6-4);采用李克特5点计分,从"完全不同意"到"完全同意"依次计为1—5分。其中,反向计分题共4题(S14—S17)。

表6-4　中国学龄儿童动心商测评问卷(初始版)

题项编码	题项内容
S01	虽然我感到很累,但我还是要锻炼。
S02	虽然朋友不能和我一起锻炼,但我自己还是要坚持锻炼。

① 马克·威尔逊.基于建构理论的量表设计[M].黄晓婷,编译.长沙:湖南教育出版社,2020:4-5.

② 毛荣建.青少年学生锻炼态度-行为九因素模型的建立及检验[D].北京:北京体育大学,2003:22-48.

③ GILL D L, DEETER T E.Development of the sport orientation questionnaire[J].Research quarterly for exercise and sport,1988,59(3):191-202.

④ LI F Z.The exercise motivation scale:its multifaceted structure and construct validity[J].Journal of applied sport psychology,1999,11(1):97-115.

⑤ DUCKWORTH A L, QUINN P D.Development and validation of the short grit scale(Grit-S)[J].Journal of personality assessment,2009,91(2):166-174.

⑥ 韦嘉,韩会芳,张春雨,等.马洛-克罗恩社会赞许性量表(简版)在中学生群体中的试用[J].中国临床心理学杂志,2015,23(4):585-589.

续表

题项编码	题项内容
S03	虽然我有家庭作业要做,但我也要先锻炼。
S04	虽然我不太擅长运动,但我也要坚持锻炼。
S05	虽然天气不好,但我仍要坚持锻炼。
S06	虽然朋友叫我出去玩,但我还是要先锻炼。
S07	锻炼使我变帅(美)。
S08	锻炼使我精力充沛。
S09	锻炼使我开心。
S10	锻炼使我健康。
S11	运动使我很阳光。
S12	锻炼使我与朋友的联系更多。
S13	锻炼让我增强成就感和自信心。
S14	我会制定运动目标,但并不能够坚持。
S15	当我想学新运动项目时,就会失去对正在学习的运动项目的兴趣。
S16	我曾短暂地痴迷于某项运动,但很快就失去了兴趣。
S17	我很难集中精力去学习几个月才能学会的运动项目。
S18	不论多难,我最终都能完成运动任务。
S19	挫折不会让我气馁。
S20	我很刻苦地运动。
S21	我很勤奋地锻炼
S22	花时间运动很重要。
S23	培养运动习惯很重要。
S24	积极锻炼对健康很重要。
S25	我一生都不会放弃锻炼。
S26	我认为体育活动很有趣。
S27	我尽力参与体育竞赛。
S28	我的目标是超越自己曾经的运动成绩。
S29	运动使我很阳光。
S30	我努力争取在体育竞赛中实现突破。
S31	在体育竞赛中我会竭尽全力。
S32	我不断挖掘自己最大的运动竞赛潜能。

备注:S11和S29是质量监控题。

(三)初步测试

初步测试以团体现场测试的方式进行。现场测试由本研究组的研究生负责,在班级通过团体纸质问卷进行。测试前由研究生负责阅读和讲解"指导语",指导儿童作答。问卷收回后,我们对问卷的质量进行甄别,将大面积未作答或题项作答完全一致的问卷剔除后再进行问卷的录入。利用SPSS软件对录入数据进行统计分析,先根据质量监控题删除无效问卷,然后对所有有效问卷进行项目分析和探索性因素分析。

(四)项目分析

项目分析的第一步是清理数据,即对初步筛选的有效数据进行极端值和缺失值处理。第二步是针对运动动机、运动毅力、运动认知、运动情感和运动行为意向维度,分别对总分高低各27%的组,采用独立样本t检验和题项总相关两种方法对初测被试($N=$497)进行项目分析。结果显示所有题项在高低分组上均达到$p<0.001$的显著性水平(表6-5),没有题项与总相关的系数低于0.4的标准(表6-6),因此,未删减任何题目。

表6-5　中国学龄儿童动心商测评问卷项目分析结果($N=$497)

题项编码	27%高分组		27%低分组		t	df	p	差值均值	差值95%置信区间	
	均值	标准差	均值	标准差					下限	上限
S01	4.63	0.79	2.43	1.13	−17.26	232	0	−2.20	−2.45	−1.95
S02	4.53	0.74	2.73	1.20	−13.74	232	0	−1.80	−2.06	−1.54
S03	4.43	0.74	1.92	0.82	−24.63	232	0	−2.52	−2.72	−2.32
S04	4.65	0.64	2.63	1.16	−16.47	232	0	−2.02	−2.26	−1.78
S05	4.22	1.09	2.13	1.03	−15.11	232	0	−2.10	−2.37	−1.82
S06	3.85	1.31	2.04	0.93	−12.20	232	0	−1.81	−2.10	−1.52
S07	3.91	1.42	2.38	1.47	−8.09	232	0	−1.53	−1.91	−1.16
S08	4.64	0.91	2.57	1.26	−14.37	232	0	−2.07	−2.35	−1.79
S09	4.59	0.82	2.30	1.09	−18.12	232	0	−2.29	−2.54	−2.04
S10	4.92	0.27	3.96	1.24	−8.17	232	0	−0.97	−1.20	−0.73
S12	4.37	1.00	2.44	0.98	−14.89	232	0	−1.93	−2.19	−1.68
S13	4.66	0.63	2.38	0.90	−22.49	232	0	−2.28	−2.48	−2.08
S14	3.85	1.23	2.45	1.22	−8.80	232	0	−1.40	−1.72	−1.09
S15	4.34	0.89	3.36	1.22	−7.04	232	0	−0.98	−1.26	−0.71
S16	4.47	0.80	3.31	1.18	−8.77	232	0	−1.15	−1.41	−0.89

题项编码	27%高分组		27%低分组		t	df	p	差值均值	差值95%置信区间	
	均值	标准差	均值	标准差					下限	上限
S17	4.41	0.81	3.14	1.22	−9.34	232	0	−1.27	−1.54	−1.00
S18	4.41	0.70	2.20	0.85	−21.67	232	0	−2.21	−2.41	−2.01
S19	4.47	0.97	2.63	0.89	−15.12	232	0	−1.85	−2.09	−1.61
S20	4.47	0.80	2.14	0.83	−21.91	232	0	−2.33	−2.54	−2.12
S21	4.53	0.68	1.90	0.73	−28.46	232	0	−2.63	−2.81	−2.45
S22	4.60	0.70	3.13	1.17	−11.73	232	0	−1.48	−1.72	−1.23
S23	4.83	0.42	3.25	1.20	−13.34	232	0	−1.57	−1.81	−1.34
S24	4.91	0.34	3.87	1.14	−9.46	232	0	−1.04	−1.26	−0.82
S25	4.75	0.57	2.47	1.00	−21.28	232	0	−2.28	−2.49	−2.07
S26	4.67	0.77	2.36	1.19	−17.69	232	0	−2.32	−2.57	−2.06
S27	4.55	0.80	1.90	0.98	−22.70	232	0	−2.65	−2.88	−2.42
S28	4.78	0.62	2.95	1.41	−12.81	232	0	−1.83	−2.11	−1.55
S30	4.78	0.59	2.30	1.24	−19.53	232	0	−2.48	−2.73	−2.23
S31	4.93	0.32	2.91	1.40	−15.24	232	0	−2.02	−2.29	−1.76
S32	4.81	0.44	2.47	1.08	−21.70	232	0	−2.34	−2.55	−2.12
合计	136.06	8.53	78.65	12.95	−39.98	232	0	−57.41	−60.24	−54.58

注:S11和S29是质量监控题,不纳入统计分析。

表6-6　中国学龄儿童动心商测评问卷项目统计量(N=497)

题项编码	均值	标准差	偏度（Skew）	峰度（Kurt）	刻度均值（SMID）	刻度方差（SVID）	总计相关性（CITC）	多相关性的平方（SMC）	Cron-bach's Al-pha值（α）
S01	3.51	1.32	−0.34	−1.08	106.29	501.94	0.64	0.55	0.94
S02	3.65	1.23	−0.43	−0.94	106.15	505.23	0.63	0.61	0.94
S03	3.10	1.33	0.03	−1.14	106.71	497.70	0.71	0.63	0.94
S04	3.72	1.20	−0.58	−0.58	106.08	504.55	0.66	0.66	0.94
S05	3.11	1.36	0.02	−1.24	106.69	500.39	0.65	0.65	0.94
S06	2.96	1.33	0.28	−1.16	106.85	504.27	0.60	0.56	0.94
S07	3.27	1.52	−0.22	−1.42	106.54	519.15	0.49	0.51	0.95
S08	3.80	1.32	−0.77	−0.66	106.00	502.67	0.63	0.61	0.94

续表

题项编码	均值	标准差	偏度（Skew）	峰度（Kurt）	刻度均值（SMID）	刻度方差（SVID）	总计相关性（CITC）	多相关性的平方（SMC）	Cronbach's Alpha值（α）
S09	3.56	1.35	−0.52	−0.96	106.24	501.71	0.63	0.59	0.94
S10	4.46	0.92	−2.01	3.84	105.34	521.25	0.47	0.48	0.95
S12	3.29	1.29	−0.21	−1.04	106.51	509.29	0.52	0.42	0.94
S13	3.70	1.21	−0.50	−0.82	106.10	501.97	0.70	0.59	0.94
S14	3.29	1.31	−0.46	−0.90	106.51	517.88	0.37	0.38	0.95
S15	3.86	1.08	−1.09	0.81	105.95	522.84	0.36	0.44	0.95
S16	3.92	1.10	−1.16	0.88	105.89	521.09	0.38	0.43	0.95
S17	3.81	1.16	−0.93	0.09	105.99	520.53	0.37	0.43	0.95
S18	3.43	1.23	−0.13	−1.08	106.37	500.55	0.72	0.63	0.94
S19	3.56	1.23	−0.34	−0.95	106.24	506.85	0.60	0.45	0.94
S20	3.25	1.29	−0.09	−1.08	106.56	502.05	0.65	0.60	0.94
S21	3.39	1.30	−0.26	−1.04	106.41	494.15	0.79	0.74	0.94
S22	3.89	1.16	−0.77	−0.26	105.92	517.30	0.44	0.59	0.95
S23	4.19	1.03	−1.16	0.65	105.61	512.93	0.59	0.68	0.94
S24	4.44	0.89	−1.69	2.50	105.36	520.90	0.49	0.55	0.95
S25	3.85	1.21	−0.71	−0.56	105.96	501.10	0.72	0.63	0.94
S26	3.75	1.33	−0.68	−0.76	106.05	498.00	0.71	0.68	0.94
S27	3.31	1.44	−0.19	−1.32	106.50	494.88	0.70	0.66	0.94
S28	4.08	1.20	−1.11	0.16	105.73	507.31	0.61	0.60	0.94
S30	3.69	1.38	−0.63	−0.89	106.12	497.89	0.68	0.78	0.94
S31	4.10	1.22	−1.18	0.30	105.70	504.69	0.65	0.71	0.94
S32	3.84	1.25	−0.78	−0.49	105.97	499.84	0.72	0.72	0.94

注：S11和S29是质量监控题，不纳入统计分析。

（五）探索性因素分析

通过SPSS软件对儿童动心商测评问卷（30个题项）进行探索性因素分析，结果显示，问卷的KMO检验（抽样适合性检验）值为0.93，巴特利特（Bartlett）球形检验 x^2/df 值为9 333/435=21.5，在 $p<0.01$ 水平上达到显著，表明初步测试问卷的数据有共同因子，适合做因子分析。

初步测试问卷的各题项数据(表6-6)显示,数据的偏度值和峰度值均在标准范围内。其中,偏度的绝对值在0.02—2.01之间,低于3的标准,峰度的绝对值在0.09—3.84之间,远低于10的标准,表明初步测试样本数据符合正态分布,可以采用极大似然估计法(ML)进行参数估计。根据理论构建时设置的5个测量因素,本研究在探索性因素分析中将模型公共因子数设定为3—6个,并根据下列标准选择题项和模型:(1)删除因子载荷小于0.4的题项;(2)删除在两个或两个以上的因子载荷均大于0.4的题项;(3)删除在两个因子上的载荷差值小于0.25的题项;(4)单个因子包含的题项不少于3个;(5)模型比较拟合指数(CFI)大于0.90、Tucker-Lewis指数(TLI)大于0.90、标准化残差均方根(SRMR)小于0.06、近似误差均方根(RMSEA)小于0.08。

表6-7和表6-8显示了探索性因素分析的结果,经过比较,可以看出五因素模型与理论构建的吻合度最高,且五因素模型的各项拟合指标均达到了筛选的标准,其累积方差解释也达到了70.3%,超过50%的推荐标准[①]。因此,本研究确定以五因素模型作为初步测试问卷的验证原型,对问卷的信度和效度进行验证。最终,五因素模型测评问卷删除了10个题项,保留了20个题项(S01、S03—S09、S15—S17、S22—S24、S26—S28和S30—S32)。各因素依次命名并编码为:运动认知(F1)、运动行为意向(F2)、运动情感(F3)、运动毅力(F4)和运动动机(F5)。

表6-7　中国学龄儿童动心商测评问卷探索性因子载荷矩阵(*N*=497)

题项编码	四因子				五因子					六因子					
	F1	F2	F3	F4	F1	F2	F3	F4	F5	F1	F2	F3	F4	F5	F6
S01	**0.70**	0.05	0.00	0.01	**0.61**	0.07	0.10	0.03	0.00	**0.64**	0.07	0.05	0.03	0.00	-0.02
S03	**0.73**	0.12	-0.04	0.02	**0.60**	0.13	0.15	0.05	-0.03	**0.62**	0.07	0.11	0.05	-0.01	0.08
S04	**0.85**	-0.14	0.04	0.04	**0.70**	-0.13	0.23	0.05	0.03	**0.84**	-0.02	0.13	0.02	-0.01	-0.26
S05	**0.80**	0.01	0.04	-0.08	**0.90**	0.01	-0.09	-0.07	0.06	**0.90**	0.01	-0.15	-0.05	0.08	0.02
S06	**0.72**	0.05	-0.06	0.02	**0.71**	0.06	0.06	0.04	-0.05	**0.71**	0.02	-0.04	-0.03	-0.03	0.07
S07	**0.30**	-0.07	0.19	-0.10	0.04	-0.07	**0.43**	-0.13	0.16	0.09	-0.08	**0.40**	-0.12	0.16	-0.02
S08	**0.50**	0.10	0.09	0.03	0.09	0.08	**0.71**	-0.01	0.04	0.20	0.02	**0.66**	-0.02	0.04	-0.03
S09	**0.40**	0.29	-0.02	0.06	-0.01	0.28	**0.66**	-0.08	0.07	0.07	**0.73**	0.03	-0.05	0.22	
S15	-0.01	0.03	-0.01	**0.71**	-0.06	0.01	0.01	**0.73**	-0.01	-0.04	0.02	0.03	**0.71**	-0.01	0.00
S16	0.16	-0.14	0.06	**0.63**	0.09	-0.16	0.05	**0.66**	0.07	0.13	-0.11	0.04	**0.64**	0.08	-0.05

① STREINER D L.Figuring out factors:the use and misuse of factor analysis[J].The canadian journal of psychiatry,1994,39(3):135-140.

续表

题项编码	四因子				五因子					六因子					
	F1	F2	F3	F4	F1	F2	F3	F4	F5	F1	F2	F3	F4	F5	F6
S17	0.00	0.09	−0.05	**0.67**	0.05	0.07	−0.14	**0.71**	−0.03	0.05	0.06	−0.13	**0.71**	−0.03	0.06
S22	0.04	−0.04	**0.79**	−0.03	0.10	−0.04	−0.07	−0.03	**0.79**	0.03	−0.01	−0.06	−0.01	**0.82**	0.21
S23	−0.02	0.08	**0.84**	0.10	−0.05	0.08	0.07	0.10	**0.82**	−0.05	0.24	0.07	0.09	**0.72**	0.01
S24	0.05	0.10	**0.65**	−0.03	0.06	0.11	0.01	−0.03	**0.64**	0.05	0.28	0.00	−0.04	**0.55**	−0.06
S26	0.18	**0.60**	0.08	0.03	0.04	**0.60**	0.22	0.02	0.07	−0.01	**0.45**	0.28	0.03	0.06	0.29
S27	0.21	**0.68**	−0.01	−0.01	0.17	**0.67**	0.06	0.00	0.00	0.10	**0.50**	0.10	0.02	0.00	**0.36**
S28	−0.07	**0.66**	0.18	0.10	−0.09	**0.65**	0.01	0.10	0.19	−0.04	**0.85**	0.00	0.07	0.02	−0.21
S30	0.02	**0.96**	−0.08	−0.06	0.05	**0.97**	−0.06	−0.05	−0.05	0.04	**0.96**	−0.04	−0.06	−0.16	0.07
S31	−0.01	**0.75**	0.18	−0.03	−0.01	**0.74**	0.00	−0.02	0.20	0.01	**0.85**	−0.01	−0.04	0.07	−0.06
S32	0.09	**0.72**	0.11	0.05	0.05	**0.71**	0.06	0.05	0.12	0.06	**0.72**	0.06	0.04	0.04	0.06
E1	7.99	2.08	1.54	1.36	7.99	2.08	1.54	1.36	1.10	7.99	2.08	1.54	1.36	1.10	0.73
E2	39.93	10.40	7.68	6.80	39.93	10.40	7.68	6.80	5.52	39.93	10.40	7.68	6.80	5.52	3.64
E3	39.93	50.33	58.01	64.81	39.93	50.33	58.01	64.81	70.33	39.93	50.33	58.01	64.81	70.33	73.98
F2	0.52*				0.49*					0.52*					
F3	0.41*	0.48*			0.52*	0.39*				0.52*	0.45*				
F4	0.44*	0.31*	0.17*		0.45*	0.35*	0.36*			0.43*	0.33*	0.33*			
F5					0.37*	0.45*	0.30*	0.17*		0.31*	0.41*	0.26*	0.12*		
F6										0.37*	0.45*	0.09	0.15	0.00	

注:*$p<0.05$;因子载荷大于0.3的数字被加粗;E1=因素解释方差特征值;E2=因素解释方差率;E3=累积因素解释方差率。

表6-8　中国学龄儿童动心商测评问卷探索性因素分析模型拟合指数

模型	χ^2	df	Akaike 信息准则（AIC）	贝叶斯信息准则（BIC）	比较拟合指数（CFI）	Tucker-Lewis指数（TLI）	标准化残差均方根（SRMR）	近似误差均方根（RMSEA）	RMSEA 90% 置信区间
三因素	804.34*	133	27 717.98	28 126.22	0.88	0.83	0.06	0.10	0.09—0.11
四因素	549.87*	116	27 497.51	27 977.29	0.92	0.87	0.04	0.09	0.08—0.09
五因素	334.86*	100	27 314.51	27 861.62	0.96	0.92	0.02	0.07	0.06—0.08
六因素	254.27*	85	27 263.91	27 874.15	0.97	0.93	0.02	0.06	0.05—0.07

注:*$p<0.05$。

四、信度检验结果

(一)同质性信度

同质性信度即为内部一致性信度。本研究采用分半法检验中国学龄儿童动心商测评问卷的同质性信度。如表6-9所列,部分1(题项S01—S10和S12—S16)的克龙巴赫α系数(用于检验内部一致性信度)为0.89,部分2(题项S17—S28和S30—S32)的克龙巴赫α系数为0.93。问卷中各维度的克龙巴赫α系数在0.67—0.92之间,其中运动情感维度的克龙巴赫α系数最低(0.67),其余维度的克龙巴赫α系数均高于0.70。中国学龄儿童动心商测评问卷整体的克龙巴赫α系数为0.95。

表6-9 中国学龄儿童动心商测评问卷同质性信度检验

维度	均值	标准差	题项数量	克龙巴赫α系数
运动认知	16.40	5.37	5	0.88
运动行为意向	22.77	6.59	6	0.92
运动情感	10.63	3.27	3	0.67
运动毅力	11.59	2.70	3	0.73
运动动机	12.53	2.67	3	0.83
部分1	53.22	11.91	15	0.89
部分2	56.99	12.95	15	0.93
总体	109.80	23.27	30	0.95

(二)重测信度

重测信度检验结果(表6-10)显示,两次测试的相关系数r在0.81—0.99之间,表明中国学龄儿童动心商测评问卷的重测信度良好,具有时间上的稳定性。

表6-10 中国学龄儿童动心商测评问卷重测信度检验

维度	第一次测试(n=138)		第二次测试(n=131)		相关系数(r)	克龙巴赫α系数
	均值	标准差	均值	标准差		
运动认知	16.40	5.29	15.91	3.97	0.89	0.83
运动行为意向	23.59	5.78	23.31	4.59	0.93	0.89
运动情感	11.64	3.09	11.81	2.52	0.81	0.75
运动毅力	11.54	3.06	11.56	2.65	0.83	0.76
运动动机	12.51	2.73	12.50	2.62	0.99	0.78
总体	75.68	14.94	75.09	11.03	0.94	0.90

五、效度检验结果

(一)内容效度

内容效度通过专家评分来检验,本研究共邀请了9位专家对问卷内容进行审读评分,专家评审后,邀请了焦点小组的16名小学生、16名中学生和4名小学语文教师,共同对问卷的题项表述进行审读和修订。专家评分内容包括:(1)测评题项与测评领域的合理性;(2)测评题项与测评领域的适用性;(3)测评题项表述的清晰度。每项评分内容分3个评分点:合理性分为不合理、基本合理和合理;适用性分为不适用、基本适用和适用;清晰度分为不清晰、基本清晰和清晰。其中评价为不合理、不适用、不清晰的记1分;评价为基本合理、基本适用、基本清晰的记2分;评价为合理、适用、清晰的记3分。我们对专家评分进行汇总,删除得分较低的题项,保留了30个题项。最终专家评分的各维度总体值在2.40分以上,达到了80%的综合评价,评分结果如表6-11所列。

表6-11　专家评分结果

评分内容	运动认知	运动情感	运动毅力	运动动机	运动行为意向
合理性	2.59	2.43	2.29	2.42	2.69
适用性	2.39	2.24	2.36	2.50	2.59
清晰度	2.52	2.63	2.54	2.67	2.59
总体	2.50	2.43	2.40	2.53	2.62

(二)结构效度

通过对初步研制的《中国学龄儿童动心商测评问卷》进行再次调查、统计,本研究验证了《中国学龄儿童动心商测评问卷》结构的有效性。具体步骤如下。

第一步,检验样本数据是否符合正态分布。结果(表6-12)显示,各题项的偏度绝对值均低于3(绝对值范围为0.01—1.68),峰度绝对值均低于10(绝对值范围为0.05—2.35),表明样本数据符合正态分布,可以进行验证性因素分析。

表6-12　中国学龄儿童动心商验证样本各题项描述统计量(N=770)

题项编码	样本量	均值	标准差	中位数	偏度	峰度
S01	770	3.62	1.60	4	−0.46	−0.90
S03	770	2.92	1.70	3	0.23	−1.05
S04	770	3.83	1.40	4	−0.71	−0.47

续表

题项编码	样本量	均值	标准差	中位数	偏度	峰度
S05	770	3.16	1.83	3	0.01	−1.24
S06	770	3.10	1.76	3	0.12	−1.21
S07	770	3.73	1.49	4	−0.63	−0.58
S08	770	3.93	1.56	4	−0.94	−0.24
S09	770	3.75	1.71	4	−0.71	−0.69
S15	770	3.86	1.30	4	−1.02	0.37
S16	770	3.88	1.43	4	−1.07	0.26
S17	770	3.67	1.53	4	−0.76	−0.40
S22	770	3.88	1.37	4	−0.75	−0.38
S23	770	4.23	1.03	5	−1.23	0.91
S24	770	4.43	0.84	5	−1.68	2.35
S26	770	3.96	1.38	4	−0.90	−0.18
S27	770	3.58	1.82	4	−0.45	−1.02
S28	770	4.13	1.27	5	−1.16	0.40
S30	770	3.91	1.58	4	−0.89	−0.33
S31	770	4.22	1.18	5	−1.31	0.89
S32	770	3.98	1.36	4	−0.94	−0.05

第二步,计算各题项、因素与总分之间的相关系数。结果(表6-13)显示,各因素之间的相关系数为0.14—0.58($p<0.01$),各因素与总分的相关系数均大于各因素之间的相关系数,且均达到显著性水平($p<0.01$),表明问卷具有较好的内部结构。

第三步,若样本数据符合正态分布,通过Mplus软件对其进行验证性分析,采用最大似然估计法(MLE)对参数进行估计。

中国学龄儿童动心商测评问卷验证性因素分析结果(表6-14)显示,各题项的因子载荷在0.55—0.88之间,Bartlett球形检验x^2/df值为3.62($p<0.01$),CFI=0.94,TLI=0.93,RMSEA=0.06(90%CI:0.05—0.06),SRMR=0.04,各项拟合指标都达到了验证性因素分析结果检验的要求。

中国学龄儿童动心商测评问卷验证性因子结构方程模型图(图6-3)可更直观地呈现《中国学龄儿童动心商测评问卷》五因素结构的合理性。结合结构方程模型和验证性因素分析结果,可以确定《中国学龄儿童动心商测评问卷》具有良好的结构效度。

表6-13　中国学龄儿童动心商测评问卷题项及各因素间相关矩阵（N=770）

题项编码	S01	S03	S04	S05	S06	S07	S08	S09	S15	S16	S17	S22	S23	S24	S26	S27	S28	S30	S31	S32	F1	F2	F3	F4	F5	总分
S01	1																									
S03	0.49	1																								
S04	0.48	0.45	1																							
S05	0.48	0.54	0.57	1																						
S06	0.38	0.46	0.49	0.52	1																					
S07	0.27	0.24	0.31	0.24	0.27	1																				
S08	0.42	0.34	0.49	0.33	0.35	0.53	1																			
S09	0.39	0.41	0.42	0.37	0.37	0.34	0.64	1																		
S15	0.14	0.13	0.12	0.11	0.13	0.06	0.12	0.16	1																	
S16	0.19	0.18	0.23	0.16	0.15	0.13	0.16	0.14	0.55	1																
S17	0.08	0.17	0.13	0.13	0.13	0.04	0.07	0.09	0.48	0.51	1															
S22	0.22	0.30	0.22	0.32	0.22	0.17	0.24	0.24	0.04	0.06	0.04	1														
S23	0.31	0.27	0.41	0.33	0.26	0.26	0.34	0.32	0.13	0.13	0.15	0.60	1													
S24	0.25	0.27	0.34	0.28	0.25	0.21	0.33	0.34	0.10	0.14	0.08	0.44	0.61	1												
S26	0.40	0.38	0.43	0.39	0.39	0.33	0.48	0.54	0.14	0.15	0.10	0.33	0.51	0.49	1											
S27	0.37	0.35	0.39	0.40	0.36	0.26	0.41	0.49	0.11	0.16	0.12	0.30	0.40	0.34	0.57	1										
S28	0.29	0.32	0.37	0.29	0.26	0.23	0.33	0.40	0.16	0.16	0.14	0.34	0.49	0.47	0.47	0.48	1									
S30	0.34	0.30	0.35	0.33	0.33	0.21	0.34	0.43	0.17	0.12	0.14	0.27	0.46	0.41	0.56	0.63	0.63	1								
S31	0.29	0.30	0.35	0.30	0.26	0.22	0.37	0.41	0.15	0.16	0.13	0.34	0.47	0.43	0.54	0.56	0.61	0.67	1							
S32	0.35	0.36	0.39	0.38	0.34	0.23	0.42	0.43	0.15	0.17	0.14	0.34	0.47	0.38	0.55	0.60	0.58	0.69	0.63	1						
F1	**0.74**	**0.77**	**0.77**	**0.82**	**0.75**	0.34	0.50	0.51	0.17	0.23	0.17	0.34	0.41	0.36	0.51	0.49	0.40	0.43	0.39	0.48	1					
F2	0.42	0.41	0.47	0.43	0.40	0.30	0.48	0.56	0.18	0.19	0.16	0.39	0.57	0.52	**0.76**	**0.80**	**0.77**	**0.86**	**0.82**	**0.83**	0.56	1				
F3	0.44	0.40	0.50	0.39	0.40	**0.75**	**0.88**	**0.82**	0.14	0.18	0.08	0.27	0.37	0.36	0.55	0.47	0.39	0.40	0.41	0.44	0.55	0.55	1			
F4	0.16	0.20	0.20	0.16	0.16	0.09	0.14	0.16	**0.81**	**0.84**	**0.82**	0.06	0.16	0.13	0.16	0.16	0.19	0.17	0.18	0.19	0.23	0.21	0.16	1		
F5	0.31	0.34	0.38	0.38	0.29	0.25	0.36	0.35	0.10	0.12	0.11	**0.84**	**0.88**	**0.79**	0.52	0.41	0.51	0.44	0.49	0.47	0.44	0.58	0.39	0.14	1	
总分	0.61	0.62	0.67	0.64	0.59	0.47	0.65	0.68	0.35	0.39	0.33	0.50	0.65	0.58	0.73	0.70	0.66	0.70	0.68	0.72	0.82	0.86	0.73	0.43	0.68	1

注：加粗的黑体数字是所属因子与因素的相关系数。

表6-14 中国学龄儿童动心商测评问卷验证性因子载荷(*N*=770)

题项编码	运动认知	运动行为意向	运动情感	运动毅力	运动动机
S01	0.66				
S03	0.68				
S04	0.74				
S05	0.75				
S06	0.66				
S26		0.72			
S27		0.74			
S28		0.73			
S30		0.83			
S31		0.78			
S32		0.80			
S07			0.55		
S08			0.84		
S09			0.77		
S15				0.71	
S16				0.77	
S17				0.67	
S22					0.66
S23					0.88
S24					0.70

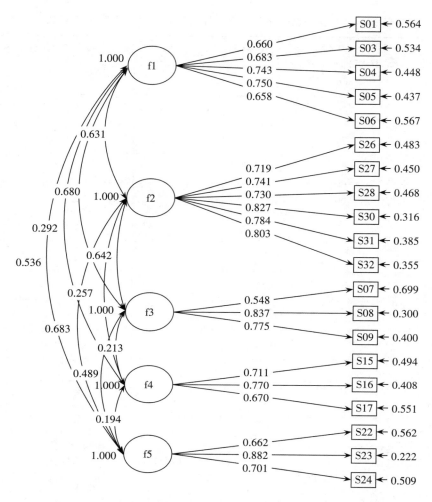

图6-3 中国学龄儿童动心商测评问卷验证性因子结构方程模型图

(三)区分效度

本研究通过各因素间的相关系数和不同运动水平组被试的差异分析对区分效度进行检验。

问卷五因素之间的相关系数及各因素与各题项的平均相关系数分析结果(表6-15)显示,五因素之间存在不同程度的显著相关,相关系数在0.19—0.68之间。其中,"运动认知"与"运动行为意向"、"运动情感"、"运动动机","运动行为意向"与"运动情感"、"运动动机","运动情感"与"运动动机"之间均达到了中等水平的显著相关,其他因素之间的相关水平在中等以下。除"运动毅力"因素与各题项的平均相关系数低于0.4以外,其余因素与各题项的平均相关系数在0.44—0.54之间,处于中等水平的显著相关。

表6-15　问卷五因素之间的相关系数及各因素与各题项的平均相关系数(N=770)

因素	运动认知	运动行为意向	运动情感	运动毅力	运动动机	与各题项的平均相关系数
运动认知	1.00					0.50
运动行为意向	0.63*	1.00				0.54
运动情感	0.68*	0.64*	1.00			0.47
运动毅力	0.29*	0.26*	0.21*	1.00		0.28
运动动机	0.54*	0.68*	0.49*	0.19*	1.00	0.44

注:*$p<0.05$。

不同运动水平组之间的独立样本t检验差异分析(表6-16)结果显示:学龄儿童自我报告运动水平的前10%组与前10%—50%组相比,前10%组的各个因素得分及总分均高于前10%—50%组,且两组差异显著($p<0.001$);前10%—50%组与前50%—90%组相比,两组同样差异显著($p<0.01$);前50%—90%组与后10%组比较,在运动动机因素上,两组差异不显著,在其他因素上两组差异显著($p<0.01$)。由此确定,《中国学龄儿童动心商测评问卷》的区分效度良好。

表6-16　不同运动水平组之间的独立样本t检验差异分析(N=770)

因素	前10%组(n=90)		前10%—50%组(n=360)		t	df	p
	均值	标准差	均值	标准差			
运动认知	20.83	4.29	17.48	4.26	6.69	448	0.000
运动行为意向	28.18	3.02	24.76	4.73	6.54	448	0.000
运动情感	13.21	2.14	11.91	2.71	4.25	448	0.000
运动毅力	12.94	2.55	11.68	2.71	4.02	448	0.000
运动动机	13.90	1.76	12.83	2.35	4.06	448	0.000
总体	89.07	10.36	78.64	11.82	7.67	448	0.000

(a)前10%组与前10%—50%组

因素	前10%—50%组(n=360)		前50%—90%组(n=254)		t	df	p
	均值	标准差	均值	标准差			
运动认知	17.48	4.26	15.07	4.44	6.76	612	0.000
运动行为意向	24.76	4.73	22.24	5.81	5.90	612	0.000

续表

因素	前10%—50%组(*n*=360)		前50%—90%组(*n*=254)		*t*	*df*	*p*
	均值	标准差	均值	标准差			
运动情感	11.91	2.71	10.89	3.04	4.33	612	0.000
运动毅力	11.68	2.71	10.92	2.95	3.28	612	0.001
运动动机	12.83	2.35	11.90	2.68	4.52	612	0.000
总体	78.64	11.82	71.03	12.13	7.77	612	0.000

(b)前10%—50%组与前50%—90%组

因素	前50%—90%组(*n*=254)		后10%组(*n*=66)		*t*	*df*	*p*
	均值	标准差	均值	标准差			
运动认知	15.07	4.44	12.20	5.45	4.47	318	0.000
运动行为意向	22.24	5.81	18.39	7.69	4.46	318	0.000
运动情感	10.89	3.04	8.17	3.60	6.24	318	0.000
运动毅力	10.92	2.95	9.79	3.42	2.69	318	0.008
运动动机	11.90	2.68	11.52	3.38	0.99	318	0.325
总体	71.03	12.13	60.06	17.66	5.90	318	0.000

(c)前50%—90%组与后10%组

(四)效标效度

效标效度检验由外部效度和聚敛效度两部分组成。外部效度通过效标关联效度进行验证,聚敛效度通过问卷的组合信度和平均方差抽取量进行验证。

本研究外部效度采用毛荣建编制的《体育锻炼态度量表》中的4个因素[1],包括行为认知(克龙巴赫α系数为0.73)、行为意向(克龙巴赫α系数为0.84)、情感体验(克龙巴赫α系数为0.86)和行为态度(克龙巴赫α系数为0.83),共计33题。研究结果(表6-17)显示,《中国学龄儿童动心商测评问卷》中的运动认知、运动行为意向、运动情感、运动动机因素与《体育锻炼态度量表》中的行为认知、行为意向、情感体验和行为态度因素呈显著正相关(r为0.40—0.88,$p<0.01$);虽然运动毅力因素与《体育锻炼态度量表》中的各因素均呈显著正相关($p<0.01$),但其相关系数较低(r为0.055—0.156)。

---

[1] 毛荣建.青少年学生锻炼态度-行为九因素模型的建立及检验[D].北京:北京体育大学,2003:22-48.

《中国学龄儿童动心商测评问卷》的组合信度在0.63—0.95之间，平均方差抽取量在0.37—0.57之间，如表6-18所列。组合信度和平均方差抽取量结果显示该问卷具有良好的聚敛效度。

表6-17 《中国学龄儿童动心商测评问卷》的效标关联效度检验表

因素	(1)	(2)	(3)	(4)	(5)	(6)	(7)	(8)	(9)	(10)	(11)
(1)运动认知	1										
(2)运动行为意向	0.556**	1									
(3)运动情感	0.552**	0.550**	1								
(4)运动毅力	0.228**	0.213**	0.159**	1							
(5)运动动机	0.438**	0.582**	0.394**	0.135**	1						
(6)(1)—(5)的总分	0.815**	0.864**	0.733**	0.429**	0.680**	1					
(7)行为认知	**0.882****	0.537**	0.489**	0.156**	0.389**	0.736**	1				
(8)行为意向	0.680**	**0.723****	0.435**	0.146**	0.450**	0.741**	0.636**	1			
(9)情感体验	0.799**	0.560**	**0.743****	0.150**	0.402**	0.775**	0.727**	0.605**	1		
(10)行为态度	0.265**	0.347**	0.203**	0.055	**0.404****	0.365**	0.257**	0.340**	0.261**	1	
(11)(7)—(10)的总分	0.844**	0.707**	0.605**	0.164**	0.529**	**0.847****	0.837**	0.850**	0.838**	0.580**	1

注:$**p<0.01$;(1)—(5)代表《中国学龄儿童动心商测评问卷》中的5个因素;(7)—(10)代表《体育锻炼态度量表》中的4个因素;(6)和(11)分别代表各问卷(量表)的因素得分之和。

表6-18 《中国学龄儿童动心商测评问卷》的聚敛效度检验表

因素	因子负荷	平均方差抽取量(AVE)	组合信度(CR)
运动认知	0.60—0.90	0.57	0.83
运动行为意向	0.60—0.97	0.54	0.87
运动情感	0.43—0.71	0.37	0.63
运动毅力	0.66—0.73	0.49	0.74
运动动机	0.64—0.82	0.57	0.80
总体	0.43—0.97	0.50	0.95

❋ 第三节　中国学龄儿童动心商测评模型构建与验证 ❋

一、测评模型建立

《中国学龄儿童动心商测评问卷》经过了信度和效度检验,达到了测评工具的研制标准。基于中国学龄儿童动心商模型构建的原则,结合验证性因素分析和结构方程模型检验,我们发现一阶模型的数据拟合情况较好。综合考虑动心商理论构建与简化模型的基本原则,本研究用1个高阶因子去解释5个低阶因子。二阶模型的方程表达式见公式6-1,中国学龄儿童动心商二阶测评模型如图6-4所示。

二阶模型方程表达式:

$$Y = \Lambda_y \eta + \varepsilon$$
$$\eta = \Gamma \xi + \zeta$$

（公式6-1）

其中,Y向量代表指标,Λ_y为一阶负荷,η向量为一阶因子,Γ向量为二阶因子在一阶因子上的负荷,ξ向量为高阶因子,ζ向量为一阶因子残差,ε向量为测量误差。

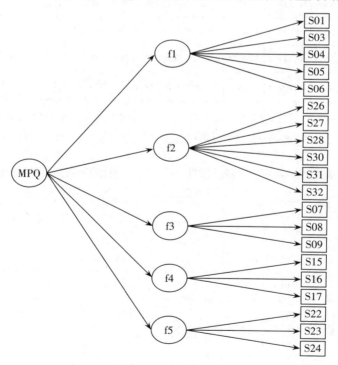

图6-4　中国学龄儿童动心商二阶测评模型

二、模型验证方法

（一）验证性因素分析

中国学龄儿童动心商测评模型建立后，需要对其拟合程度进行检验。验证性因素分析（CFA）作为传统的模型验证方法，可应用于动心商二阶模型的验证。具体操作流程同中国学龄儿童动心商测评问卷研制部分。

（二）等值检验分析

等值检验又称为测量不变性检验，是指在不同情境下检验同一属性测量结果的一致性。这些情境包括不同的群体、场合、测试地点、测试时间等。不同群体、场合的等值属于多组等值（不变性），不同测试时间的等值属于纵向等值。

由于问卷数据类型属于等级数据，因此，测量不变性检验可采用结构方程模型内的多组验证性因素分析（MCFA）。多组验证性因素分析的测量方程表达式如下：

$$\chi^g = \Lambda_x^g \xi^g + \delta^g \qquad \text{（公式6-2）}$$

ξ^g 是由 r 个潜变量组成的 $r×1$ 因子向量；Λ_x^g 是 $p×r$ 因子负荷矩阵；δ^g 是由 p 个误差组成的 $p×1$ 误差向量。

等值检验的流程有很多种，文献中最常用的分析步骤包含六步或七步，常被称为六步法或七步法。七步的等值检验（图6-5）具体包括：

（1）形态等值（configural invariance）；

（2）度量等值（metric invariance）或弱等值（weak invariance）；

（3）尺度等值（scalar invariance）或强等值（strong invariance）；

（4）误差方差等值（error invariance）或严格等值（strict invariance）；

（5）因子方差等值（factor variance invariance）；

（6）因子协方差等值（factor covariance invariance）；

（7）潜均值等值（latent mean invariance）。

以上7个参数水平的等值检验彼此嵌套，模型之间的差异比较采用卡方检验（似然比检验）。形态等值是检验其他等值的前提条件，通常作为等值检验的基线模型，进一步的等值检验是在形态等值检验基础上，通过限制相应参数而生成的嵌套模型，只有前一级模型的等值性得到确定，才能继续下一级的等值检验。一般来说，弱等值、强等值和严格等值合称为"测量等值（measure invariance）"，因子方差等值、因子协方差等值和潜均值等值合称为"结构等值(structure invariance)",这两部分合起来称为"完全因素等值(factorial invariance)"。

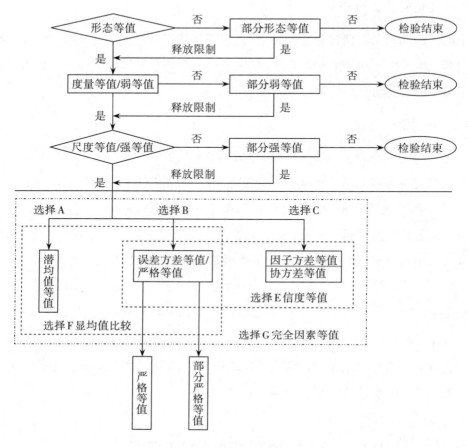

图6-5 等值检验流程图(七步)

三、模型验证结果

(一)二阶模型检验结果

二阶验证性因素分析验证结果(表6-19)显示,二阶模型的S-Bx^2(萨托拉-本特勒卡方差异)为497.98,而一阶模型对应x^2值为579.28,由于S-Bx^2不能采用传统的似然比检验,需要进行校正,校正后的二阶模型与一阶模型卡方差值为-81.30,自由度差值为Δdf=165-160=5。查卡方临界值表可知,5个自由度对应的卡方临界值为15.09(a=0.01),-81.30<15.09,差异不显著,即二阶模型显著优化了模型的拟合情况。从二阶模型的近似指数CFI、TLI,信息指数AIC、BIC均比一阶模型略高。从理论上分析,二阶模型更好地解释了中国学龄儿童动心商的潜在结构。然而,二阶模型中第四个因素(运动

毅力）与高阶因子的载荷只有0.305（图6-6），表明二阶模型因素结构还有待进一步验证。

表6-19 中国学龄儿童动心商测评模型修正拟合指数

模型	χ^2	df	Akaike信息准则（AIC）	贝叶斯信息准则（BIC）	比较拟合指数（CFI）	Tucker-Lewis指数（TLI）	标准化残差均方根（SRMR）	近似误差均方根（RMSEA）	近似误差均方根90%置信区间
一阶	579.28*	160	42 747.56	43 072.81	0.940	0.929	0.040	0.058	0.053—0.063
二阶	497.98*	165	42 780.33	43 082.34	0.941	0.932	0.045	0.051	0.046—0.056

注：*$p<0.05$。

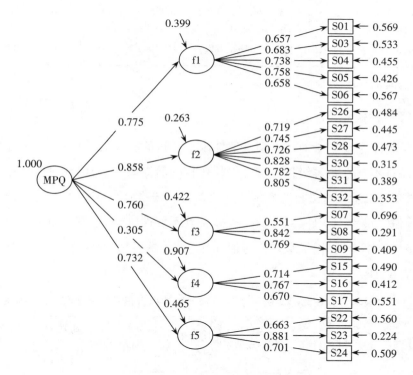

图6-6 中国学龄儿童动心商二阶模型验证

考虑到运动毅力因素与其他四个因素之间的相关关系，本研究在进一步的验证中删除了该因素。对一阶四因素模型和二阶四因素模型进行验证，并将验证结果与一阶五因素、二阶五因素的验证结果进行比较。修正拟合指数结果（表6-20）显示，二阶四因素与一阶四因素相比，其拟合指数显示卡方检验差异显著（$p<0.05$），即二阶四因素模型显著减弱了模型拟合。二阶四因素模型近似指数CFI、TLI比一阶四因素模型略低，信息指数AIC、BIC比一阶四因素模型略高，表明四因素模型中仍然是一阶因素模型占主导

地位。此外,一阶四因素模型与一阶五因素模型相比,其拟合指数略差。因此,选择保留五因素,采用二阶五因素模型。

表6-20　中国学龄儿童动心商测评模型修正拟合指数

模型	χ^2	df	Akaike信息准则（AIC）	贝叶斯信息准则（BIC）	比较拟合指数（CFI）	Tucker-Lewis指数（TLI）	标准化残差均方根（SRMR）	近似误差均方根（RMSEA）	近似误差均方根90%置信区间
一阶五因素	579.28*	160	42 747.56	43 072.81	0.940	0.929	0.040	0.058	0.053—0.063
二阶五因素	497.98*	165	42 780.33	43 082.34	0.941	0.932	0.045	0.051	0.046—0.056
一阶四因素	509.32*	113	35 981.88	36 246.72	0.938	0.925	0.044	0.067	0.062—0.074
二阶四因素	547.07*	115	36 015.63	36 271.18	0.932	0.920	0.049	0.070	0.064—0.076

备注:*$p<0.05$。

(二)等值检验结果

中国学龄儿童动心商测评模型验证性因素分析的验证结果显示,二阶五因素模型较好。而测量不变性是等级量表进行组间比较的前提条件,为保证模型测量群体属性一致,本研究对二阶模型进行跨性别的等值检验。按照形态不变性(形态等值)、度量不变性(弱等值)、尺度不变性(强等值)、误差方差不变性(严格等值)、因子方差－协方差不变性、潜均值不变性(因子潜均值等值)6个步骤(模型)的顺序进行分析,其等值性拟合情况见表6-21。

表6-21　中国学龄儿童动心商测评模型性别等值性拟合指数汇总表(二阶五因素模型)

模型	S-Bχ^2	df	Tucker-Lewis指数（TLI）	比较拟合指数（CFI）	Akaike信息准则（AIC）	近似误差均方根（RMSEA）	近似误差均方根90%置信区间
形态等值（A）	627.902	320	0.937	0.947	42 781.418	0.050	0.044—0.056
弱等值（B）	656.753	335	0.937	0.944	42 780.946	0.050	0.044—0.056
强等值（C）	673.511	350	0.939	0.944	42 757.844	0.049	0.043—0.055
严格等值（D）	693.180	370	0.942	0.944	42 770.094	0.048	0.042—0.053
因子方差－协方差等值（E）	683.024	365	0.943	0.945	42 749.277	0.048	0.042—0.053
潜均值等值（F）	705.718	371	0.941	0.942	42 763.379	0.048	0.043—0.054

根据中国学龄儿童动心商二阶测评模型跨性别检验拟合指数（表6-21）和嵌套模型比较结果（表6-22），可作以下分析。模型A的结果显示，中国学龄儿童动心商测评模型跨性别的形态不变性成立。模型B用于检验其度量不变性，虽然卡方差异在 $a=0.05$ 水平上差异显著，但 ΔTLI 和 ΔCFI 均小于0.01，考虑到卡方检验受样本量影响波动较大的特点，使用近似指数差异法检验模型的不变性。若差异值小于0.01，表明不存在显著差异；若差异值在0.01—0.02之间，表明存在中等差异；若差异值大于0.02，表明存在显著差异。结果显示，ΔTLI 和 ΔCFI 均小于0.01，模型C强等值成立。模型D是检验误差方差的等值模型，其结果显示并未恶化拟合指数，支持严格等值的假设。模型E的参数限定并未设置误差等值，所以模型E嵌套于模型C。因子方差等值结果显示两组不变性假设成立，因子协方差等值的限定也未显著恶化拟合指数，因此因子方差－协方差等值检验成立。潜均值等值检验按照一般程序限定潜均值等值，其近似指数差异值均小于0.01，虽然卡方检验 $a=0.01$ 水平上差异显著，但依据判断标准不考虑卡方检验的显著性，潜均值等值检验成立。

综上，在性别因素上该模型具有测量不变性特征，表明该二阶测评模型具有跨性别稳定性。

表6-22　中国学龄儿童动心商测评嵌套模型比较结果（二阶五因素模型）

模型	卡方差异	ΔTLI	ΔCFI
A与B	$SB_{Diff}=28.851(15)*$	0.000	−0.003
B与C	$SB_{Diff}=16.758(15)$	0.002	0.000
C与D	$SB_{Diff}=19.669(20)$	0.003	0.000
C与E	$SB_{Diff}=9.513(15)$	0.004	0.001
E与F	$SB_{Diff}=22.694(6)**$	−0.002	−0.003

注：$*p<0.05$，$**p<0.01$，$SB_{Diff}=S-B\chi^2$差异。

四、模型修正

在二阶模型验证性分析和测量不变性检验结果中，各项指标都达到了二阶模型的拟合要求，总体判断中国学龄儿童动心商测评二阶模型是合适的。但是，由于在验证性因素分析时发现因素"运动毅力"的载荷较低，可以考虑对模型进行修正。按照模型修正的基本原则分别对S07与S08、S07与S09进行关联检验，结果如表6-23、图6-7所示。

表6-23　中国学龄儿童动心商测评二阶模型修正拟合指数

模型	χ^2	df	Akaike信息准则（AIC）	贝叶斯信息准则（BIC）	比较拟合指数（CFI）	Tucker-Lewis指数（TLI）	标准化残差均方根（SRMR）	近似误差均方根（RMSEA）	近似误差均方根90%置信区间
验证模型	497.98*	165	42 780.33	43 082.34	0.941	0.932	0.045	0.051	0.046—0.056
修正模型1	463.41*	164	42 738.92	43 045.59	0.947	0.939	0.044	0.049	0.043—0.054
修正模型2	457.34*	164	42 733.99	43 045.30	0.948	0.939	0.043	0.048	0.043—0.054

注：*$p<0.05$。

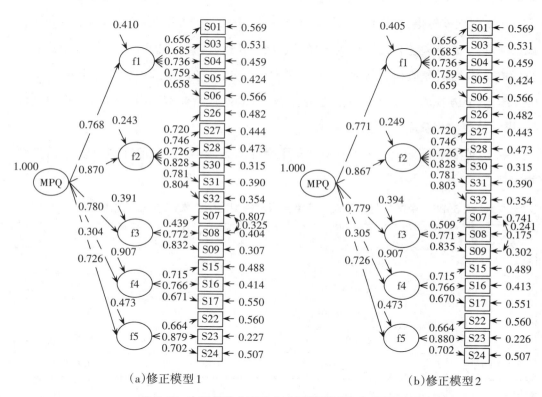

（a）修正模型1　　　　　　　　　　　　（b）修正模型2

图6-7　中国学龄儿童动心商测评模型修正对照图

　　从模型拟合指数结果来看,修正模型1要优于修正模型2,但两者的差别不大。从模型拟合结构方程图来看,修正模型1中"运动情感"因素与其测评指标S07的因子载荷从0.551下降为0.439,而修正模型2中"运动情感"因素与其测评指标S07的因子载荷从0.551上升为0.509。综合验证模型、修正模型1和修正模型2可知,模型修正后的拟合指数有一定程度的改善,但对模型结构优化的意义并不显著。若在对拟合指数要求不是非常严格的情况下,验证模型即可作为最终的中国学龄儿童动心商测评模型。若严格要求拟合指数,修正模型2可作为中国学龄儿童动心商测评模型。总之,本研究最终确定中国学龄儿童动心商测评模型即为五因素模型。

五、本章小结

探索性因素分析结果显示,五因素结构问卷的各项拟合指数达到了标准要求,五因素结构作为中国学龄儿童动心商测评的基本结构是合适的。专家信度评估结果显示,问卷的合理性、适用性和清晰度的评分均值均在2.4以上,达到了80%及以上得分率,具有较高的专家信度。重测信度结果显示,前后两次测试的相关系数在0.8以上,表明问卷具有较高的时间稳定性和重测信度。内部一致性检验结果显示,其内部一致性系数都在0.75以上,整体为0.90,表明问卷具有良好的内部一致性。多项结果表明,《中国学龄儿童动心商测评问卷》的重测信度和内部一致性信度都达到了问卷研制的基本要求,整体信度良好。

验证性因素分析和结构方程模型检验结果显示,由五因素构成的《中国学龄儿童动心商测评问卷》具有良好的结构效度。五因素之间的相关程度和不同运动水平组被试的差异分析结果显示,《中国学龄儿童动心商测评问卷》具有良好的区分效度。该问卷中的五因素与《体育锻炼态度量表》问卷中的四因素的关联效度结果显示,两者具有较高的相关系数。问卷内部的组合效度和平均方差抽取量结果显示,问卷具有良好的聚敛效度。结构效度、区分效度和聚敛效度总体结果显示,该问卷效度良好。

通过探索性因素分析、验证性因素分析、专家评估、内部一致性检验、重测信度检验、组合信度检验等方法,本研究对问卷的内容信度、重测信度、内部一致性信度、组合信度、结构效度、区分效度和聚敛效度进行了综合分析。各项拟合指数基本满足了问卷研制标准的要求,表明《中国学龄儿童动心商测评问卷》具有良好的信度和效度,可用于6—9岁中国学龄儿童动心商的测评。为检验此工具适用的儿童年龄范围,后续研究将其测评范围拓展至10—15岁儿童,并进行相关检验。

中国学龄儿童动心商测评模型经过验证和修正后,达到了各项拟合要求,可将验证模型或修正模型的结构方程模型路径系数作为各项指标的权重系数,计算中国学龄儿童动心商值,修正模型1计算公式如下。

$$\text{MPQ}=100+15\times(\frac{x_{hi}-\bar{x}_h}{s_h})(i=1,2,\cdots,n) \qquad (公式6\text{-}3)$$

$$x_{hi}=\text{MP}=(R_{h1}\times f_{h1}+R_{h2}\times f_{h2}+R_{h3}\times f_{h3}+R_{h4}\times f_{h4}+R_{h5}\times f_{h5})\times2\times10$$
$$=(0.223\times f_{h1}+0.252\times f_{h2}+0.226\times f_{h3}+0.088\times f_{h4}+0.211\times f_{h5})\times2\times10 \qquad (公式6\text{-}4)$$

$$f_{h1}=0.188\times SC_1+0.196\times SC_3+0.211\times SC_4+0.217\times SC_5+0.188\times SC_6 \quad (\text{公式 } 6\text{-}5)$$

$$f_{h2}=0.156\times SC_{26}+0.162\times SC_{27}+0.158\times SC_{28}+0.18\times SC_{30}+0.17\times SC_{31}+0.175\times SC_{32} \quad (\text{公式 } 6\text{-}6)$$

$$f_{h3}=0.215\times SC_7+0.378\times SC_8+0.407\times SC_9 \quad (\text{公式 } 6\text{-}7)$$

$$f_{h4}=0.332\times SC_{15}+0.356\times SC_{16}+0.312\times SC_{17} \quad (\text{公式 } 6\text{-}8)$$

$$f_{h5}=0.296\times SC_{22}+0.392\times SC_{23}+0.313\times SC_{24} \quad (\text{公式 } 6\text{-}9)$$

$$\bar{x}_h=\frac{x_{h1}+x_{h2}+...+x_{hi}}{n} \ (i=1,2,\cdots,n) \quad (\text{公式 } 6\text{-}10)$$

$$s_h=\sqrt{\frac{\sum_{i=1}^{n}(x_{hi}-\bar{x}_h)}{n-1}} \quad (\text{公式 } 6\text{-}11)$$

其中,MPQ 为动心商;R 代表权重系数;f_1 代表因素 1,即"运动认知"因素,以此类推;SC_1 代表题项 S01 的评分,以此类推;x_{hi}(MP)为第 i 个儿童的动心能测评标准分;$\bar{x}_h$ 为该儿童所在性别和年龄分组动心能测评标准分的均值;s_h 为 $\bar{x}_h$ 的标准差。

综上所述,中国学龄儿童动心商计算公式为公式 6-3—公式 6-11。

第七章

中国学龄儿童动商测评模型构建与应用

※ 第一节　研究对象与方法 ※

一、研究对象

中国学龄儿童动商测评模型是基于6—9岁儿童而设计的,因此,验证所需的数据(测试对象)来源于6—9岁儿童(小学一至三年级)。根据研究总体设计,被试样本数据采集要考虑其代表性和便利性,本研究依托国家社科基金资助项目建立的实验基地,在江苏省徐州市、云南省昆明市、四川省遂宁市和重庆市北碚区采集样本数据,共计划测试儿童800人,测试数据整体有效率不低于75%。在数据采集过程中,为保证最终有效总人数不低于600人,抽样人数整体增加10%,即实际抽测880人。最终,完成所有测试项目且数据有效的被试共计732人,有效率为83.2%。被试样本特征情况如表7-1所示。

表7-1　被试样本特征(N=732)

性别	年龄/岁	人数/人	省(直辖市)被试样本人数/人				身高/cm		体重/kg		体重指数/(kg/m²)	
			重庆市	云南省	四川省	江苏省	均值	标准差	均值	标准差	均值	标准差
男	6	92	16	19	26	31	119.96	3.68	23.13	3.21	16.03	1.71
	7	99	33	21	19	26	126.73	3.95	26.82	3.44	16.67	1.79
	8	86	21	25	19	21	131.73	4.23	29.64	5.11	17.01	2.28
	9	92	31	18	25	18	137.90	5.14	33.51	5.63	17.56	2.30
	6—9	369	101	83	89	96	—	—	—	—	—	—
女	6	102	16	32	33	21	118.28	4.46	21.41	3.83	15.23	2.11
	7	90	25	18	21	26	125.37	3.12	24.84	4.05	15.77	2.24
	8	88	22	20	23	23	130.68	4.70	27.62	4.31	16.12	1.92
	9	83	28	16	18	21	136.29	5.96	31.90	5.40	17.13	2.34
	6—9	363	91	86	95	91	—	—	—	—	—	—
男和女	6—9	732	192	169	184	187	—	—	—	—	—	—

二、研究方法

(一)验证性分析

中国学龄儿童动商测评模型(CMQM)是由三个独立的模型构成的,分别是动能商测评模型(MAQM)、动技商测评模型(MSQM)和动心商测评模型(MPQM)。这三个独立的模型分别测评了学龄儿童三种不同但又有关联的能力：运动能力（动能）、运动技能（动技能）和运动心理（动心能）。因此，验证性因素分析（CFA）方法可用于检验CMQM的因子结构与分测评模型（MAQM、MSQM和MPQM）是否匹配。本研究利用Mplus软件，对MAQM、MSQM、MPQM与CMQM的适配度进行拟合检验，主要包括比较拟合指数（CFI）、Tucker-Lewis指数（TLI）、近似误差均方根（RMSEA）、标准化残差均方根（SRMR）等拟合指标的检验。

（二）差异性分析

差异性检验通常可以采用几种差异性分析方法来进行，而测验类模型的检验通常通过两个独立测验分数或者商数之间的差异是否显著来判断。中国学龄儿童动商测评模型中的三个分测评模型，均进行了差异性相关检验，动技商测评模型还进行了功能差异检验。研究结果都证明了动能商、动技商和动心商测评模型的有效性。但由三个分测评模型融合构建的中国学龄儿童动商测评模型还需要进行差异性检验。考虑到年龄和性别可能会对中国学龄儿童动商测评模型产生影响，本研究采用年龄差异检验来分析测评模型是否存在功能差异。研究方法主要包括单因素方差分析和多重比较分析。

（三）适用性检验

检验适用性的方法主要包括两类：一类是利用先验知识进行检验；另一类是利用数据进行检验。其中，利用先验知识是检验适用性的一条重要途径，有些模型从数据的拟合情况上看不出问题，但是根据对模型已有的认识却可以发现问题。因此，中国学龄儿童动商测评模型的适用性检验采用这两类方法进行。其一，利用先验知识检验对评估指标与评估内容的一致性进行综合评价。其二，利用数据进行适用性检验：一是对中国学龄儿童动商值及其分测评商值与教师评价、被试自我报告评价的相关性进行检验，采用皮尔逊相关分析方法；二是通过独立样本t检验，考查不同性别之间的差异是否显著。

第二节　模型结构与假设

一、模型结构

中国学龄儿童动商测评模型由动能商、动技商和动心商测评模型三个部分构成。动能商测评模型包括速度、力量、耐力和综合四个维度；动技商测评模型包括动作技能结果评价、动作技能过程评价和动作技能时间评价三个部分；动心商测评模型包括运动认知、运动毅力、运动动机、运动情感和运动行为意向五个维度。儿童动商模型结构如图7-1所示，中国学龄儿童动商测评模型结构如图7-2所示。

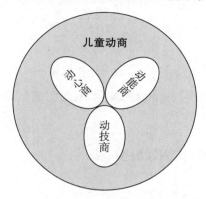

图7-1　儿童动商模型结构图

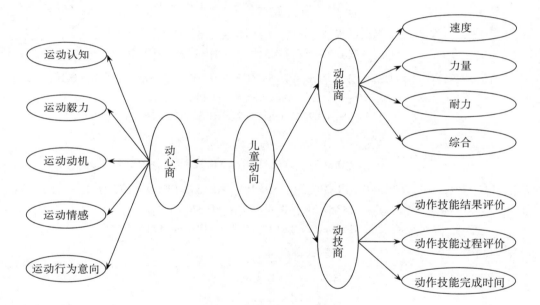

图7-2　中国学龄儿童动商测评模型结构图

（一）中国学龄儿童动能商测评模型

$$MAQ = 100 + 15 \times (\frac{x_{ai} - \bar{x}_a}{s_a})(i=1,2,\cdots,n) \qquad （公式7-1）$$

$$x_{ai} = MA = (R_{a1} \times W_{a1} + R_{a2} \times W_{a2} + R_{a3} \times W_{a3} + R_{a4} \times W_{a4} + R_{a5} \times W_{a5} + R_{a6} \times W_{a6}) \times 100$$
$$= (0.048 \times W_{a1} + 0.13 \times W_{a2} + 0.344 \times W_{a3} + 0.15 \times W_{a4} + 0.218 \times W_{a5} + 0.109 \times W_{a6}) \times 100$$

$$（公式7-2）$$

$$\bar{x}_a = \frac{x_{a1} + x_{a2} + \cdots + x_{ai}}{n} \ (i = 1, 2, \cdots, n) \qquad \text{(公式7-3)}$$

$$s_a = \sqrt{\frac{\sum_{i=1}^{n}(x_{ai} - \bar{x}_a)}{n-1}} \qquad \text{(公式7-4)}$$

其中，MAQ代表动能商，x_{ai}（MA）代表第i个儿童的动能测评标准分，$\bar{x}_a$代表该儿童所在性别和年龄分组动能测评标准分的均值，s_a是$\bar{x}_a$的标准差。R代表权重系数，W代表测评指标评分。

（二）中国学龄儿童动技商测评模型

$$MSQ = 100 + 15 \times (\frac{x_{bi} - \bar{x}_b}{s_b})(i = 1, 2, \cdots, n) \qquad \text{(公式7-5)}$$

$$x_{bi} = MS = R_{b1} \times MS_1 + R_{b2} \times MS_2 + R_{b3} \times MS_3 \qquad \text{(公式7-6)}$$

$$\begin{aligned} MS_1 &= (R_{c1} \times f_{c1} + R_{c2} \times f_{c2} + R_{c3} \times f_{c3}) \times 100 \\ &= (0.352 \times f_{c1} + 0.319 \times f_{c2} + 0.328 \times f_{c3}) \times 100 \end{aligned} \qquad \text{(公式7-7)}$$

$$f_{c1} = 0.181 \times CS_2 + 0.114 \times CS_5 + 0.148 \times CS_7 + 0.151 \times CS_{11} + 0.157 CS_{12} + 0.147 \times CS_{13} + 0.103 \times CS_{14}$$
$$f_{c2} = 0.333 \times CS_3 + 0.321 \times CS_9 + 0.346 \times CS_{10}$$
$$f_{c3} = 0.278 \times CS_1 + 0.221 \times CS_4 + 0.226 \times CS_6 + 0.274 \times CS_8$$

$$\begin{aligned} MS_2 &= (R_{d1} \times f_{d1} + R_{d2} \times f_{d2} + R_{d3} \times f_{d3}) \times 100 \\ &= (0.361 \times f_{d1} + 0.311 \times f_{d2} + 0.328 \times f_{d3}) \times 100 \end{aligned} \qquad \text{(公式7-8)}$$

$$f_{d1} = 0.141 \times PR_2 + 0.12 \times PR_5 + 0.148 \times PR_7 + 0.155 \times PR_{11} + 0.157 \times PR_{12} + 0.171 \times PR_{13} + 0.108 \times PR_{14}$$
$$f_{d2} = 0.335 \times PR_3 + 0.348 \times PR_9 + 0.317 \times PR_{10}$$
$$f_{d3} = 0.202 \times PR_1 + 0.238 \times PR_4 + 0.248 \times PR_6 + 0.311 \times PR_8$$

$$MS_3 = \left[\frac{\max(\chi_{e1}, \chi_{e2}, \cdots, \chi_{ei}) - \chi_{ei}}{\max(\chi_{e1}, \chi_{e2}, \cdots, \chi_{ei}) - \min(\chi_{e1}, \chi_{e2}, \cdots, \chi_{ei})}\right] \times 100 \qquad \text{(公式7-9)}$$

$$\bar{x}_b = \frac{x_{b1} + x_{b2} + \cdots + x_{bi}}{n} \ (i = 1, 2, \cdots, n) \qquad \text{(公式7-10)}$$

$$s_b = \sqrt{\frac{\sum_{i=1}^{n}(x_{bi} - \bar{x}_b)}{n-1}} \qquad \text{(公式7-11)}$$

其中，MSQ代表动技商，x_{bi}（MS）代表第i个儿童的动技能测评标准分，$\bar{x}_b$代表该儿童所在性别和年龄分组动技能测评标准分的均值，s_b是$\bar{x}_b$的标准差。R代表权重系数，MS_1、MS_2、MS_3分别代表基于结果评价、过程评价、时间评价的动技能测评标准分，CS、PR代表测评指标评分。

（三）中国学龄儿童动心商测评模型

$$\text{MPQ} = 100 + 15 \times \left(\frac{x_{hi} - \bar{x}_h}{s_h} \right) \ (i = 1, 2, \cdots, n) \qquad （公式7-12）$$

$$
\begin{aligned}
x_{hi} = \text{MP} &= (R_{h1} \times f_{h1} + R_{h2} \times f_{h2} + R_{h3} \times f_{h3} + R_{h4} \times f_{h4} + R_{h5} \times f_{h5}) \times 2 \times 10 \\
&= (0.223 \times f_{h1} + 0.252 \times f_{h2} + 0.226 \times f_{h3} + 0.088 \times f_{h4} + 0.211 \times f_{h5}) \times 2 \times 10
\end{aligned} \qquad （公式7-13）
$$

$$f_{h1} = 0.188 \times \text{SC}_1 + 0.196 \times \text{SC}_3 + 0.211 \times \text{SC}_4 + 0.217 \times \text{SC}_5 + 0.188 \times \text{SC}_6$$

$$f_{h2} = 0.156 \times \text{SC}_{26} + 0.162 \times \text{SC}_{27} + 0.158 \times \text{SC}_{28} + 0.18 \times \text{SC}_{30} + 0.17 \times \text{SC}_{31} + 0.175 \times \text{SC}_{32}$$

$$f_{h3} = 0.215 \times \text{SC}_7 + 0.378 \times \text{SC}_8 + 0.407 \times \text{SC}_9$$

$$f_{h4} = 0.332 \times \text{SC}_{15} + 0.356 \times \text{SC}_{16} + 0.312 \times \text{SC}_{17}$$

$$f_{h5} = 0.296 \times \text{SC}_{22} + 0.392 \times \text{SC}_{23} + 0.313 \times \text{SC}_{24}$$

$$\bar{x}_h = \frac{x_{h1} + x_{h2} + \ldots x_{hi}}{n} \ (i = 1, 2, \cdots, n) \qquad （公式7-14）$$

$$s_h = \sqrt{\frac{\sum\limits_{i=1}^{n}(x_{hi} - \bar{x}_h)}{n-1}} \qquad （公式7-15）$$

其中，MPQ代表动心商，x_{hi}（MP）代表第i个儿童的动心能测评标准分，$\bar{x}_h$代表该儿童所在性别和年龄分组动心能测评标准分的均值，s_h是$\bar{x}_h$的标准差。R代表权重系数，f_{h1}—f_{h5}分别代表运动认知、运动行为意向、运动情感、运动毅力、运动动机因素的测评标准分，SC代表题项评分。

（四）中国学龄儿童动商测评模型

$$\text{MQ} = 100 + 15 \times \left(\frac{x_i - \bar{x}}{s} \right) \qquad （公式7-16）$$

$$
\begin{aligned}
x_i &= x_{ai} + x_{bi} + x_{hi} \\
&= R_1 \times \text{MA} + R_2 \times \text{MS} + R_3 \times \text{MP} \\
&= 0.46 \times \text{MA} + 0.31 \times \text{MS} + 0.23 \times \text{MP}
\end{aligned} \qquad （公式7-17）
$$

$$\bar{x}_i = \frac{x_1 + x_2 + \ldots + x_i}{n} \ (i = 1, 2, \cdots, n) \qquad （公式7-18）$$

$$s = \sqrt{\frac{\sum\limits_{i=1}^{n}(x_i - \bar{x})}{n-1}} \qquad （公式7-19）$$

其中，MQ代表动商，x_i代表第i个儿童的动商测评标准分，$\bar{x}_i$为该儿童所在性别和年龄分组动能测评标准分的均值，s是$\bar{x}_i$的标准差，R代表权重系数。

二、模型假设

中国学龄儿童动商测评的主要目的是评估和诊断中国学龄儿童的运动发展情况，探索中国学龄儿童运动发展的潜能，为制定科学的中国学龄儿童运动发展干预措施提供依据。基于动商测评目的构建的中国学龄儿童动商测评模型是由三种能力不同的，又相互关联的结构组成的，分别为运动能力（动能）、运动技能（动技能）和运动心理（动心能）。而动能、动技能和动心能是三个可独立测评的模型，由这三者构成的中国学龄儿童动商测评模型，需要进行假设检验。考虑到模型拟合的需要，本研究作出以下假设。

假设1：中国学龄儿童动商测评模型的各因子结构与分测评模型结构相匹配。

假设2：中国学龄儿童动商测评模型能够有效区分年龄差异。

假设3：通过中国学龄儿童动商测评模型测评指标设计与测评表达相匹配。

※ 第三节　模型拟合评价 ※

一、模型验证性评价

根据 MAQM、MSQM 和 MPQM 的计算公式，分别计算其二级指标的标准分。对 CMQM 初始模型（图7-3）进行验证性因素分析，其拟合指数结果如表7-2（验证模型）所列，模型图如图7-4（a）所示。验证模型拟合指数显示，比较拟合指数（CFI）为0.914，Tucker-Lewis 指数（TLI）为0.894，标准化残差均方根（SRMR）为0.072，近似误差均方根（RMSEA）为0.099，仅 CFI 拟合结果在可接受范围内，表明初始模型拟合情况不理想，需要对模型进行修正。通常的做法是根据软件报告的修正指数（modification index，MI）对模型进行修改。

CMQM 验证采用的是最大似然估计法，软件报告的最大 MI 为73.51，是 MS_1（运动技能结果评价）与 MS_2（运动技能过程评价），也就是说将 MS_1 与 MS_2 的误差项设定为自由估计，可以减少73.51个卡方单位。结合修正模型1拟合结果，并将其与验证模型拟合结果进行比较可知，$\Delta df=1$，$\Delta x^2=86.34>3.84$（$p=0.05$，$df=1$ 时的近似卡方值），CFI=0.928（ΔCFI=0.014），TLI=0.910（ΔTLI=0.016），SRMR=0.056（ΔSRMR=−0.016），RMSEA=0.091（ΔRMSEA=−0.008），表明各项拟合指数基本达到可接受的水平。根据残差报告，可以发现MA_3（两头起）与MA_6（1 min跳绳）的MI为57.69，MA_2（掷实心球）与MA_3的MI为53.38。依据模型修正的原则（不考虑指标之间的关系），将MA_3与MA_6的残差设定为自由估计。结合修正模型2拟合结果，并将其与修正模型1拟合结果进行比较可知，$\Delta df=1$，$\Delta x^2=$67.14>3.84（$p=0.05$，$df=1$），CFI=0.939（ΔCFI=0.011），TLI=0.922（ΔTLI=0.012），SRMR=0.054（ΔSRMR=−0.002），RMSEA=0.085（ΔRMSEA=−0.006），表明各项拟合指数达到可接受的水平。但是，考虑到MA_2与MA_3同属于力量范畴，两者设定为自由估计会更加科学，故对其模型修正进行了检验。结合修正模型3拟合结果，并将其与修正模型1拟合结果进行比较可知，$\Delta df=1$，$\Delta x^2=$53.92>3.84（$p=0.05$，$df=1$），CFI=0.937（ΔCFI=0.009），TLI=0.920（ΔTLI=0.010），SRMR=0.06（ΔSRMR=0.004），RMSEA=0.086（ΔRMSEA=−0.005）。修正模型2与修正模型3相比，大部分指标结果有大幅度的改善，基本达到可接受的水平，且从理论上修正模型3与实际测评内容更吻合。

　　模型验证性评价结果表明，"中国学龄儿童动商测评模型的各因子结构与分测评模型结构相匹配"这一假设是成立的。

表7-2　中国学龄儿童动商测评验证性因素分析模型拟合指数（N=732）

CMQM	Akaike信息准则（AIC）	贝叶斯信息准则（BIC）	x^2	df	比较拟合指数（CFI）	Tucker–Lewis指数（TLI）	标准化残差均方根（SRMR）	近似误差均方根（RMSEA）	近似误差均方根90%置信区间	修正
验证模型	32 365.67	32 572.48	602.37	74	0.914	0.894	0.072	0.099	0.092—0.106	—
修正模型1	32 281.33	32 492.74	516.03	73	0.928	0.910	0.056	0.091	0.084—0.099	MS_1–MS_2
修正模型2	32 216.20	32 432.20	448.89	72	0.939	0.922	0.054	0.085	0.077—0.092	MA_3–MA_6
修正模型3	32 229.42	32 445.42	462.11	72	0.937	0.920	0.060	0.086	0.079—0.094	MA_2–MA_3

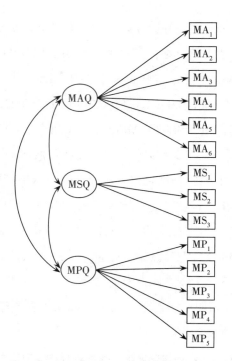

图7-3 中国学龄儿童动商测评初始模型

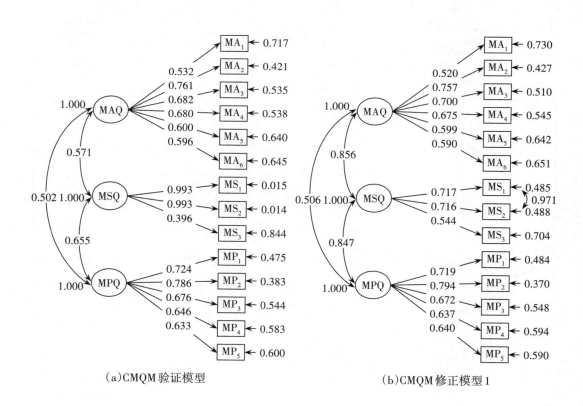

（a）CMQM验证模型　　　　　　　　　　　（b）CMQM修正模型1

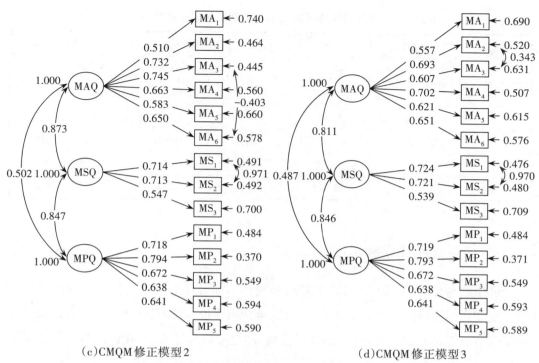

（c）CMQM修正模型2　　　　　（d）CMQM修正模型3

图7-4　CMQM验证性因素分析模型图

二、模型差异性评价

比较不同性别和年龄的中国学龄儿童动商标准值（表7-3）可以发现，6—9岁男童的动商标准值均值分别为49.95、54.15、60.02、69.67，6—9岁女童的动商标准值均值分别为49.45、53.60、57.38、65.10，各年龄段男女标准值均值的差分别为：0.5、0.55、2.64、4.57。独立样本t检验显示，6岁、7岁和8岁儿童的动商标准值在性别之间不存在显著性差异（$p>0.05$），9岁儿童在性别因素上有显著性差异（$p<0.05$）。不同年龄中国学龄儿童动商标准值多重比较结果（表7-4）显示，各年龄之间均存在显著性差异（$p<0.05$）。这一结果进一步验证了"中国学龄儿童动商测评模型能够有效区分年龄差异"的假设，表明假设2成立。

表7-3　不同性别和年龄的中国学龄儿童动商标准值（$N=732$）

年龄/岁	MQ标准值		t	p
	男	女		
6	49.95±10.45	49.45±11.41	0.316	0.752
7	54.15±12.51	53.60±11.98	0.311	0.756
8	60.02±11.50	57.38±10.20	0.311	0.756
9	69.67±10.62	65.10±10.26	2.893*	0.004

注：*$p<0.05$。

表7-4　不同年龄中国学龄儿童动商标准值多重比较（N=732）

年龄（I）	年龄（J）	差值	标准误差	p	95%置信区间
6	7	−4.20*	1.15	0.000	−6.45—−1.95
6	8	−9.00*	1.17	0.000	−11.30—−6.70
6	9	−17.81*	1.17	0.000	−20.11—−15.52
7	8	−4.80*	1.18	0.000	−7.11—−2.48
7	9	−13.61*	1.18	0.000	−15.93—−11.30
8	9	−8.82*	1.20	0.000	−11.17—−6.46

注：*p<0.05。

三、模型适用性评价

模型适用性评价的主要目的是对模型测评指标设计与测评表达的一致性进行检验。模型适用性评价分为两个部分：一是先验知识评价，主要是对测评模型设计指标与指标表达的评估；二是对实证数据进行检验，即通过教师评价、自我评价与测评模型结果进行相关性分析。

表7-5为测评模型先验知识评价表，呈现了测评模型在信度检验、效度检验、金标准检验（效标）以及测评指标的可靠性和稳定性等五个方面的评价情况。评分采用5分制，缺1项扣1分。经过分析发现，中国学龄儿童动商测评各子模型测评适用性较高，除动技商的时间评价（因缺乏相应标准，采用数据归一化处理）之外，其他各指标评分均在4分及以上，综合评价均值达到4.2分，表明中国学龄儿童动商模型测评指标设计与测评表达具有较高的一致性，模型适用性先验知识评价结果较好。

表7-5　测评模型先验知识评价表

模型	子模型（权重）	维度（权重）		效标	信度检验	效度检验	指标可靠性	指标稳定性	综合评分
动商MQ	动能商MAQ（0.46）	速度（0.048）		国家学生体质健康测试标准	—	√	√	√	4
		力量（0.614）	上肢（0.130）	—		√	√	√	4
			躯干（0.344）	—		√	√	√	4
			下肢（0.150）	—		√	√	√	4
		耐力（0.218）		—		√	√	√	4
		综合（0.109）				√	√	√	4

续表

模型	子模型(权重)	维度(权重)		效标	信度检验	效度检验	指标可靠性	指标稳定性	综合评分
动商MQ	动技商MSQ(0.31)	结果评价(0.419)	移动技能(0.352)	—	√	√	√	√	4
			控制技能(0.319)	—	√	√	√	√	4
			平衡技能(0.328)	—	√	√	√	√	4
		过程评价(0.394)	移动技能(0.361)	—	√	√	√	√	4
			控制技能(0.311)	—	√	√	√	√	4
			平衡技能(0.328)	—	√	√	√	√	4
		时间评价(0.188)	速度(1.000)	—	—	—	√	√	2
	动心商MPQ(0.23)	运动认知(0.223)		体育锻炼态度量表	√	√	√	√	5
		运动行为意向(0.252)		—	√	√	√	√	5
		运动情感(0.226)		—	√	√	√	√	5
		运动毅力(0.088)		—	√	√	√	√	5
		运动动机(0.211)		—	√	√	√	√	5
	MQ综合评价			—	—	—	—	—	4.2

测评模型标准值与教师评价、自我评价的相关性分析结果(表7-6)显示,教师评价与动商标准值中度相关(r为0.650),教师评价与各分测评模型标准值中度相关(r为0.395—0.604),自我评价与动商标准值中度相关(r为0.442),自我评价与各分测评模型标准值中度相关(r为0.304—0.500)。

表7-6　测评模型标准值与教师评价、自我评价的相关分析结果

实证数据	教师评价	自我评价	MAQ标准值	MSQ标准值	MPQ标准值
自我评价	0.258**				
MAQ标准值	0.604**	0.304**			
MSQ标准值	0.576**	0.500**	0.575**		
MPQ标准值	0.395**	0.310**	0.443**	0.640**	
MQ标准值	0.650**	0.442**	0.867**	0.872**	0.752**

注:**$p<0.01$。

测评模型商值与教师评价、自我评价的相关性分析结果（表7-7）显示，教师评价与动商值高度相关（r为0.772），教师评价与各分测评模型商值中度相关（r为0.410、r为0.605）或高度相关（r为0.888），自我评价与动商值中度相关（$r=0.415$），自我评价与各分测评模型商值中低度相关（r为0.280—0.458）。

表7-7　测评模型商值与教师评价、自我评价的相关分析结果

实证数据	教师评价	自我评价	MAQ商值	MSQ商值	MPQ商值
自我评价	0.258**				
MAQ商值	0.888**	0.286**			
MSQ商值	0.605**	0.458**	0.635**		
MPQ商值	0.410**	0.280**	0.439**	0.622**	
MQ商值	0.772**	0.415**	0.842**	0.906**	0.766**

注：**$p<0.01$。

综上所述，教师评价与测评模型结果的相关性更高，这不仅表明教师更了解学生的情况，还表明本测评模型对中国学龄儿童（6—9岁）动商测评具有良好的适用性。

第四节　模型应用

大数据时代，我国教育测评模型的应用具有强大的战略价值，它是教育改革与发展的战略工具，是教育决策科学化的有力支撑[1]。因此，中国学龄儿童动商测评模型应顺应新时代学校体育工作发展的要求，响应《"健康中国2030"规划纲要》的要求，转化为学校体育工作中的应用成果。中国学龄儿童动商测评模型的应用途径有两条：一是诊断中国学龄儿童的运动发展情况，有利于在宏观上制定干预政策，在微观上制定干预措施，从而促进中国学龄儿童运动的健康发展；二是制定中国学龄儿童动商标准，便于学校及家长诊断学龄儿童动商情况，促进儿童动商发展。因此，中国学龄儿童动商测评模型的应用主要围绕测评结果标准值与商值的转换对照及其解释展开。

① 范涌峰，宋乃庆.大数据时代的教育测评模型及其范式构建[J].中国社会科学，2019(12)：139-155.

一、标准值与商值的转换对照

本研究在四省(直辖市)采集了732名6—9岁儿童的数据,基于小样本,初步探索建立了中国学龄儿童动商及其分测验商的标准值与商值对照表,为后续进一步优化中国学龄儿童动商常模量表积累经验。

表7-8和表7-9分别是男童和女童动商标准值与商值的转换对照表,对照表按照标准值1—100分别对应6—9岁儿童的动商值。其他分测验标准值与商值的对照情况见附录7—附录12。

表7-8　中国学龄儿童动商标准值与商值的转换对照表(男)

标准值	不同年龄儿童的动商值				标准值	不同年龄儿童的动商值			
	6岁	7岁	8岁	9岁		6岁	7岁	8岁	9岁
100	172	155	152	143	50	100	95	87	71
99	170	154	151	141	49	99	94	86	71
98	169	153	150	140	48	97	93	84	69
97	168	151	148	139	47	96	91	83	68
96	166	150	147	137	46	94	90	82	67
95	165	149	146	136	45	93	89	80	65
94	163	148	144	134	44	91	88	79	64
93	162	147	143	133	43	90	87	78	62
92	160	145	142	132	42	89	85	76	61
91	159	144	140	130	41	87	84	75	60
90	158	143	139	129	40	86	83	74	58
89	156	142	138	127	39	84	82	73	57
88	155	141	136	126	38	83	81	71	55
87	153	139	135	124	37	81	79	70	54
86	152	138	134	123	36	80	78	69	52
85	150	137	133	122	35	79	77	67	51
84	149	136	131	120	34	77	76	66	50
83	147	135	130	119	33	76	75	65	48
82	146	133	129	117	32	74	73	63	47

续表

标准值	不同年龄儿童的动商值				标准值	不同年龄儿童的动商值			
	6岁	7岁	8岁	9岁		6岁	7岁	8岁	9岁
81	145	132	127	116	31	73	72	62	45
80	143	131	126	115	30	71	71	61	44
79	142	130	125	113	29	70	70	60	43
78	140	129	123	112	28	68	69	58	41
77	139	127	122	110	27	67	67	57	40
76	137	126	121	109	26	66	66	56	38
75	136	125	120	108	25	64	65	54	37
74	135	124	118	106	24	63	64	53	36
73	133	123	117	105	23	61	63	52	34
72	132	121	116	103	22	60	61	50	33
71	130	120	114	102	21	58	60	49	31
70	129	119	113	100	20	57	59	48	30
69	127	118	112	99	19	56	58	46	28
68	126	117	110	98	18	54	57	45	27
67	124	115	109	96	17	53	55	44	26
66	123	114	108	95	16	51	54	43	24
65	122	113	106	93	15	50	53	41	23
64	120	112	105	92	14	48	52	40	21
63	119	111	104	91	13	47	51	39	20
62	117	109	103	89	12	46	49	37	19
61	116	108	101	88	11	44	48	36	17
60	114	107	100	86	10	43	47	35	16
59	113	106	99	85	9	41	46	33	14
58	112	105	97	84	8	40	45	32	13
57	110	103	96	82	7	38	43	31	12
56	109	102	95	81	6	37	42	30	10
55	107	101	93	79	5	35	41	28	9

续表

标准值	不同年龄儿童的动商值				标准值	不同年龄儿童的动商值			
	6岁	7岁	8岁	9岁		6岁	7岁	8岁	9岁
54	106	100	92	78	4	34	40	27	7
53	104	99	91	76	3	33	39	26	6
52	103	97	90	75	2	31	37	24	4
51	102	96	88	74	1	30	36	23	3

表7-9　中国学龄儿童动商标准值与商值的转换对照表(女)

标准值	不同年龄儿童的动商值				标准值	不同年龄儿童的动商值			
	6岁	7岁	8岁	9岁		6岁	7岁	8岁	9岁
100	166	158	163	151	50	101	95	89	78
99	165	157	161	150	49	99	94	88	76
98	164	156	160	148	48	98	93	86	75
97	163	154	158	147	47	97	92	85	74
96	161	153	157	145	46	95	90	83	72
95	160	152	155	144	45	94	89	82	71
94	159	151	154	142	44	93	88	80	69
93	157	149	152	141	43	92	87	79	68
92	156	148	151	139	42	90	85	77	66
91	155	147	149	138	41	89	84	76	65
90	153	146	148	136	40	88	83	74	63
89	152	144	146	135	39	86	82	73	62
88	151	143	145	134	38	85	80	72	60
87	149	142	144	132	37	84	79	70	59
86	148	141	142	131	36	82	78	69	57
85	147	139	141	129	35	81	77	67	56
84	145	138	139	128	34	80	75	66	55
83	144	137	138	126	33	78	74	64	53
82	143	136	136	125	32	77	73	63	52

续表

标准值	不同年龄儿童的动商值				标准值	不同年龄儿童的动商值			
	6岁	7岁	8岁	9岁		6岁	7岁	8岁	9岁
81	141	134	135	123	31	76	72	61	50
80	140	133	133	122	30	74	70	60	49
79	139	132	132	120	29	73	69	58	47
78	138	131	130	119	28	72	68	57	46
77	136	129	129	117	27	70	67	55	44
76	135	128	127	116	26	69	65	54	43
75	134	127	126	114	25	68	64	52	41
74	132	126	124	113	24	67	63	51	40
73	131	124	123	112	23	65	62	49	38
72	130	123	121	110	22	64	60	48	37
71	128	122	120	109	21	63	59	47	36
70	127	121	119	107	20	61	58	45	34
69	126	119	117	106	19	60	57	44	33
68	124	118	116	104	18	59	55	42	31
67	123	117	114	103	17	57	54	41	30
66	122	116	113	101	16	56	53	39	28
65	120	114	111	100	15	55	52	38	27
64	119	113	110	98	14	53	50	36	25
63	118	112	108	97	13	52	49	35	24
62	116	111	107	95	12	51	48	33	22
61	115	109	105	94	11	49	47	32	21
60	114	108	104	93	10	48	45	30	19
59	113	107	102	91	9	47	44	29	18
58	111	106	101	90	8	46	43	27	16
57	110	104	99	88	7	44	42	26	15
56	109	103	98	87	6	43	40	24	14
55	107	102	97	85	5	42	39	23	12

续表

标准值	不同年龄儿童的动商值				标准值	不同年龄儿童的动商值			
	6岁	7岁	8岁	9岁		6岁	7岁	8岁	9岁
54	106	101	95	84	4	40	38	22	11
53	105	99	94	82	3	39	37	20	9
52	103	98	92	81	2	38	35	19	8
51	102	97	91	79	1	36	34	17	6

二、标准值与商值的转换解读

中国学龄儿童动商分测评标准值是将原始分值转换为百分制分值得来的,满分为100分,最低为0分。为了便于应用标准值与商值,需要对儿童动商值和标准值进行分值评价。根据9级评分准则,本研究设置了97.5、95.0、85.0、70.0、50.0、30.0、15.0、5.0、2.5共9个百分位,并分别按照年龄和性别对评价分值进行解释说明。表7-10至表7-17分别为6—9岁男童与女童动商值与标准值的评分说明。商值与标准值的评分说明对明确诊断标准、运用诊断结果是非常重要的。此处需要说明的是,由于样本量有限,本研究并未对男女商值进行等值分析,故两者不可直接进行大小比较。标准值是根据绝对值转换而来的,因此是可以直接进行比较的,但由于存在性别差异,女童的均值普遍低于男童。

表7-10　中国学龄儿童动商值与标准值的评分说明(6岁/男)

MQ商值	MAQ商值	MSQ商值	MPQ商值	MQ标准值	MAQ标准值	MSQ标准值	MPQ标准值	百分位	9级分值	评价
131	134	130	124	72	44	98	99	97.5	9	非常优秀
124	128	125	122	67	41	92	97	95.0	8	优秀
117	116	116	116	62	36	83	91	85.0	7	比较优秀
108	109	108	108	55	33	74	82	70.0	6	中等偏上
99	98	100	102	49	27	65	76	50.0	5	中等
93	93	92	92	45	25	56	65	30.0	4	中等偏下
86	82	85	85	40	20	48	57	15.0	3	比较差
71	76	70	70	30	17	32	42	5.0	2	差
62	74	65	61	24	16	27	32	2.5	1	非常差

表7-11　中国学龄儿童动商值与标准值的评分说明(6岁/女)

MQ 商值	MAQ 商值	MSQ 商值	MPQ 商值	MQ 标准值	MAQ 标准值	MSQ 标准值	MPQ 标准值	百分位	9级分值	评价
130	137	130	125	72	50	98	99	97.5	9	非常优秀
125	132	126	123	69	47	93	97	95	8	优秀
114	114	116	117	60	36	82	91	85	7	比较优秀
109	106	108	109	56	31	73	83	70	6	中等偏上
102	99	101	102	51	27	65	75	50	5	中等
91	91	94	93	43	21	58	66	30	4	中等偏下
82	84	82	82	35	17	44	55	15	3	比较差
75	79	73	71	30	14	34	43	5	2	差
72	76	69	69	28	12	30	42	2.5	1	非常差

表7-12　中国学龄儿童动商值与标准值的评分说明(7岁/男)

MQ 商值	MAQ 商值	MSQ 商值	MPQ 商值	MQ 标准值	MAQ 标准值	MSQ 标准值	MPQ 标准值	百分位	9级分值	评价
129	133	125	123	78	59	100	100	97.5	9	非常优秀
125	126	124	123	75	54	99	99	95	8	优秀
115	113	116	117	67	45	88	93	85	7	比较优秀
109	109	107	108	62	42	76	84	70	6	中等偏上
102	102	100	101	56	37	67	76	50	5	中等
92	92	94	94	48	30	58	68	30	4	中等偏下
84	85	86	83	41	25	48	57	15	3	比较差
72	74	66	70	31	17	21	43	5	2	差
68	73	60	65	28	17	12	37	2.5	1	非常差

表7-13　中国学龄儿童动商值与标准值的评分说明(7岁/女)

MQ 商值	MAQ 商值	MSQ 商值	MPQ 商值	MQ 标准值	MAQ 标准值	MSQ 标准值	MPQ 标准值	百分位	9级分值	评价
127	131	126	124	75	55	100	100	97.5	9	非常优秀
122	124	124	123	71	50	98	99	95	8	优秀
118	118	117	119	68	46	88	95	85	7	比较优秀
106	110	109	108	59	41	78	83	70	6	中等偏上
100	99	99	99	54	33	66	74	50	5	中等
95	89	94	92	49	27	59	66	30	4	中等偏下
85	86	88	87	42	25	51	60	15	3	比较差
72	76	68	70	31	18	25	42	5	2	差
64	73	67	65	25	17	24	37	2.5	1	非常差

表7-14　中国学龄儿童动商值与标准值的评分说明(8岁/男)

MQ 商值	MAQ 商值	MSQ 商值	MPQ 商值	MQ 标准值	MAQ 标准值	MSQ 标准值	MPQ 标准值	百分位	9级 分值	评价
128	132	129	126	82	70	100	100	97.5	9	非常优秀
126	122	126	125	80	63	97	99	95	8	优秀
113	117	116	115	70	59	86	90	85	7	比较优秀
107	108	107	109	66	52	77	85	70	6	中等偏上
101	100	99	99	61	45	69	77	50	5	中等
93	92	94	94	55	38	64	72	30	4	中等偏下
85	87	86	86	48	34	56	65	15	3	比较差
72	74	70	71	39	24	39	52	5	2	差
57	62	63	60	27	14	31	43	2.5	1	非常差

表7-15　中国学龄儿童动商值与标准值的评分说明(8岁/女)

MQ 商值	MAQ 商值	MSQ 商值	MPQ 商值	MQ 标准值	MAQ 标准值	MSQ 标准值	MPQ 标准值	百分位	9级 分值	评价
128	128	130	126	76	57	100	100	97.5	9	非常优秀
125	126	126	124	75	56	96	98	95	8	优秀
117	117	118	116	69	51	87	91	85	7	比较优秀
108	108	108	110	63	46	76	85	70	6	中等偏上
101	97	100	100	58	40	67	76	50	5	中等
90	91	90	90	51	37	56	66	30	4	中等偏下
84	84	85	83	46	33	50	59	15	3	比较差
74	77	76	75	40	29	40	52	5	2	差
73	74	70	67	39	28	33	45	2.5	1	非常差

表7-16　中国学龄儿童动商值与标准值的评分说明(9岁/男)

MQ 商值	MAQ 商值	MSQ 商值	MPQ 商值	MQ 标准值	MAQ 标准值	MSQ 标准值	MPQ 标准值	百分位	9级 分值	评价
133	136	128	122	93	90	100	100	97.5	9	非常优秀
127	125	123	120	89	80	95	99	95	8	优秀
115	114	114	115	80	71	88	95	85	7	比较优秀
108	110	108	109	76	67	83	90	70	6	中等偏上
99	97	102	103	69	56	78	86	50	5	中等
92	91	96	96	64	50	73	80	30	4	中等偏下
85	85	82	78	59	45	62	66	15	3	比较差
76	77	68	67	52	39	50	58	5	2	差
71	75	65	64	49	37	47	55	2.5	1	非常差

表7-17　中国学龄儿童动商值与标准值的评分说明(9岁/女)

MQ 商值	MAQ 商值	MSQ 商值	MPQ 商值	MQ 标准值	MAQ 标准值	MSQ 标准值	MPQ 标准值	百分位	9级分值	评价
127	134	127	121	84	78	98	99	97.5	9	非常优秀
124	125	121	118	82	71	93	96	95	8	优秀
115	116	114	114	76	63	87	93	85	7	比较优秀
108	109	111	109	70	58	84	89	70	6	中等偏上
102	100	100	103	67	51	74	84	50	5	中等
92	90	92	95	60	43	67	77	30	4	中等偏下
84	81	84	87	54	36	60	70	15	3	比较差
76	76	75	68	48	32	51	54	5	2	差
69	75	65	56	44	32	42	44	2.5	1	非常差

三、本章小结

中国学龄儿童动商测评模型经过了验证性、差异性和适用性检验,表明本研究提出的三项假设均成立,也进一步验证了该模型具有较好的结构拟合效度,模型测评结果能够有效区分年龄差异,模型测评指标设计与测评内容的一致性高。该模型的实证应用研究初步探索了中国学龄儿童动商常模,并对其分值从百分位、标准值、商值和等级等多个角度进行了解释,丰富了中国学龄儿童动商测评模型结果的解读,有利于测评结果的应用,更有利于测评模型的推广。此外,本章节讨论的中国学龄儿童动商常模的构建仅局限于方法的探讨与应用,由于受数据样本量的限制,构建的中国学龄儿童动商常模对照表仅建议用于理论与方法的探讨。

第八章

研究结论与展望

❀ 第一节 研究结论 ❀

一、中国学龄儿童动商测评模型理论构建研究

中国学龄儿童动商测评模型理论构建研究主要从动商文献综述,动商概念的界定、内涵与外延解读,动商测评模型构建的理论、目标、原则、要素和方法等方面进行论述。其中,动商文献综述全面梳理了动商研究的发展历程,从动商概念、动商测评和动商发展三个方面进行了系统的回顾。动商概念研究回顾了动商概念产生的历史背景、历史过程和变迁。动商测评研究从人体形态测评、运动能力测评、动作发展测评和动商测评方法四个方面对国内外文献进行了回顾。动商发展研究从学校体育动商发展、动作技能商发展、动作发展商发展、国内动商发展四个部分进行了综述。

动商概念界定研究从属性论、目的论和功能论的视角,剖析了动商概念的两个核心问题:一是区分"发育"与"发展"的界限,即动商概念的内涵和外延解读;二是区分"正常"与"障碍"的界限,即动商概念的应用解读。从动商的属性、目的和功能三个方面界定了动商广义与狭义的概念。其中,广义动商是指人类身体活动能力水平,它包含人类日常生活、工作、锻炼以及特殊目标活动(如运动员竞技训练、患病者运动康复等)。狭义动商是指人类的运动商数(motor quotient,MQ),也称为个体综合运动能力指数(individual complex motor index,ICMI),指个体运动能力、运动技能和运动心理各项测评得分之和在其对应性别和年龄群体中的位置。它是通过一系列标准化测评工具对个体的运动能力、运动技能和运动心理进行测量,将各测评得分之和与群体中对应年龄的均值进行比较(转化为一个比值)得来的,该比值即为个体的运动商数。简而言之,儿童动商即为儿童先天运动能力与后天运动意愿融合后的运动表现反馈,是儿童运动表现在其同龄群体中的位置的数学表达。

中国学龄儿童动商测评模型构建包括测评模型构建的理论基础、基本目标、基本原则、基本要素和基本方法五个方面。其中测评模型构建的理论基础包括:动作发展理论、认知发展理论、多元智能理论和生态系统理论。测评模型构建的基本目标有三个:一是以应用为导向,与测评对象生长发育的实际情况密切结合;二是以任务为导向,与测评对象测量目标和评价标准密切结合;三是以框架为导向,严格遵循测评模型建构的原则和方法。测评模型构建的基本原则包括科学性原则、系统性原则、可比性原则和简

易性原则。测评模型构建的基本要素包括主体要素、客体要素和环境要素。测评模型构建的基本方法为威尔逊四步建模法,包括模块构建(构建图)、项目设计、结果空间和测量模型四个步骤。

总之,本研究通过对动商文献的梳理,界定了动商的概念,解读了动商概念的内涵和外延。并根据中国学龄儿童动商测评模型构建的理论基础、基本目标、基本原则、基本要素和基本方法,构建了中国学龄儿童动商测评模型的基本框架。

二、中国学龄儿童动商测评工具开发验证研究

中国学龄儿童动商测评工具的研制是基于中国学龄儿童动商测评模型基本框架设计的,主要包括学龄儿童动能商、动技商和动心商三个测评工具的研制。首先,本研究分别界定了学龄儿童动能商、动技商和动心商的概念;其次,分别遴选了三个测评工具的指标;最后,收集数据对由这些测评指标构成的测评工具进行了信度、效度检验。

学龄儿童动能是指学龄儿童身体基础运动能力,它与体能概念有相似之处。学龄儿童动能商是指学龄儿童动能水平在其对应群体中的位置,是一个相对比值的概念。中国学龄儿童动能商测评工具研制过程包括:采用德尔菲法初步遴选测评指标;采用积差相关分析探索测评指标之间的相关性,为遴选指标决策提供依据;采用熵值法确定各项测试指标的权重系数。通过预测试,确定本研究研制的中国学龄儿童动能商测评工具包括50 m跑、掷实心球、两头起、立定跳远、15 m渐进折返跑和1 min跳绳,共6个实测项目,分别代表速度、力量、耐力和综合等方面的动能商。该测评工具在经过以国家学生体质健康标准为效标的检验后,表明其具有有效性、可靠性,可用于中国学龄儿童动能商测评。

学龄儿童动技能是指学龄儿童掌握和完成身体动作的能力。动技商是运动技能商或动作技能商的简称,是学龄儿童掌握和完成身体动作的能力与其同龄人能力均值的比值,反映了学龄儿童运动(动作)技能水平在其对应群体中的位置。中国学龄儿童动技商测评工具的研制过程包括:采用威尔逊四步建模法建模;结合德尔菲法对构建的理论和测评指标进行专家评估;采用多面Rasch模型对专家评分和评分者评分一致性进行检验。利用采集的样本数据,对初步构建的中国学龄儿童动技商测评工具进行检验,包括信度、效度、评分量表、项目难度、项目拟合度、项目功能差异检验等。结果表明,基于结果评价、过程评价和时间评价三个维度构建的中国学龄儿童动技商测评工具,其指标体系是有效的、可靠的,是可以大规模推广应用于中国学龄儿童动技商测评的。

学龄儿童动心能是指学龄儿童参与体育运动或身体活动的态度倾向,它包括学龄儿童的运动认知、运动动机、运动毅力、运动情感以及运动行为意向等要素。因此,学龄儿童动心商反映的是学龄儿童参与运动(身体活动)的心理倾向,是学龄儿童参与运动的心理倾向水平在其对群体中的位置。中国学龄儿童动心商测评量表的研制过程包括:对测评量表进行探索性因素分析、验证性因素分析、项目反应模型和积差相关分析;经过项目分析、信度和效度检验,构建五因素中国学龄儿童动心商测评模型。《中国学龄儿童动心商测评问卷》包含20个题目,重测信度为0.94,内部一致性信度为0.90;效度检验显示,该问卷具有良好的结构效度、区分效度和效标效度。综合动心商测评工具的信效度检验结果,表明该测评工具是有效的、可靠的,是可以大规模推广应用于中国学龄儿童动心商测评的。

总之,通过界定学龄儿童动能商、动技商和动心商的概念,本研究研制了中国学龄儿童动能商、动技商和动心商测评工具,并验证了其信度、效度等拟合指标。这三个测评工具均可单独应用于中国学龄儿童的相关测评。

三、中国学龄儿童动商测评模型构建验证研究

基于中国学龄儿童动商测评模型构建理论,本研究对中国学龄儿童动能商、动技商和动心商测评模型的构建进行了分析,从三个分测评模型的概念、构建的依据、构建思路和构建框架入手,系统地分析了三个分测评模型构建的理论基础、研究思路和研究框架。随后,通过实证样本数据,采用验证性因素分析、项目功能差异性分析、测量不变性检验,以及模型结构的验证性评价、差异性评价和适用性评价等方法,对三个分测评模型和动商模型进行了验证。

中国学龄儿童动能商测评模型的检验结果显示:模型的同时效度令人满意,其学龄儿童动能商与效标的相关系数为0.73(男童)和0.62(女童);其预测效度结果表明各组间差异显著,进一步证实了中国学龄儿童动能商测评模型的有效性。

中国学龄儿童动技商测评模型的检验是通过结果评价模型、过程评价模型和时间评价模型三个部分的检验完成的。其中,时间评价模型仅有一个指标,且是连续型数据,故不直接纳入模型检验。结果评价模型和过程评价模型采用二阶结构方程模型和项目反应理论模型对其进行检验。结果评价二阶模型各项拟合指标均达到拟合要求,无须进行模型修正;过程评价二阶模型Tucker-Lewis指数(TLI)拟合情况不理想,经模型修正后,达到了拟合要求。项目功能差异性分析发现:结果评价模型在性别因素上存

在 1 个项目功能差异（DIF），在年龄因素上存在 2 个 DIF；过程评价模型在性别因素上存在 1 个 DIF，年龄因素上存在 4 个 DIF。但这些 DIF 均出现在相邻年龄之间。考虑到儿童自然生长发育中存在的运动技能发展的不均衡性，结果评价模型和过程评价模型都未删除任何跨性别和年龄存在 DIF 的项目。

中国学龄儿童动心商测评模型采用验证性因素分析和等值检验分析的方法进行检验。二阶模型检验结果显示，二阶五因子模型经过修正后各项拟合指数达到标准要求。按照形态不变性、度量不变性、尺度不变性、误差方差不变性、因子方差－协方差不变性、潜均值不变性六个步骤对中国学龄儿童动心商测评模型进行测量不变性（等值）检验。结果显示，中国学龄儿童动心商二阶测评模型在性别因素上具有测量不变性特征，表明中国学龄儿童动心商二阶测评模型具有跨性别稳定性。因"运动毅力"因素载荷较低，修正后模型的拟合情况有一定程度的改善，但总体变化并不大，模型修正意义不大，故本研究以五因素结构模型作为中国学龄儿童动心商测评模型。

中国学龄儿童动商测评模型，又称中国学龄儿童总运动商测评模型，它是由中国学龄儿童动能商、动技商和动心商三个分测评模型融合而来的。本研究基于模型构建提出的三个假设，分别通过验证性评价、差异性评价和适用性评价对中国学龄儿童动商测评模型进行检验。验证性评价结果显示，初始模型并不理想，经过修正后，模型各项参数达到了拟合的要求，假设"中国学龄儿童动商测评模型的各因子结构与分测评模型结构相匹配"成立。差异性评价结果显示，动商标准值存在年龄差异，假设"中国学龄儿童动商测评模型能够有效区分年龄差异"成立。模型的适用性评价通过先验知识评价和实证数据评价两种方式，验证了"中国学龄儿童动商模型测评指标设计与测评表达相匹配"的假设。以上检验结果表明，该模型具有较高的可信度和可靠性。

总之，通过对三个分测评模型和总的中国学龄儿童动商模型的检验，证实中国学龄儿童动商测评模型及其分测评模型是具有较高的可信度和可靠性的，可以大规模应用于中国学龄儿童动商评估。

四、中国学龄儿童动商测评模型实践应用研究

关于中国学龄儿童动商测评模型的实证研究，我们初步探索构建了基于百分位、标准值、商值和等级评定的多种评价模式。中国学龄儿童动商测评模型的实证研究可起到三个方面的作用：一是丰富了中国学龄儿童动商测评模型结果的应用，让使用者不局限于一种分数的理解；二是提供了中国学龄儿童动商测评模型结果的多元化解读，有利

于中国学龄儿童动商测评模型的推广与应用;三是初步探索了常模的建立规范与标准,为进一步优化中国学龄儿童动商标准常模提供了理论支撑与实践经验。

信息化促进了大数据的产生和发展。大数据时代,如何充分挖掘数据对教育实践、决策、评估与研究的价值是当前教育改革发展的重要议题[①],也是中国学龄儿童运动发展的重要命题。构建学龄儿童动商测评体系,确定学龄儿童动商测评指标,生成学龄儿童动商测评模型,应用学龄儿童动商测评模型是新时代教育改革的重大战略需求。这有利于在微观层面上实施学龄儿童运动诊断、评估与干预措施;在中观层面上促进学龄儿童运动发展的研究与实践;在宏观层面上制定学龄儿童运动发展的评估政策与决策。

❈❈ 第二节 研究局限 ❈❈

一、中国学龄儿童动商测评理论研究的局限性

(一)文献资源制约动商测评理论研究的覆盖度

本研究虽然回顾了动商测评理论的发展与变迁,但由于文献语种的原因,部分资料检索受限制。尤其是20世纪20—50年代,这一时期正是动商理论诞生、发展的重要时期。其间,各国研究学者发表的论文以母语为主,虽然本研究纳入了少量德语和西班牙语文献,但由于受检索平台和文献资源获取的限制,部分文献无法检索或阅读,这对文献的全面梳理存在一定的影响。

(二)研究领域多元化制约动商测评理论的维度构建

从麦克乐第一次提出运动商数开始,动商研究领域发展出了运动成就商数、运动商数(障碍商)、运动商数(发育商)、运动商数(协调商)、粗大运动商、精细运动商、运动技能商等众多概念。这些概念整体都称为动商,但却是聚焦于某一领域的动商测评而产生的。这些研究在"像测量智商一样测动商"的基本原理上是明确的,但是其研究的内容是模糊的。众多的动商概念在一定程度上会影响动商理论的维度构建。

---

① 范涌峰,宋乃庆.大数据时代的教育测评模型及其范式构建[J].中国社会科学,2019(12):139-155.

二、中国学龄儿童动商测评模型构建的局限性

中国学龄儿童动商测评模型是在独立测验的基础上进行构建的,其局限性主要有两个。

(一)理论与现实的契合程度

本研究提出的中国学龄儿童动商测评模型是集动能商、动技商和动心商为一体的。这与传统动商测评仅测试粗大技能、精细技能或运动协调能力是完全不同的。基于动商理论创新构建的中国学龄儿童动商测评指标、体系和模型,其局限性主要在于新的动商理论与中国学龄儿童现实运动能力或运动水平的契合程度需要进一步验证。

(二)局部与整体的融合难度

基于三个分测评模型构建的中国学龄儿童动商测评模型,其局部与整体的融合程度是决定中国学龄儿童动商测评模型成败的关键。虽然模型通过了验证性评价、差异性评价和适用性评价,但整体模型在应用中还有待进一步观察和再验证,尤其是模型等值性检验等需要进一步收集数据以进行相关分析。

◈◈◈ 第三节　研究展望 ◈◈◈

一、中国学龄儿童动商测评未来的研究方向

学龄儿童动商测评模型研究离不开测评理论研究、测评工具研究和测评模型的构建与验证研究。从国际动商研究趋势分析,中国学龄儿童动商测评研究将继续围绕身体动能、动作技能和动心能三个维度展开,尤其是这三个维度分别的权重系数、三者之间的相互关系和影响机制研究都将是未来的热点话题。

学龄儿童动商测评工具研究将围绕动商理论展开,目前学界关注的焦点在动作技能发展领域,而动心能领域大多研究的是态度、认知、毅力、情感或行为意向等,未来研究将会更加关注"动心"的本质及其对儿童发展的影响。未来动作技能测评领域的研究将集中在智能化动作技能评分上,人工评分导致的误差一直是理论与实践应用的一大障碍,随着人工智能技术的引入和成熟,研制视频自动分析系统会成为该领域的热门方向。

中国学龄儿童动商测评模型研究也将引入人工智能技术,通过模拟数据建立中国学龄儿童动商常模,通过大规模样本测试验证、修订中国学龄儿童动商常模,从而为中国学龄儿童运动测评提供科学的理论与实践支撑。

二、中国学龄儿童动商测评未来的应用方向

中国学龄儿童动商测评模型的应用将更加关注学校体育课程、课外体育活动、社区体育活动等对学龄儿童动商发展的影响。基于人工智能技术研制的学龄儿童动商常模,可应用于指导学校体育教学、课外体育锻炼等活动。此外,学校和教育管理部门可通过中国学龄儿童动商测评模型,有效监督学龄儿童运动发展情况,制定学龄儿童运动发展策略,组织实施学龄儿童运动干预措施,全面保障和促进学龄儿童身体健康发展。

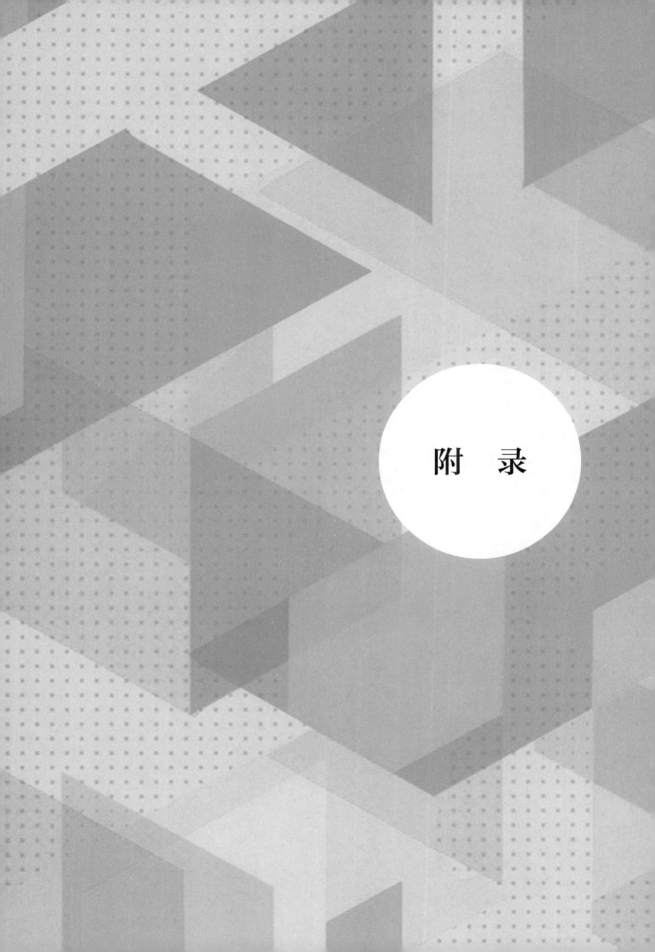

附　录

附录1:中国学龄儿童动商测评模型构建专家咨询调查表 Ⅰ

有学者认为狭义动商是指个体的运动商数,是个体克服自身和客观事物进行身体运动的能力,是人的运动天赋水平和发挥运动潜能的能力,主要包括:运动素质、运动心理、身体机能。广义动商是指一切通过人的身体或身体某一部分活动所表现出来的人的自然属性和社会属性,包括身体运动、生产劳动、生活行动、社会活动的特质和能力,由先天遗传、后天环境和后天调控共同决定。

针对动商的概念以及您本人在运动科学领域的研究经验,特向您咨询以下问题,期望在您的协助下推进中国动商理论与测评研究,为中国学龄儿童运动发展提供科学依据。

1.您认可"动商"这一概念吗? 请给出您的理由。

2.您认为动商是人的能力吗? 请给出您的理由。

3.您认可"动商、智商和情商并重"的观点吗? 请给出您的理由。

4.您认为"动商"研究能促进儿童青少年体质提升吗? 请给出您的理由。

5.您认为应该如何测量儿童运动发展? 请给出您的理由。

6.您认为动商是人的能力水平吗? 请给出您的理由。

7.结合您对动商的理解,谈谈如何测评儿童动商。

8.您认为测评儿童动商的核心是什么? 请给出您的理由。

9.你认为动商包括人的身体素质吗? 请给出您的理由。

10.您认为动商包括人的心理素质吗? 请给出您的理由。

11.您认为动商包括人的运动技能吗? 请给出您的理由。

12.您认为用"动商"来评价人的运动发展水平是合适的吗? 请给出您的理由。

13.如果是您主持儿童动商测评,您准备测评哪些领域以及采用哪些指标?

14.关于儿童动商测评,您有哪些建议?

附录2：中国学龄儿童动商测评模型构建专家咨询调查表 Ⅱ

专家：

您好！

经过第一轮专家咨询，我们对中国学龄儿童动商测评指标体系进行了梳理，请您对以下问题进行评分。感谢您的配合！

一、专家基本信息（请您完整填写以下信息）

1.姓名：_____ 2.性别：____ 3.年龄：____ 4.职称：_____ 5.学历：_____

二、动商构成维度专家评分（请在对应数字上打"√"）

维度	维度解读	一般推荐	重点推荐	强烈推荐
动能商	反映儿童身体运动能力的水平	1	2	3
动技商	反映儿童运动（动作）技能的发展水平	1	2	3
动心商	反映儿童参与运动的心理倾向水平	1	2	3

三、动商测试指标专家评分（请在对应数字上打"√"）

测试指标	测试项目	一般推荐	重点推荐	强烈推荐
速度1	30 m跑	1	2	3
速度2	50 m跑	1	2	3
速度3	60 m跑	1	2	3
速度4	100 m跑	1	2	3
上肢力量1	投掷力（掷实心球）	1	2	3
上肢力量2	垂直力（引体向上）	1	2	3
躯干力量1	腰腹力（两头起）	1	2	3
躯干力量2	背力	1	2	3
下肢力量1	立定跳远	1	2	3
下肢力量2	垂直纵跳	1	2	3

续表

测试指标	测试项目	一般推荐	重点推荐	强烈推荐
速度耐力1	50 m×8往返跑	1	2	3
速度耐力2	400 m跑	1	2	3
一般耐力1	15 m渐进折返跑	1	2	3
一般耐力2	50 m×8往返跑	1	2	3
力量耐力1	俯卧撑	1	2	3
力量耐力2	仰卧起坐	1	2	3
静力耐力1	蹲马步	1	2	3
静力耐力2	平板支撑	1	2	3
柔韧1	坐位体前屈	1	2	3
柔韧2	立位体前屈	1	2	3
协调1	手眼协调	1	2	3
协调2	德国KTK测试	1	2	3
灵敏1	5 m三向折返跑	1	2	3
灵敏2	伊利诺伊灵敏测试	1	2	3
平衡1	闭眼单足站立	1	2	3
平衡2	直线行走测试	1	2	3

附录3：中国学龄儿童动能商测试工具

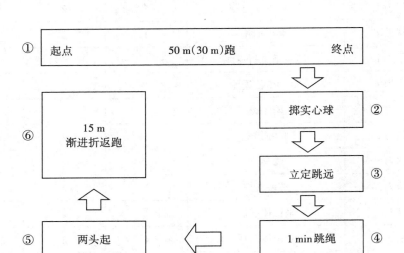

中国学龄儿童动能商测试流程图

（1）测试器材：秒表、实心球、米尺、跳绳、软垫、标志盘。

（2）测试场地：60 m以上的跑道，60×25 m²的场地。

（3）测试准备：热身活动（10 min）。

（4）测试顺序：按照①—⑥的顺序依次进行。

　　50 m（30 m）跑（站立式起跑，口令：预备，跑）；

　　掷实心球（连续2次）（原地上手掷实心球）；

　　立定跳远（连续2次）（原地起跳）；

　　1 min跳绳（记录跳绳个数）；

　　两头起（手脚同时起，手指碰到脚尖为准）；

　　15 m渐进折返跑（根据音乐提示，跟随节奏跑，违规两次则停止）。

（5）注意事项：项目①—④，测试间隔时间为1—5 min；项目⑤—⑥，测试间隔时间为5—10 min。

附录4：中国学龄儿童动能商熵值法程序代码

\# 第一步：数据归一化处理。

```
min.max.norm<- function(x){
    (x-min(x))/(max(x)-min(x))
}
max.min.norm<- function(x){
    (max(x)-x)/(max(x)-min(x))
}
sourui_1 <- apply(sourui[,c(9:13)],2,min.max.norm) #正向指标
sourui_2 <- max.min.norm(sourui[,8]) #负向指标
sourui_t<- cbind(sourui_1,sourui_2)
```

\# 第二步：求出所有样本对指标 X_j 的贡献总量。

```
first1 <- function(data)
{
    x <- c(data)
for(i in 1:length(data))
        x[i] = data[i]/sum(data[])
    return(x)
}
dataframe<- apply(sourui_t,2,first1)
```

\# 第三步：将上一步生成的矩阵的每个元素，变成每个元素与该元素以 e 为底的自然对数的积，并计算信息熵。

```
first2 <- function(data)
{
    x <- c(data)
for(i in 1:length(data)){
        if(data[i] == 0){
            x[i] = 0
}else{
```

$$x[i] = data[i] * log(data[i])$$

```
            }
        }
    return(x)
}
dataframe1<-apply(dataframe,2,first2)
k<-1/log(length(dataframe1[,1]))
d<--k * colSums(dataframe1)
```

第四步：计算冗余度。

```
d <- 1-d
```

第五步：计算各项指标的权重。

```
w <- d/sum(d)
w
```

附录5：中国学龄儿童动技商测试工具

中国学龄儿童动技商测试场地、器材和评分标准

1.测试项目

本测试共有14个项目。

2.测试所需场地和器材

场地：12 m×12 m/横向间隔4 m。

器材：呼啦圈13个（60 cm），锤形桶9个，沙包2个，跳绳2根，高低栏架6个，垒球2个，乒乓球拍1个，乒乓球3个，敏捷梯1个（5 m），垫子4—6块（1 m×0.6 m），足球1个。

3.测试项目评分标准

CS01：开合跳。标准：双脚开合跳呼啦圈，脚触圈1次扣1分，动作不协调扣1分，动作不连贯扣1分。

CS02：侧滑步。标准：脚不能碰标志物，碰1次扣1分；手必须触碰标志物，少碰1次扣1分。

CS03：低手抛物。标准：接包，下手抛包，接包脱手扣1分，包抛到外圈扣1分，抛包不沾边扣2分。

CS04：单脚跳障。标准：助跑，跨栏，碰栏1次扣1分。

CS05：匍匐前行。标准：从栏下匍匐爬过，身体任何部位都不能触碰栏架，碰栏1次扣1分。

CS06：双脚跳绳。标准：双脚跳绳10个，每中断1次扣1分，单脚跳绳不计分。

CS07：单脚跳圈。标准：脚触地或触呼啦圈1次扣1次，动作不连贯扣1分，漏圈1个扣1分。

CS08：敏捷跑。标准：一脚一格，脚不碰梯，动作不协调扣1分，碰梯1次扣1分。

CS09：上手掷球。标准：拿球甩臂，投掷目标，无甩臂扣1分，未投中扣2分，投中外圈扣1分。

CS10：球拍垫球。标准：乒乓球拍垫球5次，掉球1次扣1分，动作不协调扣1分。

CS11：前滚翻。标准：头着地扣1分，侧身着地扣1分，动作不协调扣1分，无法完成扣3分。

CS12：原地拍球。标准：拍球3次，动作不协调扣1次，掉球1次扣1分。

CS13：直线滚动。标准：直线滚动通过软垫，身体偏离幅度不超过15°，滚动动作不敏捷扣1分，滚动时身体偏离直线扣2分，无法完成动作扣3分。

CS14：足球射门。标准：踢球射门，踢球动作可以为推射、正脚背抽射，动作不协调扣1分，球未射中球门扣1分。

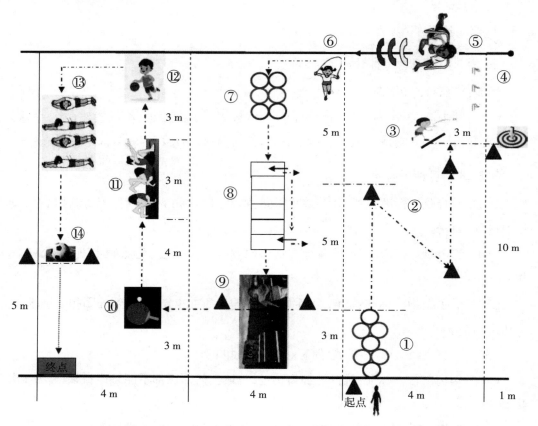

中国学龄儿童动技商测试流程图

附录6：中国学龄儿童动心商测试工具

中国学龄儿童动心商测评问卷(初始版)

题项编码	题项内容
S01	虽然我感到很累,但我还是要锻炼。
S02	虽然朋友不能和我一起锻炼,但我自己还是要坚持锻炼。
S03	虽然我有家庭作业要做,但我也要先锻炼。
S04	虽然我不太擅长运动,但我也要坚持锻炼。
S05	虽然天气不好,但我仍要坚持锻炼。
S06	虽然朋友叫我出去玩,但我还是要先锻炼。
S07	锻炼使我变帅(美)。
S08	锻炼使我精力充沛。
S09	锻炼使我开心。
S10	锻炼使我健康。
S11	运动使我很阳光。
S12	锻炼使我与朋友的联系更多。
S13	锻炼让我增强成就感和自信心。
S14	我会制定运动目标,但并不能够坚持。
S15	当我想学新运动项目时,就会失去对正在学习的运动项目的兴趣。
S16	我曾短暂地痴迷于某项运动,但很快就失去了兴趣。
S17	我很难集中精力去学习几个月才能学会的运动项目。
S18	不论多难,我最终都能完成运动任务。
S19	挫折不会让我气馁。
S20	我很刻苦地运动。
S21	我很勤奋地锻炼
S22	花时间运动很重要。
S23	培养运动习惯很重要。
S24	积极锻炼对健康很重要。
S25	我一生都不会放弃锻炼。

续表

题项编码	题项内容
S26	我认为体育活动很有趣。
S27	我尽力参与体育竞赛。
S28	我的目标是超越自己曾经的运动成绩。
S29	运动使我很阳光。
S30	我努力争取在体育竞赛中实现突破。
S31	在体育竞赛中我会竭尽全力。
S32	我不断挖掘自己最大的运动竞赛潜能。

备注：S11和S29是监控质量题。

附录7：男童动能商值与标准值对照表

标准值	动能商值				标准值	动能商值			
	6岁	7岁	8岁	9岁		6岁	7岁	8岁	9岁
100	254	190	168	129	50	147	120	106	68
99	252	188	167	128	49	144	119	105	67
98	250	187	166	126	48	142	117	104	66
97	248	186	164	125	47	140	116	103	65
96	245	184	163	124	46	138	114	101	63
95	243	183	162	123	45	136	113	100	62
94	241	181	161	122	44	134	112	99	61
93	239	180	159	120	43	131	110	98	60
92	237	179	158	119	42	129	109	96	58
91	235	177	157	118	41	127	107	95	57
90	233	176	156	117	40	125	106	94	56
89	230	174	155	115	39	123	105	93	55
88	228	173	153	114	38	121	103	92	54
87	226	172	152	113	37	119	102	90	52
86	224	170	151	112	36	116	100	89	51
85	222	169	150	111	35	114	99	88	50
84	220	167	148	109	34	112	98	87	49
83	217	166	147	108	33	110	96	85	48
82	215	165	146	107	32	108	95	84	46
81	213	163	145	106	31	106	93	83	45
80	211	162	143	105	30	104	92	82	44
79	209	161	142	103	29	101	91	80	43
78	207	159	141	102	28	99	89	79	42
77	205	158	140	101	27	97	88	78	40
76	202	156	138	100	26	95	87	77	39

续表

标准值	动能商值				标准值	动能商值			
	6岁	7岁	8岁	9岁		6岁	7岁	8岁	9岁
75	200	155	137	99	25	93	85	75	38
74	198	154	136	97	24	91	84	74	37
73	196	152	135	96	23	88	82	73	35
72	194	151	134	95	22	86	81	72	34
71	192	149	132	94	21	84	80	71	33
70	190	148	131	92	20	82	78	69	32
69	187	147	130	91	19	80	77	68	31
68	185	145	129	90	18	78	75	67	29
67	183	144	127	89	17	76	74	66	28
66	181	142	126	88	16	73	73	64	27
65	179	141	125	86	15	71	71	63	26
64	177	140	124	85	14	69	70	62	25
63	174	138	122	84	13	67	68	61	23
62	172	137	121	83	12	65	67	59	22
61	170	135	120	82	11	63	66	58	21
60	168	134	119	80	10	60	64	57	20
59	166	133	117	79	9	58	63	56	18
58	164	131	116	78	8	56	61	54	17
57	162	130	115	77	7	54	60	53	16
56	159	128	114	75	6	52	59	52	15
55	157	127	113	74	5	50	57	51	14
54	155	126	111	73	4	48	56	49	12
53	153	124	110	72	3	45	54	48	11
52	151	123	109	71	2	43	53	47	10
51	149	121	108	69	1	41	52	46	9

附录8：女童动能商值与标准值对照表

标准值	动能商值				标准值	动能商值			
	6岁	7岁	8岁	9岁		6岁	7岁	8岁	9岁
100	220	200	208	162	50	137	124	115	99
99	218	199	206	161	49	136	122	113	97
98	216	197	204	160	48	134	121	111	96
97	215	196	202	159	47	133	119	110	95
96	213	194	201	157	46	131	118	108	94
95	211	193	199	156	45	129	116	106	92
94	210	191	197	155	44	128	115	104	91
93	208	190	195	154	43	126	113	102	90
92	206	188	193	152	42	124	112	100	88
91	205	187	191	151	41	123	110	98	87
90	203	185	189	150	40	121	109	97	86
89	202	183	188	148	39	119	107	95	85
88	200	182	186	147	38	118	106	93	83
87	198	180	184	146	37	116	104	91	82
86	197	179	182	145	36	114	103	89	81
85	195	177	180	143	35	113	101	87	80
84	193	176	178	142	34	111	100	85	78
83	192	174	176	141	33	110	98	84	77
82	190	173	175	140	32	108	96	82	76
81	188	171	173	138	31	106	95	80	74
80	187	170	171	137	30	105	93	78	73
79	185	168	169	136	29	103	92	76	72
78	183	167	167	134	28	101	90	74	71
77	182	165	165	133	27	100	89	72	69
76	180	164	163	132	26	98	87	71	68

续表

标准值	动能商值				标准值	动能商值			
	6岁	7岁	8岁	9岁		6岁	7岁	8岁	9岁
75	179	162	162	131	25	96	86	69	67
74	177	161	160	129	24	95	84	67	66
73	175	159	158	128	23	93	83	65	64
72	174	158	156	127	22	91	81	63	63
71	172	156	154	125	21	90	80	61	62
70	170	154	152	124	20	88	78	59	60
69	169	153	150	123	19	87	77	58	59
68	167	151	149	122	18	85	75	56	58
67	165	150	147	120	17	83	74	54	57
66	164	148	145	119	16	82	72	52	55
65	162	147	143	118	15	80	71	50	54
64	160	145	141	117	14	78	69	48	53
63	159	144	139	115	13	77	67	46	51
62	157	142	137	114	12	75	66	45	50
61	156	141	136	113	11	73	64	43	49
60	154	139	134	111	10	72	63	41	48
59	152	138	132	110	9	70	61	39	46
58	151	136	130	109	8	68	60	37	45
57	149	135	128	108	7	67	58	35	44
56	147	133	126	106	6	65	57	33	43
55	146	132	124	105	5	64	55	32	41
54	144	130	123	104	4	62	54	30	40
53	142	129	121	103	3	60	52	28	39
52	141	127	119	101	2	59	51	26	37
51	139	125	117	100	1	57	49	24	36

附录9：男童动技商值与标准值对照表

标准值	动技商值				标准值	动技商值			
	6岁	7岁	8岁	9岁		6岁	7岁	8岁	9岁
100	132	125	129	129	50	87	88	81	68
99	131	124	128	128	49	86	87	80	67
98	131	124	127	126	48	85	86	79	66
97	130	123	126	125	47	84	86	78	65
96	129	122	125	124	46	83	85	77	63
95	128	121	124	123	45	82	84	76	62
94	127	121	123	122	44	81	83	75	61
93	126	120	122	120	43	80	83	74	60
92	125	119	122	119	42	79	82	73	58
91	124	118	121	118	41	78	81	72	57
90	123	118	120	117	40	78	80	71	56
89	122	117	119	115	39	77	80	70	55
88	121	116	118	114	38	76	79	69	54
87	120	115	117	113	37	75	78	68	52
86	120	115	116	112	36	74	77	67	51
85	119	114	115	111	35	73	77	66	50
84	118	113	114	109	34	72	76	65	49
83	117	112	113	108	33	71	75	64	48
82	116	112	112	107	32	70	74	63	46
81	115	111	111	106	31	69	74	62	45
80	114	110	110	105	30	68	73	62	44
79	113	109	109	103	29	67	72	61	43
78	112	109	108	102	28	67	72	60	42
77	111	108	107	101	27	66	71	59	40
76	110	107	106	100	26	65	70	58	39

续表

标准值	动技商值				标准值	动技商值			
	6岁	7岁	8岁	9岁		6岁	7岁	8岁	9岁
75	110	106	105	99	25	64	69	57	38
74	109	106	104	97	24	63	69	56	37
73	108	105	103	96	23	62	68	55	35
72	107	104	102	95	22	61	67	54	34
71	106	104	101	94	21	60	66	53	33
70	105	103	100	92	20	59	66	52	32
69	104	102	99	91	19	58	65	51	31
68	103	101	98	90	18	57	64	50	29
67	102	101	97	89	17	56	63	49	28
66	101	100	96	88	16	56	63	48	27
65	100	99	95	86	15	55	62	47	26
64	99	98	94	85	14	54	61	46	25
63	99	98	93	84	13	53	60	45	23
62	98	97	92	83	12	52	60	44	22
61	97	96	92	82	11	51	59	43	21
60	96	95	91	80	10	50	58	42	20
59	95	95	90	79	9	49	57	41	18
58	94	94	89	78	8	48	57	40	17
57	93	93	88	77	7	47	56	39	16
56	92	92	87	75	6	46	55	38	15
55	91	92	86	74	5	46	54	37	14
54	90	91	85	73	4	45	54	36	12
53	89	90	84	72	3	44	53	35	11
52	88	89	83	71	2	43	52	34	10
51	88	89	82	69	1	42	51	33	9

附录10：女童动技商值与标准值对照表

标准值	动技商值				标准值	动技商值			
	6岁	7岁	8岁	9岁		6岁	7岁	8岁	9岁
100	131	126	130	129	50	87	87	85	73
99	130	125	129	128	49	86	87	84	72
98	130	124	128	127	48	85	86	83	71
97	129	123	127	126	47	84	85	82	70
96	128	122	126	124	46	83	84	81	69
95	127	122	125	123	45	82	83	80	68
94	126	121	125	122	44	82	83	79	67
93	125	120	124	121	43	81	82	78	65
92	124	119	123	120	42	80	81	77	64
91	123	119	122	119	41	79	80	77	63
90	122	118	121	118	40	78	80	76	62
89	122	117	120	117	39	77	79	75	61
88	121	116	119	116	38	76	78	74	60
87	120	116	118	114	37	75	77	73	59
86	119	115	117	113	36	75	77	72	58
85	118	114	116	112	35	74	76	71	57
84	117	113	115	111	34	73	75	70	55
83	116	113	115	110	33	72	74	69	54
82	115	112	114	109	32	71	74	68	53
81	114	111	113	108	31	70	73	68	52
80	114	110	112	107	30	69	72	67	51
79	113	109	111	106	29	68	71	66	50
78	112	109	110	104	28	67	70	65	49
77	111	108	109	103	27	67	70	64	48
76	110	107	108	102	26	66	69	63	46

续表

标准值	动技商值				标准值	动技商值			
	6岁	7岁	8岁	9岁		6岁	7岁	8岁	9岁
75	109	106	107	101	25	65	68	62	45
74	108	106	106	100	24	64	67	61	44
73	107	105	106	99	23	63	67	60	43
72	106	104	105	98	22	62	66	59	42
71	106	103	104	97	21	61	65	59	41
70	105	103	103	96	20	60	64	58	40
69	104	102	102	94	19	59	64	57	39
68	103	101	101	93	18	59	63	56	38
67	102	100	100	92	17	58	62	55	36
66	101	100	99	91	16	57	61	54	35
65	100	99	98	90	15	56	61	53	34
64	99	98	97	89	14	55	60	52	33
63	98	97	96	88	13	54	59	51	32
62	98	96	96	87	12	53	58	50	31
61	97	96	95	85	11	52	57	49	30
60	96	95	94	84	10	51	57	49	29
59	95	94	93	83	9	51	56	48	28
58	94	93	92	82	8	50	55	47	26
57	93	93	91	81	7	49	54	46	25
56	92	92	90	80	6	48	54	45	24
55	91	91	89	79	5	47	53	44	23
54	90	90	88	78	4	46	52	43	22
53	90	90	87	77	3	45	51	42	21
52	89	89	87	75	2	44	51	41	20
51	88	88	86	74	1	43	50	40	19

附录11:男童动心商值与标准值对照表

标准值	动心商值				标准值	动心商值			
	6岁	7岁	8岁	9岁		6岁	7岁	8岁	9岁
100	125	123	126	122	50	78	77	69	57
99	124	122	125	121	49	77	76	67	56
98	123	121	124	119	48	76	75	66	55
97	122	121	123	118	47	76	74	65	53
96	121	120	122	117	46	75	73	64	52
95	120	119	121	116	45	74	72	63	51
94	119	118	119	114	44	73	71	62	49
93	118	117	118	113	43	72	71	60	48
92	117	116	117	112	42	71	70	59	47
91	116	115	116	110	41	70	69	58	46
90	115	114	115	109	40	69	68	57	44
89	115	113	114	108	39	68	67	56	43
88	114	112	112	106	38	67	66	55	42
87	113	111	111	105	37	66	65	54	40
86	112	110	110	104	36	65	64	52	39
85	111	109	109	103	35	64	63	51	38
84	110	109	108	101	34	63	62	50	36
83	109	108	107	100	33	63	61	49	35
82	108	107	106	99	32	62	60	48	34
81	107	106	104	97	31	61	59	47	33
80	106	105	103	96	30	60	59	45	31
79	105	104	102	95	29	59	58	44	30
78	104	103	101	94	28	58	57	43	29
77	103	102	100	92	27	57	56	42	27
76	102	101	99	91	26	56	55	41	26

续表

标准值	动心商值				标准值	动心商值			
	6岁	7岁	8岁	9岁		6岁	7岁	8岁	9岁
75	102	100	97	90	25	55	54	40	25
74	101	99	96	88	24	54	53	38	23
73	100	98	95	87	23	53	52	37	22
72	99	97	94	86	22	52	51	36	21
71	98	96	93	84	21	51	50	35	20
70	97	96	92	83	20	50	49	34	18
69	96	95	90	82	19	50	48	33	17
68	95	94	89	81	18	49	47	32	16
67	94	93	88	79	17	48	46	30	14
66	93	92	87	78	16	47	46	29	13
65	92	91	86	77	15	46	45	28	12
64	91	90	85	75	14	45	44	27	11
63	90	89	84	74	13	44	43	26	9
62	89	88	82	73	12	43	42	25	8
61	89	87	81	71	11	42	41	23	7
60	88	86	80	70	10	41	40	22	5
59	87	85	79	69	9	40	39	21	4
58	86	84	78	68	8	39	38	20	3
57	85	84	77	66	7	38	37	19	1
56	84	83	75	65	6	37	36	18	—
55	83	82	74	64	5	37	35	17	—
54	82	81	73	62	4	36	34	15	—
53	81	80	72	61	3	35	34	14	—
52	80	79	71	60	2	34	33	13	—
51	79	78	70	58	1	33	32	12	—

附录12：女童动心商值与标准值对照表

标准值	动心商值				标准值	动心商值			
	6岁	7岁	8岁	9岁		6岁	7岁	8岁	9岁
100	126	124	126	122	50	77	77	73	63
99	125	123	125	121	49	76	76	72	62
98	124	122	124	120	48	75	75	71	61
97	123	121	123	119	47	74	74	70	60
96	122	120	122	118	46	73	73	69	58
95	121	119	121	116	45	72	72	68	57
94	120	118	119	115	44	71	72	66	56
93	119	117	118	114	43	70	71	65	55
92	118	116	117	113	42	69	70	64	54
91	117	115	116	112	41	69	69	63	52
90	116	114	115	110	40	68	68	62	51
89	115	113	114	109	39	67	67	61	50
88	114	112	113	108	38	66	66	60	49
87	113	112	112	107	37	65	65	59	48
86	112	111	111	106	36	64	64	58	46
85	111	110	110	105	35	63	63	57	45
84	110	109	109	103	34	62	62	56	44
83	109	108	108	102	33	61	61	55	43
82	108	107	107	101	32	60	60	54	42
81	107	106	106	100	31	59	59	53	41
80	106	105	105	99	30	58	59	52	39
79	105	104	104	97	29	57	58	51	38
78	104	103	103	96	28	56	57	50	37
77	103	102	101	95	27	55	56	48	36
76	103	101	100	94	26	54	55	47	35

续表

标准值	动心商值				标准值	动心商值			
	6岁	7岁	8岁	9岁		6岁	7岁	8岁	9岁
75	102	100	99	93	25	53	54	46	33
74	101	99	98	92	24	52	53	45	32
73	100	99	97	90	23	51	52	44	31
72	99	98	96	89	22	50	51	43	30
71	98	97	95	88	21	49	50	42	29
70	97	96	94	87	20	48	49	41	28
69	96	95	93	86	19	47	48	40	26
68	95	94	92	84	18	46	47	39	25
67	94	93	91	83	17	45	46	38	24
66	93	92	90	82	16	44	46	37	23
65	92	91	89	81	15	43	45	36	22
64	91	90	88	80	14	42	44	35	20
63	90	89	87	78	13	41	43	34	19
62	89	88	86	77	12	40	42	33	18
61	88	87	85	76	11	39	41	32	17
60	87	86	83	75	10	38	40	30	16
59	86	85	82	74	9	37	39	29	15
58	85	85	81	73	8	36	38	28	13
57	84	84	80	71	7	36	37	27	12
56	83	83	79	70	6	35	36	26	11
55	82	82	78	69	5	34	35	25	10
54	81	81	77	68	4	33	34	24	9
53	80	80	76	67	3	32	33	23	7
52	79	79	75	65	2	31	33	22	6
51	78	78	74	64	1	30	32	21	5

附录13：中国学龄儿童动商测评现场影像记录

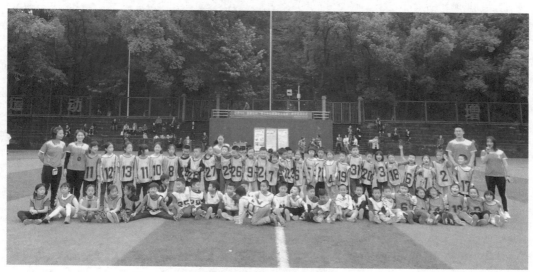

中国学龄儿童动商测评启动仪式

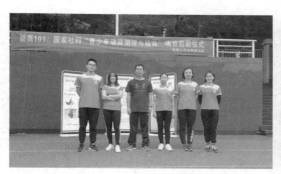

测评团队

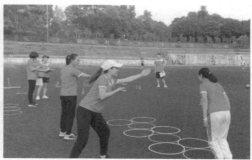

测评员培训

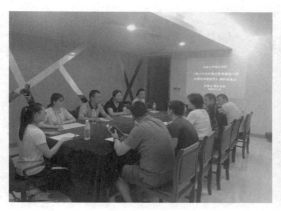

专家研讨

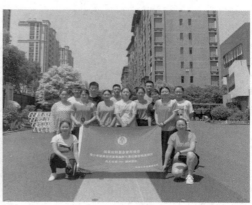

初步测试

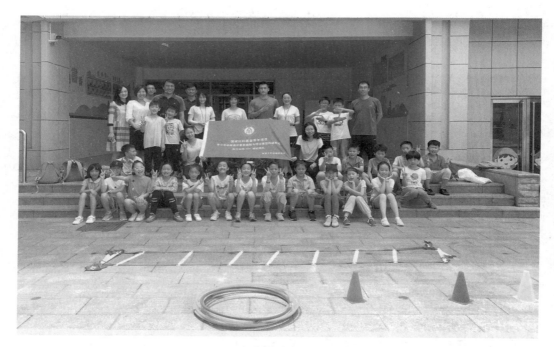

测试现场

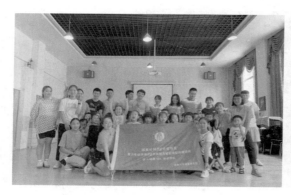

测试交流

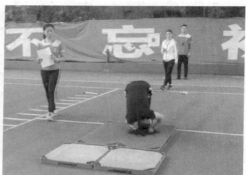

初测现场

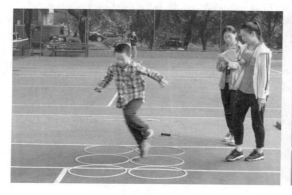

复测现场

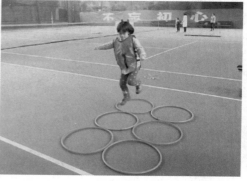

自由练习

参考文献

[1]勃利列,哈达,陈京生.促进篮球运动技能形成的方法[J].体育科研,1982(9):25-27.

[2]部义峰.优势侧肢体运动技能水平与示范模式对非优势侧肢体复杂运动技能学习的影响——以足球正脚背踢球为例[J].体育科学,2013,33(4):42-49.

[3]蔡恒生.足球游戏对5-6岁幼儿动商的影响与分析[D].天津:天津体育学院,2020.

[4]曹锋.动商对姚明运动生涯及成长为商界巨人的重要影响[J].南京理工大学学报(社会科学版),2016,29(5):18-26.

[5]曹锋.动商理念对秦始皇统一天下及治理秦帝国的巨大影响[J].南京理工大学学报(社会科学版),2016,29(3):27-34.

[6]曹锋.动商在普京复兴俄罗斯强国地位中的作用[J].南京理工大学学报(社会科学版),2015,28(3):13-17.

[7]曹锋.动商助推雷军成长为"IT界大佬"[J].南京理工大学学报(社会科学版),2015,28(6):7-12.

[8]常金栋.青少年动商研究的理论溯源与框架构建[J].南京理工大学学报(社会科学版),2016,29(1):35-39.

[9]陈东林.动商理念对毛泽东革命生涯的深远影响[J].南京理工大学学报(社会科学版),2015,28(3):1-12.

[10]陈秋喜.建立自己运动技能结构是成功的关键[J].湖北体育科技,1982(4):59-64.

[11]陈瑞宁,刘岳江.反馈学习对运动技能形成的意义[J].武汉体育学院学报,2002,36(4):56-57.

[12]陈小平.运动训练长期计划模式的发展——从经典训练分期理论到"板块"训练分期理论[J].体育科学,2016,36(2):3-13.

[13]程国萍,秦志华.组织行为学[M].2版.大连:东北财经大学出版社,2018.

[14]程秀兰.学前儿童发展心理学[M].西安:陕西师范大学出版社,2018.

[15]刁玉翠,董翠香,李静.4~9岁儿童基本运动技能与其自我知觉的关系研究[J].天津体育学院学报,2017,32(4):326-331.

[16]刁玉翠,李静.济南市3~10岁儿童运动技能比较研究[J].山东体育科技,2013,35(3):114-118.

[17]范文杰,王华倬.运动技能获得中的内隐学习与外显学习及其实质[J].天津体育学院学报,2004,19(1):61-64.

[18]范涌峰,宋乃庆.学校特色发展测评模型构建研究[J].华东师范大学学报(教育科学版),2018,36(2):68-78.

[19]范涌峰,宋乃庆.大数据时代的教育测评模型及其范式构建[J].中国社会科学,2019(12):139-155.

[20]方军,范文杰,刘芳,等.运动技能获得中的内隐学习本质研究[J].北京体育大学学报,2009,32(3):90-93.

[21]冯嘉礼.思维与智能科学中的性质论方法[M].北京:原子能出版社,1990.

[22]全国体育院校教材委员会.运动生物化学[M].北京:人民体育出版社,1999.

[23]高胜光.体育新课程中的运动技能教学[J].体育学刊,2007,14(2):92-94.

[24]顾秉忠.练习质量与运动技能形成的关系[J].南京体育学院学报,1997,11(4):104-106.

[25]顾晓菁,何江明,刘旭.运动人体机能研究的理论与方法[M].成都:西南交通大学出版社,2012.

[26]顾欣,樊纪良.试论动商与体育核心素养的关系[J].南京理工大学学报(社会科学版),2018,31(3):40-43.

[27]郭瑞芃,徐建方,李良,等.中外青少年体质健康测评体系对比研究[J].中国体育科技,2019,55(6):3-13.

[28]国家体育总局.2014年国民体质监测公报[EB/OL].(2015-11-25)[2023-05-26].https://www.sport.gov.cn/n315/n329/c216784/content.html.

[29]《国家学生体质健康标准解读》编委会.国家学生体质健康标准解读[M].北京:人民教育出版社,2007.

[30]韩敬,郑建华,林明.论运动技能迁移的促进作用及其效应——谈三级跳远和跨栏交互教学之间的联系和影响[J].西安体育学院学报,1996,13(1):77-81.

[31]何仲恺,于立贤.诱导式教学法的运动技能学[J].体育学刊,2002,9(6):71-74.

[32]胡桂英,许百华.内隐习得运动技能的抗应激性实验研究[J].体育科学,2009,29(6):57-61.

[33]花静,古桂雄,朱庆庆,等.发育性协调障碍儿童运动技能和家庭环境研究[J].中国实用儿科杂志,2008,23(9):705-707.

[34]贾齐,侯金芸,赵纪生.论体育课程中运动技能形成的深层价值及指导意义[J].体育与科学,2008,29(1):85-87.

[35]蒋磊.5-6岁幼儿动商测评量表的初步研制[D].南京:南京体育学院,2016.

[36]焦循.孟子正义[M].北京:中华书局,1987.

[37]金亚虹,章建成,任杰,等.追加反馈对运动技能学习影响的国外研究进展[J].心理科学,2001,24(2):230-231.

[38]康利则.体育学院铅球教学中运动技能形成与消退过程的实验研究[J].西安体育学院学报,1997(2):68-73.

[39]赖勤,BENEDICT R J,KEATING X D,等.双任务中内隐运动技能学习对提高保持成绩的作用[J].天津体育学院学报,2009,24(2):138-141.

[40]李博,洪金涛,孙建刚,等.国际儿童青少年基本运动技能研究的热点解析(1990-2019)[J].成都体育学院学报,2020,46(3):26-32.

[41]李博,刘阳,陈思同,等.儿童青少年基本运动技能测评工具研究及启示[J].上海体育学院学报,2018,42(3):8-16.

[42]李红亮,印艳.动商——人类潜能的认知学探索[J].南京理工大学学报(社会科学版),2015,28(6):1-6.

[43]李化侠,宋乃庆,辛涛.从智商、情商到动商——刍议动商的内涵、价值及路径[J].课程·教材·教法,2017,37(7):4-10.

[44]李慧真.KDL幼儿运动游戏课程对5-6岁幼儿动商的影响[D].大连:辽宁师范大学,2020.

[45]李捷,梁慈民,李鹏,等.运动技能形成的神经生理机制新探——主体目标导向下的泛脑网络自主重组构假说[J].体育科学,1993,13(6):84-87.

[46]李明.运动技能教学中几种时间变量对差生的影响[J].沈阳体育学院学报,1986(2):52-56.

[47]梁新强.契约学习法对大学生动商影响的实验研究[D].聊城:聊城大学,2019.

[48]林崇德,杨治良,黄希庭.心理学大辞典[M].上海:上海教育出版社,2003.

[49]刘大斌,李成龙,王宗平.狭义动商测评体系的构建[J].南京理工大学学报(社会科学版),2016,29(4):35-38.

[50]刘建华.基于属性论高考招生模型的研究[D].桂林:广西师范大学,2000.

[51]刘巧芝,杨涵.技术技能人才职业能力协同培育研究[M].天津:天津大学出版社,2018.

[52]刘淑慧.体育教学中运动技能形成的心理分析[J].体育教学,1985(4):45-49.

[53]刘爽,张崇林,杜和平,等.学前儿童足球运动的动商测评体系构建研究[J].青少年体育,2019(10):51-52.

[54]刘文浩.运动技能测评的几种主要方法及其应用[J].四川体育科学,1992(1):12-16.

[55]刘永东,张忠元.内隐学习机制在运动技能教学中运用的可行性探讨[J].广州体育学院学报,2009,29(3):96-99.

[56]马克·威尔逊.基于建构理论的量表设计[M].黄晓婷,编译.长沙:湖南教育出版社,2020.

[57]马瑞,宋珩.基本运动技能发展对儿童身体活动与健康的影响[J].体育科学,2017,37(4):54-61.

[58]麦坚凝.儿童运动技能障碍[J].中国实用儿科杂志,2004,19(12):760-763.

[59]麦坚凝.重视小儿运动技能障碍的早期诊治[J].新医学,2004,35(10):589-591.

[60]麦克乐,章辑五.普通体能(或活动能量)之测量(上)[J].体育季刊,1936,2(3):399-410.

[61]麦克乐,章辑五.普通体能(或活动能量)之测量(下)[J].体育季刊,1936,2(4):521-531.

[62]毛荣建.青少年学生锻炼态度-行为九因素模型的建立及检验[D].北京:北京体育大学,2003.

[63]孟杰,吴雪萍.轻度智力障碍儿童基本运动技能与BMI的相关性研究[J].天津体育学院学报,2020,35(2):149-155.

[64]祁国杰,祁国鹰.运动技能形成过程新论[J].体育与科学,1993(4):42-45.

[65]荣泰生.AMOS与研究方法[M].重庆:重庆大学出版社,2009.

[66]闰世铎.运动技能与多序列教学[J].安徽体育科技资料,1984(4):45-46.

[67]石炜.运动技能形成规律在篮球教学中的运用[J].成都体育学院学报,1995,21(S2):60-61.

[68]宋高晴.运动技能形成的科学分类研究[J].武汉体育学院学报,1992(2):85-90.

[69]宋乃庆,杨欣,王定华,等.学生课业负担测评模型的构建研究——以义务教育阶段学生为例[J].西南大学学报(社会科学版),2015,41(3):75-81.

[70]宋乃庆,沈光辉,裴昌根,等.内地民族班教育质量测评模型的构建探析——以内地西藏班为例[J].西藏大学学报(社会科学版),2019(1):209-215.

[71]田麦久.运动训练学发展历程的回顾及21世纪展望[J].体育科学,1999,19(2):33-36.

[72]田麦久,刘大庆.运动训练学[M].北京:人民体育出版社,2012.

[73]王斌.试论人体感知觉在排球运动技能形成中的作用[J].西北师范大学学报(自然科学版),1995,31(3):64-66.

[74]王成,吴静娴,王波.我国大学生动商测评体系构建研究[J].南京理工大学学报(社会科学版),2020,33(4):50-55.

[75]王港.运动技能教学中学生学习策略的培养[J].武汉体育学院学报,2000,34(1):49-51.

[76]王广虎,冉学东.论运动技能[J].上海体育学院学报,1994,18(1):8-14.

[77]王茂.基于动商视角的高校体育教学改革新思路[J].南京理工大学学报(社会科学版),2019,32(5):30-32.

[78]王蒲.乒乓球运动技能的基本特征及其技能形成的规律性研究[J].体育科学,1990(4):37-41.

[79]王晓波,章建成,李向东.录像示范和现场示范对运动技能观察学习的影响[J].天津体育学院学报,2010,25(1):45-48.

［80］王晓丽.学前儿童发展［M］.上海:复旦大学出版社,2014.

［81］王宗平,曹锋.马克思主义视域下的动商理念解析［J］.南京理工大学学报(社会科学版),2020,33(2):61-66.

［82］王宗平,丁轶建,崔成均.动商研究的基本框架［J］.南京理工大学学报(社会科学版),2017,30(1):40-45.

［83］王宗平,张怡.动商——人类全面发展的重要支脚［J］.体育学刊,2014,21(4):13-16.

［84］王宗平.动商,瞄准中国体育改革主战场［N］.中国体育报,2016-06-03(6).

［85］王宗平.动商,释放学生的天性［N］.中国科学报,2016-03-10(7).

［86］王宗平.用"动商"诠释校园足球［N］.中国科学报,2015-04-16(7).

［87］韦嘉,韩会芳,张春雨,等.马洛-克罗恩社会赞许性量表(简版)在中学生群体中的试用［J］.中国临床心理学杂志,2015,23(4):585-589.

［88］韦小满,蔡雅娟.特殊儿童心理评估［M］.2版.北京:华夏出版社,2016.

［89］文德林,时凯旋,邓军文,等.攀岩运动干预对8~9岁儿童粗大运动技能发展的影响［J］.中国学校卫生,2019,40(3):399-402.

［90］吴明隆.问卷统计分析实务——SPSS操作与应用［M］.重庆:重庆大学出版社,2010.

［91］武鹏举,宋乃庆,常金栋,等.学前儿童动商:内涵、价值与开发路径［J］.中国教育学刊,2020(9):43-48.

［92］项涓,海宇.关注动商,提高学生运动潜能［N］.中国体育报,2012-05-14(5).

［93］谢红光,李薇.心理感受性与运动技能关系研究的进展及其应用［J］.体育学刊,2001,8(3):13-14.

［94］谢红光,莫冬丽.认知结构的迁移观与运动技能学习［J］.天津体育学院学报,2001,16(2):59-61.

［95］熊文,张尚晏.关于体育概念界定的哲学反思［J］.体育学刊,2007,14(1):9-14.

［96］徐燕萍,宋平.感知能力与运动技能的关系［J］.体育学刊,2002,9(1):122-124.

［97］徐影,李怀龙,王海涛.儿童运动技能障碍诊断型专家系统的设计［J］.现代教育技术,2015,25(6):121-126.

［98］薛留成,刘广欣.内隐学习理论及其在运动技能教学中的应用研究［J］.成都体育学院学报,2005,31(2):118-121.

［99］杨伯峻.孟子译注［M］.2版.北京:中华书局,2005.

［100］杨龙,任静,贾志明.运动技能内隐性学习的"痕迹假说"［J］.山东体育学院学报,2009,25(11):58-60.

［101］杨梅琳.运动技能迁移规律在田径教学中的运用［J］.浙江体育科学,1989(5/6):38-41.

［102］姚裕群,亓名杰.人力资源开发与管理概论［M］.长沙:湖南师范大学出版社,2007.

[103]伊向仁,郑春梅,田吉明.基础运动技能优化群模型与评价方法研究[J].山东体育科技,2013,35(2):68-73.

[104]尹群.开发"动商",培育大学生健全人格[N].中国教育报,2016-02-06(3).

[105]于立贤,刘新宇,陈立进,等.诱导式教学法新探——运动技能学视角[J].西安体育学院学报,2000,17(4):58-60.

[106]于淼,刘忆冰,杨光,等.不同线索类型诱发不同运动技能类型运动员注意网络功能的差异:基于fNIRS的研究[J].首都体育学院学报,2019,31(6):570-576.

[107]袁建文,李科研.关于样本量计算方法的比较研究[J].统计与决策,2013(1):22-25.

[108]约瑟夫·温尼克.特殊儿童体育与运动[M].盛永进,主译.南京:南京师范大学出版社,2015.

[109]张和平,裴昌根,宋乃庆.小学生几何直观能力测评模型的构建探究[J].数学教育学报,2017,26(5):49-53.

[110]张红兵,李海燕,崔成均,等.动商测试量表、动商公式和评价标准构建——以5—6岁儿童动商测评体系研究为例[J].武汉体育学院学报,2016,50(2):69-74.

[111]张红兵,王宗平.动商(7—12岁)量表的编制——基于江浙沪鲁试验数据分析[J].南京理工大学学报(社会科学版),2021,34(1):62-71.

[112]张力为,毛志雄.乒乓球运动员反应时与运动技能水平关系的探讨[J].体育科学,1994,14(1):87-91.

[113]张力为,任未多.体育运动心理学研究进展[M].北京:高等教育出版社,2000.

[114]张美云,王宗平.学校体育中引入"动商"概念的效应解析——撬动意识觉醒、助推体质健康的杠杆[J].南京体育学院学报(社会科学版),2016,30(6):94-97.

[115]张胜利,邢振超,孙宇.高校体育教学与科学训练[M].北京:九州出版社,2015.

[116]张新萍,尚瑞花,武东海.完善人格培养动商——高校"四年一贯制"体育教学改革探索[J].南京理工大学学报(社会科学版),2019,32(2):12-16.

[117]张新萍,王宗平.建构智商、情商、动商三商一体的全人发展理论体系[J].南京理工大学学报(社会科学版),2015,28(5):26-31.

[118]赵建伟,何玲.人员素质测评理论与方法[M].成都:四川大学出版社,2007.

[119]周建东,王玉华.研学旅行切莫忽视青少年的"动商"培养[J].中国教育学刊,2020(12):101.

[120]朱博.由"动心"到"不动心"——孟子"不动心"解读[J].商业文化(下半月),2011(5):311.

[121]朱德全,宋乃庆.教育统计与测评技术[M].5版.重庆:西南师范大学出版社,2013.

［122］朱熹.四书章句集注［M］.北京:中华书局,1983.

［123］祝大鹏,陈蔚.动商:概念界定、类型划分与测量工具的再审视［J］.上海体育学院学报,2017,41(1):13-17.

［124］人民教育出版社课程教材研究所体育课程教材研究开发中心.人类动作发展概论［M］.北京:人民教育出版社,2008.

［125］ADDEY C,GORUR R. Translating PISA,translating the world［J］. Comparative education,2020,56(4):547-564.

［126］ALOTAIBI M,LONG T,KENNEDY E,et al. The efficacy of GMFM-88 and GMFM-66 to detect changes in gross motor function in children with cerebral palsy (CP):a literature review［J］. Disability and rehabilitation,2014,36(8):617-627.

［127］ANASTAS A,URBINA S. Psychological testing［M］. 7th ed. Upper saddle river: prentice hall,1997.

［128］ANDERSON,T. The use of the motor quotient in assigning relative grades in physical education［J］. Research quarterly,1948,19(4):258-261.

［129］ANDRICH D. A rating formulation for ordered response categories［J］. Psychometrika,1978,43(4):561-573.

［130］ARCHER T,GARCIA D. Physical exercise influences academic performance and well-being in children and adolescents［J］. International journal of school and cognitive psychology,2014,1(1):e102.

［131］ASMUSSEN E,HEEBØLL-NIELSEN K R. A dimensional analysis of physical performance and growth in boys［J］. Journal of applied physiology,1955,7(6):593-603.

［132］AULD E,MORRIS P. PISA,policy and persuasion: translating complex conditions into education 'best practice'［J］. Comparative education,2016,52(2):202-229.

［133］BAGLEY W C. On the correlation of mental and motor ability in school children［J］. The American journal of psychology,1901,12(2):193-205.

［134］BAILEY R,ARMOUR K,KIRK D,et al. The educational benefits claimed for physical education and school sport: an academic review［J］. Research papers in education,2009,24(1):1-27.

［135］BALDWIN B T. The relation between mental and physical growth［J］. Journal of educational psychology,1922,13(4):193-203.

［136］BARDID F,HUYBEN F,DECONINCK F J A,et al. Convergent and divergent validity between the KTK and MOT 4-6 motor tests in early childhood［J］. Adapted physical activity quarterly,2016,33(1):33-47.

[137]BARNETT L M, RIDGERS N D, SALMON J. Associations between young children perceived and actual ball skill competence and physical activity[J]. Journal of science and medicine in sport,2015,18(2): 167-171.

[138]BARNETT L M,STODDEN D,COHEN K E,et al. Fundamental movement skills: an important focus[J]. Journal of teaching in physical education,2016,35(3): 219-225.

[139]BARROW W H. A general athletic ability test[J]. American physical education review, 1924,29(9): 506‑510.

[140]BAYLEY N. The development of motor abilities during the first three years: a study of sixty-one infants tested repeatedly[J]. Monographs of the society for research in child development,1936,1(1): 1-26.

[141]BENDER S,WEISBROD M,BORNFLETH H,et al. How do children prepare to react? Imaging maturation of motor preparation and stimulus anticipation by late contingent negative variation [J]. Neuroimage,2005,27(4): 737-752.

[142]BENGOECHEA E G,SABISTON C M,AHMED R,et al. Exploring links to unorganized and organized physical activity during adolescence: the role of gender,socioeconomic status,weight status, and enjoyment of physical education[J]. Research quarterly for exercise and sport,2010,81(1): 7-16.

[143]BERGSTROM J A. Experiments upon physiological memory by means of the interference of associations[J]. The American journal of psychology,1893,5(3): 356-359.

[144]BERTRANDS E, DE MEDTS C, DESCHEPPERE G. Kleuterstappen in beweging: bewegingszorg voor het jonge kind[M].Leuven: Acco Uitgeverij,2002.

[145]BONNEY E, SMITS-ENGELSMAN B. Movement skill assessment in children: overview and recommendations for research and practice[J]. Current developmental disorders reports,2019,6(2): 67-77.

[146]BORSTELMANN L J. Children before psychology: ideas about children from antiquity to the late 1800s[J]. History,psychology,1983.

[147]BOUSFIELD W A. A study of motor skill in the free hand duplication of geometrical figures [J]. Journal of applied psychology,1930,14(5): 478-485

[148]BOWER E,MICHELL D,BURNETT M,et al. Randomized controlled trial of physiotherapy in 56 children with cerebral palsy followed for 18 months[J]. Developmental medicine & child neurology,2001,43(1): 4-15.

[149]BOYCE W F, GOWLAND C, ROSENBAUM P L,et al. The gross motor performance measure: validity and responsiveness of a measure of quality of movement[J]. Physical therapy,1995,75(7): 603-614

[150]BRACE D K. Measuring motor ability: a scale of motor ability tests[M]. New York: A. S. Barnes and company, 1930.

[151]BREMER E, CAIRNEY J. Fundamental movement skills and health-related outcomes: a narrative review of longitudinal and intervention studies targeting typically developing children [J]. American journal of lifestyle medicine, 2018, 12(2): 148-159.

[152]BRIAN A, BARDID F, BARNETT L M, et al. Actual and perceived motor competence levels of Belgian and United States preschool children[J]. Journal of motor learning and development, 2018, 6 (S2): S320-S336.

[153]BRUNER J S. Organization of early skilled action[J]. Child development, 1973, 44(1): 1-11.

[154]BRYAN W L. On the development of voluntary motor ability[J]. The American journal of psychology, 1892, 5(2): 125-204.

[155]BRYANTON C, BOSSE J, BRIEN M, et al. Feasibility, motivation, and selective motor control: virtual reality compared to conventional home exercise in children with cerebral palsy[J]. Cyberpsychology & behavior, 2006, 9(2): 123-128

[156]BUONAMANO R, CEI A, MUSSINO A. Participation motivation in Italian youth sport[J]. The sport psychologist, 1995, 9(3): 265-281.

[157]BURNHAM J M. Exercise is medicine: health benefits of regular physical activity [J]. The journal of the louisiana state medical society, 1998, 150(7): 319-323.

[158]CALE L, HARRIS J, Chen M H. More than 10 years after "The horse is dead…": surely it must be time to "dismount"?![J]. Pediatric exercise science, 2007, 19(2): 115-131.

[159]CAMACHO-ARAYA T, WOODBURN S S, BOSCHINI C. Reliability of the prueba de coordinación corporal para niños (body coordination test for children)[J]. Perceptual and motor skills, 1990, 70(3): 832-834.

[160]CAMDEN C, MEZIANE S, MALTAIS D, et al. Research and knowledge transfer priorities in developmental coordination disorder: results from consultations with multiple stakeholders[J]. Health expectations, 2019, 22(5): 1156-1164.

[161]CAPUTE A J, SHAPIRO B K. The motor quotient: a method for the early detection of motor delay[J]. American journal of diseases of children, 1985, 139(9): 940-942.

[162]CARNETHON M R, GULATI M, GREENLAND P. Prevalence and cardiovascular disease correlates of low cardiorespiratory fitness in adolescents and adults[J]. Journal of the American medical association, 2005, 294(23): 2981-2988.

[163]CATENASSI F Z,MARQUES I,BASTOS C B,et al. Relationship between body mass index and gross motor skill in four to six year-old children[J]. Revista Brasileira de medicina do esporte, 2007,13(4): 227-230.

[164]CHADDOCK L,ERICKSON K I,PRAKASH R S,et al. Basal ganglia volume is associated with aerobic fitness in preadolescent children[J]. Developmental neuroscience,2010,32(3): 249-256.

[165]CHADDOCK L,ERICKSON K I,PRAKASH R S,et al. A neuroimaging investigation of the association between aerobic fitness, hippocampal volume, and memory performance in preadolescent children[J]. Brain research,2010,1358: 172-183.

[166]CHANG J D,LI Y,SONG H B,et al. Assessment of validity of children's movement skill quotient (CMSQ) based on the physical education classroom environment[J]. BioMed research international,2020(1): 1-11.

[167]CHANG J D,LIU X L,LIU W,et al. The Chinese assessment of motor quotient: methods for children in 7 to 9 years old[J]. Medicine & Science in Sports & Exercise,2019,51(6S): 811.

[168]CHANG Y K,TSAI Y J,CHEN T T,et al. The impacts of coordinative exercise on executive function in kindergarten children: an ERP study[J]. Experimental brain research, 2013, 225 (2): 187-196.

[169]CHEN H F,WU C Y,LIN K C,et al. Rasch validation of the streamlined wolf motor function test in people with chronic stroke and subacute stroke[J]. Physical therapy,2012,92(8): 1017-1026.

[170]CHEON J,LEE S,CROOKS S M,et al. An investigation of mobile learning readiness in higher education based on the theory of planned behavior[J]. Computers & education,2012,59(3): 1054-1064.

[171]CHIEL H J,BEER R D. The brain has a body: adaptive behavior emerges from interactions of nervous system,body and environment[J]. Trends in neurosciences,1997,20(12): 553-557

[172]CHOW S M K,HENDERSON S E,BARNETT A L. The movement assessment battery for children: a comparison of 4-year-old to 6-year-old children from Hong Kong and the United States [J]. The American journal of occupational therapy,2001,55(1): 55-61.

[173]CHOW S M K,HSU Y W,HENDERSON S E,et al. The movement ABC: a cross-cultural comparison of preschool children from Hong Kong,Taiwan,and the USA[J]. Adapted physical activity quarterly,2006,23: 31-48.

[174]CLARK J E,PHILLIPS S J,PETERSEN R. Developmental stability in jumping[J]. Developmental psychology,1989,25(6): 929-935.

[175]CLARK J E,WHITALL J,PHILLIPS S J. Human interlimb coordination: the first 6 months of independent walking[J]. Developmental psychobiology,1988,21(5): 445-456.

[176]CLARK J E. Developmental differences in response processing[J]. Journal of motor behavior,1982,14(3): 247-254.

[177]CLARK J E,WHITALL J. What is motor development? The lessons of history[J]. Quest, 1989,41(3): 183-202.

[178]CLARK J E. From the beginning: a developmental perspective on movement and mobility [J]. Quest,2005,57: 37-45.

[179]CLARK J E. On the problem of motor skill development[J]. Journal of physical education, recreation & dance,2007,78(5): 39-44.

[180]CLARK J E,LANPHEAR A K,RIDDICK C C. The effects of videogame playing on the response selection processing of elderly adults[J]. Journal of gerontology,1987,42(1): 82-85..

[181]CLARKE H H,HARRISON J C E. Differences in physical and motor traits between boys of advanced,normal, and retarded maturity[J].Research quarterly.American association for health,physical eduction and recreation,1962,33(1): 13-25.

[182]CLARKE H H, IRVING R N, HEATH B H. Relation of maturity,structural, and strength measures to the somatotypes of boys 9 through 15 years of age[J].Research quarterly.American association for health,physical eduction and recreation,1961,32(4): 449-460.

[183]COLLINS V D,HOWE E C. A preliminary selection of tests of fitness [J]. American physical education review,1924,29(10): 563-571.

[184]COOLS W,DEMARTELAER K,SAMAEY C,et al. Movement skill assessment of typically developing preschool children: a review of seven movement skill assessment tools[J]. Journal of sports science and medicine,2009,8(2): 154-168.

[185]CORBIN C B,PANGRAZI R P,WELK G J. A response to "the horse is dead; let's dismount"[J]. Pediatric exercise science,1995,7: 347-351.

[186]CORBIN C B,LOVEJOY P Y,STEINGARD P,et al. Fitness awards: do they accomplish their intended objectives?[J]. American journal of health promotion,1990,4(5): 345-351.

[187]COWDERY K M. A note on the measurement of motor ability[J]. Journal of educational psychology,1924,15(8): 513-519

[188]DAVENPORT C B,MINOGUE B M. The intelligence quotient and the physical quotient: their fluctuation and intercorrelation[J]. Human biology,1930,2(4): 473-507.

[189]DAVIES M. Movement and dance in early childhood[M]. 2nd ed. London: SAGE Publications Ltd.,2003.

[190] DAVIS W E, BURTON A W. Ecological task analysis: translating movement behavior theory into practice[J]. Adapted physical activity quarterly,1991,8(2): 154-177.

[191]WAAL E D,PIENAAR A E. Influences of early motor proficiency and socioeconomic status on the academic achievement of primary school learners: the NW-CHILD study[J]. Early childhood education journal,2020,48(5): 671-682.

[192]DRAGHI T T G,CAVALCANTENETO J L,TUDELLA E. Evaluation of motor performance of Brazilian children with developmental coordination disorder through the movement assessment battery for children and the Körperkoordinationstest Für kinder[J]. Physical education and sport pedagogy,2021,26(2): 155-166.

[193]DROLLETTE E S,SCUDDER M R,RAINE L B,et al. Acute exercise facilitates brain function and cognition in children who need it most: an ERP study of individual differences in inhibitory control capacity[J]. Developmental cognitive neuroscience,2014,7: 53-64.

[194]DUCKWORTH A L,PETERSON C,MATTHEWS M D,et al. Grit: perseverance and passion for long-term goals[J]. Journal of personality and social psychology,2007,92(6): 1087-1101.

[195]DUCKWORTH A L,QUINN P D. Development and validation of the short grit scale (Grit-S)[J]. Journal of personality assessment,2009,91(2): 166-174.

[196]DUMAS H M,HALEY S M,FRAGALA M A,et al. Self-care recovery of children with brain injury: descriptive analysis using the Pediatric Evaluation of Disability Inventory (PEDI) functional classification levels[J]. Physical & occupational therapy in pediatrics,2001,21(2/3): 7-27.

[197]DUMAS H M,HALEY S M,STEVA B J. Functional changes during inpatient rehabilitation for children with musculoskeletal diagnoses[J]. Pediatric physical therapy,2002,14(2): 85-91.

[198]EDDY L H,BINGHAM D D,CROSSLEY K L,et al. The validity and reliability of observational assessment tools available to measure fundamental movement skills in school-age children: a systematic review[J]. Plos one,2020,15(8): e0237919.

[199]EDDY L H,WOOD M L,SHIRE K A,et al. A systematic review of randomized and case-controlled trials investigating the effectiveness of school-based motor skill interventions in 3-to 12-year-old children[J]. Child: care,health and development,2019,45(6): 773-790.

[200]WELLMAN E B. The validity of various tests as measures of motor ability[J]. Research quarterly.American physical eduction association,1935,6(sup1): 19-25.

[201]ZAUSMER E,TOWER G. A quotient for the evaluation of motor development[J]. Physical therapy,1966,46(7): 725-727

[202]ELLEMBERG D,ST-LOUIS-DESCHENES M. The effect of acute physical exercise on cognitive function during development[J]. Psychology of sport and exercise,2010,11(2): 122-126.

[203]EMBRETSON S E,REISE S P. Item response theory for psychologists[M]. Mahwah: Lawrence Erlbaum Associates,2000.

[204]EMCK C,BOSSCHER R,BEEK P,et al. Gross motor performance and self-perceived motor competence in children with emotional,behavioural,and pervasive developmental disorders: a review [J]. Developmental medicine & child neurology,2009,51(7): 501-517.

[205]EMCK C, BOSSCHER R J, VAN WIERINGEN P C, et al. Gross motor performance and physical fitness in children with psychiatric disorders[J]. Developmental medicine & child neurology, 2011,53(2): 150-155.

[206]FAIRWEATHER H,HUTT S J. On the rate of gain of information in children[J]. Journal of experimental child psychology,1978,26(2): 216-229.

[207]FIETZEK U M,HEINEN F,BERWECK S,et al. Development of the corticospinal system and hand motor function: central conduction times and motor performance tests [J]. Developmental medicine & child neurology,2000,42(4): 220-227.

[208] FOLIO M R, FEWELL R R. Peabody developmental motor scales [M]. 2nd ed. Austin, Texas: Pro-Ed,2000.

[209]FOULKES J D,KNOWLES Z,FAIRCLOUGH S J,et al. Fundamental movement skills of preschool children in Northwest England[J]. Perceptual and motor skills,2015,121(1): 1-24.

[210]FRANSEN J,D'HONDT E,BOURGOIS J,et al. Motor competence assessment in children: convergent and discriminant validity between the BOT-2 Short Form and KTK testing batteries[J]. Research in developmental disabilities,2014,35(6): 1375-1383.

[211]GALTON F. Inquiries into human faculty and its development[M]. London: Macmillan and Co,1883.

[212]GARRETT H E, KELLOGG W N. The relation of physical constitution to general intelligence, social intelligence and emotional instability [J]. Journal of experimental psychology, 1928, 11 (2): 113-129.

[213]GATES A I. The nature and educational significance of physical status and of mental,physiological, social and emotional maturity [J]. The journal of educational psychology, 1924, 15 (6): 329-358.

[214]GESELL A,AMATRUDA C S. Developmental diagnosis: normal and abnormal child development[M]. New York: PB Hoeber,1941.

[215]GHEYSEN F,LOOTS G, VAN WAELVELDE H. Motor development of deaf children with and without cochlear implants [J]. The journal of deaf studies and deaf education, 2008, 13 (2): 215-224.

[216]GILL D L,DEETER T E. Development of the sport orientation questionnaire[J]. Research quarterly for exercise and sport,1988,59(3): 191-202.

[217]GIURIATO M,PUGLIESE L,BIINO V,et al. Association between motor coordination,body mass index,and sports participation in children 6-11 years old[J]. Sport sciences for health,2019,15(2): 463-468.

[218]GOLDFIELD E C. Transition from rocking to crawling: postural constraints on infant movement[J]. Developmental psychology,1989,25(6): 913-919.

[219]GOODWAY J D,ROBINSON L E. Developmental trajectories in early sport specialization: a case for early sampling from a physical growth and motor development perspective[J]. Kinesiology review,2015,4(3): 267-278.

[220]GOULD D,FELTZ D,WEISS M. Motives for participating in competitive youth swimming [J]. International journal of sport psychology,1985,16(2): 126-140.

[221]GREEN J A. Manual of mental and physical tests: a book of directions compiled with special reference to the experimental study of school children in the laboratory or class-room[J]. Nature,1911,86(2163): 208-209.

[222]GRIFFITTS C. H. A study of some "motor ability" tests[J]. Journal of applied psychology,1931,15(2): 109-125.

[223]HALEY S M,DUMAS H M,LUDLOW L H. Variation by diagnostic and practice pattern groups in the mobility outcomes of inpatient rehabilitation programs for children and youth[J]. Physical therapy,2001,81(8): 1425-1436.

[224]HALVERSON H M. An experimental study of prehension in infants by means of systematic cinema records[J]. Genetic psychology monographs,1931,10: 107-286.

[225]HAMBLETON R K,SWAMINATHAN H,ROGERS H J,et al. Fundamentals of item response theory[M]. London: Sage Publications,1991.

[226]HARDY L L,KING L,FARRELL L,et al. Fundamental movement skills among Australian preschool children[J]. Journal of science and medicine in sport,2010,13(5): 503-508.

[227]BARROW H M. Test of motor ability for college men[J]. Research quarterly.American association for health,physical education and recreation,1954,25(3): 253-260.

[228]HAUGEN T,JOHANSEN B T. Difference in physical fitness in children with initially high and low gross motor competence: a ten-year follow-up study[J]. Human movement science,2018,62: 143-149.

[229]HAY L. Spatial-temporal analysis of movements in children: motor programs versus feedback in the development of reaching[J]. Journal of motor behavior,1979,11(3): 189-200.

[230]HAY L. The effect of amplitude and accuracy requirements on movement time in children [J]. Journal of motor behavior,1981,13(3): 177-186.

[231] HAYWOOD K M, GETCHELL N. Life span motor development [M]. 5th ed. Champaign, IL: Human Kinetics, 2009.

[232] HEIDBREDER E. Intelligence and the height-weight ratio [J]. Journal of applied psychology, 1926, 10(1): 52-62.

[233] HELLEBRANDT F A, RARICK G L, GLASSOW R, et al. Physiological analysis of basic motor skills. I. growth and development of jumping [J]. American journal of physical medicine, 1961, 40 (1): 14-25.

[234] HELLGREN L, GILLBERG I C, BAGENHOLM A, et al. Children with deficits in attention, motor control and perception (DAMP) almost grown up: psychiatric and personality disorders at age 16 years [J]. Child psychology & psychiatry & allied disciplines, 1994, 35(7): 1255-1271.

[235] HERRMANN C, GERLACH E, SEELIG H. Development and validation of a test instrument for the assessment of basic motor competencies in primary school [J]. Measurement in physical education and exercise science, 2015, 19(2): 80-90.

[236] HILLMAN C H, BUCK S M, THEMANSON J R, et al. Aerobic fitness and cognitive development: event-related brain potential and task performance indices of executive control in preadolescent children [J]. Developmental psychology, 2009, 45(1): 114-129.

[237] HILLMAN C H, CASTELLI D M, BUCK S M. Aerobic fitness and neurocognitive function in healthy preadolescent children [J]. Medicine & science in sports & exercise, 2005, 37(11): 1967-1974.

[238] HILLMAN C H, ERICKSON K I, KRAMER A F. Be smart, exercise your heart: exercise effects on brain and cognition [J]. Nature reviews neuroscience, 2008, 9(1): 58-65.

[239] HINTON D P, HIGSON H. A large-scale examination of the effectiveness of anonymous marking in reducing group performance differences in higher education assessment [J]. PloS one, 2017, 12(8): e0182711.

[240] HOEBOER J, DE VRIES S, KRIJGER-HOMBERGEN M, et al. Validity of an athletic skills track among 6- to 12-year-old children [J]. Journal of sports sciences, 2016, 34(21): 2095-2105.

[241] HOEBOER J, KRIJGER-HOMBERGEN M, SAVELSBERGH G, et al. Reliability and concurrent validity of a motor skill competence test among 4- to 12-year old children [J]. Journal of sports sciences, 2018, 36(14): 1607-1613.

[242] HOWE M J A. Genius explained [M]. Cambridge: Cambridge University Press, 1999.

[243] HULTEEN R M, BARNETT L M, TRUE L, et al. Validity and reliability evidence for motor competence assessments in children and adolescents: a systematic review [J]. Journal of sports sciences, 2020, 38(15): 1717-1798.

［244］HUOTARI P,HEIKINARO-JOHANSSON P,WATT A,et al. Fundamental movement skills in adolescents: secular trends from 2003 to 2010 and associations with physical activity and BMI［J］. Scandinavian journal of medicine & science in sports,2018,28(3): 1121-1129.

［245］IYER L V,HALEY S M,WATKINS M P,et al. Establishing minimally clinically important differences for scores on the pediatric evaluation of disability inventory for inpatient rehabilitation ［J］. Physical therapy,2003,83(10): 888-898.

［246］JAAKKOLA T,HILLMAN C,KALAJA S,et al. The associations among fundamental movement skills,self-reported physical activity and academic performance during junior high school in Finland［J］. Journal of sports sciences,2015,33(16): 1719-1729.

［247］JENSEN A R. How much can we boost IQ and scholastic achievement?［J］. Harvard educational review,1969,39(1): 1-123.

［248］KAELIN V C, VAN HARTINGSVELDT M, GANTSCHNIG B E, et al. Are the school version of the assessment of motor and process skills measures valid for German-speaking children?［J］. Scandinavian journal of occupational therapy,2019,26(2): 149-155.

［249］KEATING X D. The current often implemented fitness tests in physical education programs: problems and future directions［J］. Quest,2003,55(2): 141-160.

［250］KEELE S W,POSNER M I. Processing of visual feedback in rapid movements［J］. Journal of experimental psychology,1968,77(1): 155-158.

［251］KEOGH J F. The study of movement skill development［J］. Quest,1977,28(1): 76-88.

［252］KILBRIDE J E, ROBBINS M C, KILBRIDE P L. The comparative motor development of Baganda, American White, and American Black Infants［J］. American anthropologist, 1970, 72(6): 1422-1428.

［253］KRAUS H,HIRSCHLAND R P. Muscular fitness and health［J］. Journal of the American association for health,physical education,and recreation,1953,24(10): 17-19.

［254］KRAUS H,HIRSCHLAND R P. Minimum muscular fitness tests in school children［J］. Research quarterly. American association for health, physical education and recreation, 1954, 25(2): 178-188.

［255］KUGLER P N, TURVEY M T. Information, natural law, and the self-assembly of rhythmic movement［M］. London: Routledge,1987.

［256］LABORDE S,DOSSEVILLE F,ALLEN M S. Emotional intelligence in sport and exercise: a systematic review［J］. Scandinavian journal of medicine & science in sports,2016,26(8): 862-874.

［257］LAI C J,LIU W Y,YANG T F,et al. Pediatric aquatic therapy on motor function and enjoyment in children diagnosed with cerebral palsy of various motor severities[J]. Journal of child neurology,2015,30(2): 200-208.

[258]LAUKKANEN A,PESOLA A,HAVU M,et al. Relationship between habitual physical activity and gross motor skills is multifaceted in 5-to 8-year-old children[J]. Scandinavian journal of medicine & science in sports,2014,24(2): e102-e110.

[259]LAVEGA P,ALONSO J I,ETXEBESTE J,et al. Relationship between traditional games and the intensity of emotions experienced by participants[J]. Research quarterly for exercise and sport, 2014,85(4): 457-467.

[260]LI FZ. The exercise motivation scale: its multifaceted structure and construct validity[J]. Journal of applied sport psychology,1999,11(1): 97-115.

[261]LIMA R A,PFEIFFER K,LARSEN L R,et al. Physical activity and motor competence present a positive reciprocal longitudinal relationship across childhood and early adolescence[J]. Journal of physical activity and health,2017,14(6): 440-447.

[262]LINACRE J M. Detecting multidimensionality: which residual data-type works best?[J]. Journal of outcome measurement,1998,2(3): 266-283.

[263]LINACRE J M.Optimizing rating scale category effectiveness[J]. Journal of applied measurement,2002,3(1): 85-106.

[264]LINACRE J M. Sample size and item calibration stability[J]. Rasch measurement transactions,1994,7(4): 328.

[265]LINGAM R,JONGMANS M J,ELLIS M,et al. Mental health difficulties in children with developmental coordination disorder[J]. Pediatrics,2012,129(4): e882-e891.

[266]LLOYD M,SAUNDERS T J,BREMER E,et al. Long-term importance of fundamental motor skills: a 20-year follow-up study[J]. Adapted physical activity quarterly,2014,31(1): 67-78.

[267]LOBO M A,GALLOWAY J C,SAVELSBERGH G J P. General and task-related experiences affect early object interaction[J]. Child development,2004,75(4): 1268-1281.

[268]LOGAN S W, BARNETT L M, GOODWAY J D, et al. Comparison of performance on process-and product-oriented assessments of fundamental motor skills across childhood[J]. Journal of sports sciences,2017,35(7): 634-641.

[269]LOGAN S W,ROSS S M,CHEE K,et al. Fundamental motor skills: a systematic review of terminology[J]. Journal of sports sciences,2018,36(7): 781-796.

[270]LOGAN S W,WEBSTER E K,GETCHELL N,et al. Relationship between fundamental motor skill competence and physical activity during childhood and adolescence: a systematic review[J]. Kinesiology review,2015,4(4): 416-426.

[271]LONG T M, TIEMAN B. Review of two recently published measurement tools: the AIMS and the T.I.M.E.™[J]. Pediatric physical therapy, 1998, 10(2): 48-66.

[272]LONGHURST K, SPINK K S. Participation motivation of Australian children involved in organized sport[J]. Canadian journal of sport sciences, 1987, 12(1): 24-30.

[273]LONGMUIR P E, BOYER C, LLOYD M, et al. Canadian Agility and Movement Skill Assessment (CAMSA): validity, objectivity, and reliability evidence for children 8-12 years of age[J]. Journal of sport and health science, 2017, 6(2): 231-240.

[274]LOPES V P, STODDEN D F, BIANCHI M M, et al. Correlation between BMI and motor coordination in children[J]. Journal of science and medicine in sport, 2012, 15(1): 38-43.

[275]LUFI D, COHEN A. A scale for measuring persistence in children[J]. Journal of personality assessment, 1987, 51(2): 178-185.

[276]LUNZ M E, LINACRE J M. Reliability of performance examinations: revisited[J]. Journal of applied measurement, 2010, 11(2): 172-181.

[277]LUZ L G O, SEABRA A F T, SANTOS R, et al. Association between BMI and body coordination test for children (KTK). A meta-analysis[J]. Revista brasileira de medicina do esporte, 2015, 21(3): 230-235.

[278]MARTENIUK R G. Information processing in motor skills[M]. New York: Holt, Rinehart and Winston, 1976.

[279]MARTENS R. The uniqueness of the young athlete: psychologic considerations[J]. American journal of sports medicine, 1980, 8(5): 382-385.

[280]MARTON F. Phenomenography—describing conceptions of the world around us[J]. Instructional science, 1981, 10(2): 177-200.

[281]MCCASKILL C L, WELLMAN B L. A study of common motor achievements at the preschool ages[J]. Child development, 1938, 9(2): 141-150.

[282]MCCLOY C H. The measurement of general motor capacity and general motor ability[J]. Research quarterly. American physical education association, 1934, 5(sup1): 46-61.

[283]MCCLOY C H. Tests and measurements in health and physical education[M]. New York: F. S. crofts & Co, 1942.

[284]MCCRAE R R, KURTZ J E, YAMAGATA S, et al. Internal consistency, retest reliability, and their implications for personality scale validity[J]. Personality and social psychology review, 2011, 15(1): 28-50.

[285]MCGRAW M B. Growth: a study of Johnny and Jimmy[M]. New York: Arno Press, 1975.

［286］MEAD C D W. The relations of general intelligence to certain mental and physical traits ［M］. New York：Teachers college，Columbia university，1916.

［287］MESSICK S. Meaning and values in test validation：the science and ethics of assessment ［J］. Educational researcher，1989，18(2)：5-11.

［288］MICHEL G f，MOORE C L. Developmental psychobiology：an interdisciplinary science［M］. Cambridge：The MIT Press，1995.

［289］MIYAHARA M，TSUJII M，HANAI T，et al. The movement assessment battery for children：a preliminary investigation of its usefulness in Japan［J］. Human movement science，1998，17(4-5)：679-697.

［290］MOREIRA J P A，LOPES M C，MIRANDA-JUNIOR M V，et al. Körperkoordinationstest für kinder（KTK）for Brazilian children and adolescents：factor analysis，invariance and factor score［J］. Frontiers in psychology，2019，10：2524.

［291］MORLEY D，TILL K，OGILVIE P，et al. Influences of gender and socioeconomic status on the motor proficiency of children in the UK［J］. Human movement science，2015，44：150-156.

［292］MORROW J R，EDE A. Statewide physical fitness testing：a big waist or a big waste［J］. Research quarterly for exercise and sport，2009，80(4)：696-701.

［293］MOURA-DOS-SANTOS M A，DE ALMEIDA M B，MANHAES-DE-CASTRO R，et al. Birthweight，body composition，and motor performance in 7- to 10-year-old children［J］. Developmental medicine & child neurology，2015，57(5)：470-475.

［294］MUSCIO B. Motor capacity with special reference to vocational guidance［J］. British journal of psychology，1922：158-184.

［295］NACCARATI S. The morphologic aspect of intelligence［M］. New York：Columbia contributions to philosophy and psychology，1921.

［296］NEWELL K M，SCULLY D M，TENENBAUM F，et al. Body scale and the development of prehension［J］. Developmental psychobiology，1989，22(1)：1-13.

［297］NEWELL K M，KENNEDY J A. Knowledge of results and children's motor learning［J］. Developmental psychology，1978，14(5)：531-536.

［298］NIEMISTO D，FINNI T，CANTELL M，et al. Individual，family，and environmental correlates of motor competence in young children：regression model analysis of data obtained from two motor tests［J］. International journal of environmental research and public health，2020，17(7)：2548.

［299］ORTEGA F B，RUIZ J R，CASTILLO M J，et al. Physical fitness in childhood and adolescence：a powerful marker of health［J］. International journal of obesity，2008，32(1)：1-11.

[300] PALISANO R J, KOLOBE T H, HALEY S M, et al. Validity of the peabody developmental gross motor scale as an evaluative measure of infants receiving physical therapy [J]. Physical therapy, 1995, 75(11): 939-948.

[301] PERRIN F A C. An experimental study of motor ability [J]. Journal of experimental psychology, 1921, 4(1): 24-56.

[302] PESCE C, CROVA C, CEREATTI L, et al. Physical activity and mental performance in preadolescents: effects of acute exercise on free-recall memory [J]. Mental health and physical activity, 2009, 2(1): 16-22.

[303] PIAGET J. The origin of the intelligence in the child [M]. New York: W. W. Norton & Company, 1952.

[304] PONTIFEX M B, RAINE L B, JOHNSON C R, et al. Cardiorespiratory fitness and the flexible modulation of cognitive control in preadolescent children [J]. Journal of cognitive neuroscience, 2011, 23(6): 1332-1345.

[305] PROVOST B, CROWE T K, MCCLAIN C. Concurrent validity of the bayley scales of infant development II motor scale and the peabody developmental motor scales in two-year-old children [J]. Physical & occupational therapy in pediatrics, 2000, 20(1): 5-18.

[306] PROVOST B, HEIMERL S, MCCLAIN C, et al. Concurrent validity of the bayley scales of infant development II motor scale and the peabody developmental motor scales-2 in children with developmental delay [J]. Pediatric physical therapy, 2004, 16(3): 149-156.

[307] QUETELET A. Anthropométrie ou mesure des différentes facultés de l'homme [M]. Bruxelles: C. Muquardt, 1871.

[308] RAHLIN M, RHEAULT W, CECH D. Evaluation of the primary subtests of toddler and infant motor evaluation: implications for clinical practice in pediatric physical therapy [J]. Pediatric physical therapy, 2003, 15(3): 176-183.

[309] RANDALL J, ENGELHARD G, Jr. Examining teacher grades using Rasch measurement theory [J]. Journal of educational measurement, 2009, 46(1): 1-18.

[310] RARICK L, THOMPSON J A J. Roentgenographic measures of leg muscle size and ankle extensor strength of seven-year-old children [J]. Research quarterly. American association for health, physical education and recreation, 1956, 27(3): 321-332.

[311] RASMUSSEN M, LAUMANN K. The academic and psychological benefits of exercise in healthy children and adolescents [J]. European journal of psychology of education, 2013, 28 (3): 945-962.

[312]RAUSCHER F H,SHAW G L,KY C N,et al. Music and spatial task performance[J]. Nature,1993,365(6447): 611.

[313]REEVE B B,HAYS R D,BJORNER J B,et al. Psychometric evaluation and calibration of health-related quality of life item banks: plans for the Patient-Reported Outcomes Measurement Information System (PROMIS)[J]. Medical care,2007,45(5): S22-S31.

[314]REILLY J J,KELLY L,MONTGOMERY C,et al. Physical activity to prevent obesity in young children: cluster randomised controlled trial[J]. British medical journal,2006,333(7577): 1041.

[315]ROBERTON M A,HALVERSON L E. The development of locomotor coordination: longitudinal change and invariance[J]. Journal of motor behavior,1988,20(3): 197-241.

[316]ROBERTSON S D. Development of bimanual skill: the search for stable patterns of coordination[J]. Journal of motor behavior,2001,33(2): 114-126.

[317]ROBINSON L E. The relationship between perceived physical competence and fundamental motor skills in preschool children[J]. Child: care,health and development,2011,37(4): 589-596.

[318]ROSS R,DAGNONE D,JONES P J H,et al. Reduction in obesity and related comorbid conditions after diet-induced weight loss or exercise-induced weight loss in men: a randomized,controlled trial[J]. Annals of internal medicine,2000,133(2): 92-103.

[319]ROWLAND T W. The horse is dead: let's dismount[J]. Pediatric exercise science,1995,7(2): 117-120.

[320]RUSSELL D J,AVERY L M,ROSENBAUM P L,et al. Improved scaling of the gross motor function measure for children with cerebral palsy: evidence of reliability and validity[J]. Physical therapy,2000,80(9): 873-885.

[321]RUSSELL D,PALISANO R,WALTER S,et al. Evaluating motor function in children with down syndrome: validity of the GMFM[J]. Developmental medicine & child neurology,1998,40(10): 693-701.

[322]RUSSELL D J,ROSENBAUM P L,AVERY L M,et al. Gross Motor Function Measure (GMFM-66 and GMFM-88) User's Manual[M]. London: Mac Keith Press,2002.

[323]RUSSELL D J,ROSENBAUM P L,CADMAN D T,et al. The gross motor function measure: a means to evaluate the effects of physical therapy[J]. Developmental medicine & child neurology,1989,31(3):341-352.

[324]RUSSELL D J,ROSENBAUM P L,LANE M,et al. Training users in the gross motor function measure: methodological and practical issues[J]. Physical therapy,1994,74(7): 630-636.

[325]SADLER T D,ZEIDLER D L. Scientific literacy, PISA, and socioscientific discourse: assessment for progressive aims of science education[J]. Journal of research in science teaching,2009,46(8): 909-921.

[326]SALDANA J. The coding manual for qualitative researchers[M]. 4th ed. London: SAGE Publications Limited,2021.

[327]SALLIS J F,PROCHASKA J J,TAYLOR W C. A review of correlates of physical activity of children and adolescents[J]. Medicine and science in sports and exercise,2000,32(5): 963-975.

[328]SALLIS J F,MCKENZIE T L. Physical education's role in public health[J]. Research quarterly for exercise and sport,1991,62(2): 124-137.

[329]SALLIS J F,PATRICK K. Physical activity guidelines for adolescents: consensus statement[J]. Pediatric exercise science,1994,6(4): 302-314.

[330]SARGENT D A. The place for physical training in the school and college curriculum[J]. American physical education review,1900,5(1): 1-17.

[331]SCHAPIRO M B,SCHMITHORST V J,WILKE M,et al. BOLD-fMRI signal increases with age in selected brain regions in children[J]. Neuroreport,2004,15(17): 2575-2578.

[332]SCHEUER C,HERRMANN C,BUND A. Motor tests for primary school aged children: a systematic review[J]. Journal of sports sciences,2019,37(10): 1097-1112.

[333]SCHMIDT R A. Motor skills[M]. New York: Harper & Row,1975.

[334]SCHONER G,KELSO J AS. Dynamic pattern generation in behavioral and neural systems[J]. Science,1988,239(4847): 1513-1520.

[335]SCHULTZ R S. A test for motor capacity in the industries and in the school[J]. Journal of applied psychology,1928,12(2): 169-189.

[336]ENGLEHARDT J L. A test of physical efficiency: the correlation between results there from and results from tests of mental efficiency[J]. Journal of education psychology,1924,15(9): 573-578.

[337]SCOTT M G. The assessment of motor abilities of college women through objective tests[J]. Research quarterly. American association for health, physical education and recreation, 1939,10(3): 63-83.

[338]SEILS L G. The relationship between measures of physical growth and gross motor performance of primary-grade school children[J]. Research quarterly. American association for health, physical education and recreation,1951,22(2): 244-260.

[339]SHELDON W H. Morphologic types and mental ability[J]. Journal of personnel research, 1927,5: 447-454.

[340]SIMONS-MORTON B G,PARCEL G S,O'HARA N M,et al. Health-related physical fitness in childhood: status and recommendations[J]. Annual review of public health,1988,9: 403-425.

[341]SIMPSON T,ELLISON P,CARNEGIE E,et al. A systematic review of motivational and attentional variables on children fundamental movement skill development: the OPTIMAL theory[J]. International review of sport and exercise psychology,2021,14(1): 312-358.

[342]SINGH J A L,ZINGG R M. Wolf-children and feral man[J]. The American journal of psychology,1943,56(2): 316-317.

[343]SMITH E V,Jr. Detecting and evaluating the impact of multidimensionality using item fit statistics and principal component analysis of residuals[J]. Journal of applied measurement,2002,3 (2): 205-231.

[344]SMITS-ENGELSMAN B C M,HENDERSON S E,MICHELS C G J. The assessment of children with developmental coordination disorders in the Netherlands: the relationship between the movement assessment battery for children and the körperkoordinations test für kinder[J]. Human movement science,1998,17: 699-709.

[345]SPITZ H H. The raising of intelligence: a selected history of attempts to raise retarded intelligence[M]. Hillsdale,New Jersey: Lawrence Erlbaum Associates,1986.

[346]STARK S,CHERNYSHENKO O S,DRASGOW F. Detecting differential item functioning with confirmatory factor analysis and item response theory: toward a unified strategy[J]. Journal of applied psychology,2006,91(6): 1292-1306.

[347]STODDEN D F,GOODWAY J D,LANGENDORFER S J,et al. A developmental perspective on the role of motor skill competence in physical activity: an emergent relationship[J]. Quest, 2008,60(2): 290-306.

[348]STODDEN D,LANGENDORFER S,ROBERTON M A. The association between motor skill competence and physical fitness in young adults[J]. Research quarterly for exercise and sport,2009,80 (2): 223-229.

[349]STRATTON P M,CONNOLLY K. Discrimination by newborns of the intensity,frequency and temporal characteristics of auditory stimuli[J]. British journal of psychology, 1973, 64 (2): 219-232.

[350]STREINER D L. Figuring out factors: the use and misuse of factor analysis[J]. The canadian journal of psychiatry,1994,39(3): 135-140.

[351]SUITS B. The grasshopper: games, life and utopia [M]. Toronto: University of Toronto Press,1978.

［352］THELEN E, KELSO J A S, FOGEL A. Self-organizing systems and infant motor development［J］. Developmental review,1987,7(1): 39-65.

［353］THELEN E, ULRICH B D, WOLFF P H. Hidden skills: a dynamic systems analysis of treadmill stepping during the first year［J］. Monographs of the society for research in child development, 1991,56(1): 1-103.

［354］THELEN E. Treadmill-elicited stepping in seven-month-old infants［J］. Child development,1986,57(6): 1498-1506.

［355］THOMAS J R. Acquisition of motor skills: information processing differences between children and adults［J］. Research quarterly for exercise and sport,1980,51(1): 158-173.

［356］TIEMAN B L, PALISANO R J, GRACELY E J, et al. Gross motor capability and performance of mobility in children with cerebral palsy: a comparison across home, school and outdoors/community settings［J］. Physical therapy,2004,84(5): 419-429.

［357］TODOROV A B, SCOTT C I, Jr. WARREN A E, et al. Developmental screening tests in achondroplastic children［J］. American journal of medical genetics,1981,9(1): 19-23.

［358］TOY C C, DEITZ J, ENGEL J M, et al. Performance of 6-month-old Asian American infants on the movement assessment of infants: a descriptive study［J］. Physical & occupational therapy in pediatrics,2000,19(3-4): 5-23.

［359］TREMBLAY M, LLOYD M. Physical literacy measurement: the missing piece［J］. Physical and health education journal,2010,76(1): 26-30.

［360］TURVEY M T, FITZPATRICK P. Commentary: development of perception-action systems and general principles of pattern formation［J］. Child development,1993,64(4): 1175-1190.

［361］USDA R, FURUYA M. Characteristics of child development in Okinawa: the comparisons with Tokyo and Denver and the implications for the developmental, screening［J］. Japanese journal of health and human ecology,1978,44(2): 67-73.

［362］UEDA R. Standardization of the Denver developmental screening test on Tokyo children［J］. Developmental medicine & child neurology,1978,20(5): 647-656.

［363］ULRICH B. Motor development: core curricular concepts［J］. Quest,2007,59(1): 77-91.

［364］VELDMAN S L C, SANTOS R, JONES R A, et al. Associations between gross motor skills and cognitive development in toddlers［J］. Early human development,2019,132: 39-44.

［365］VLAHOV E, BAGHURST T M, MWAVITA M. Preschool motor development predicting high school health-related physical fitness: a prospective study［J］. Perceptual and motor skills,2014, 119(1): 279-291.

[366]VOSS M W, NAGAMATSU L S, LIU-AMBROSE T, et al. Exercise, brain, and cognition across the life span[J]. Journal of applied physiology,2011,111(5): 1505-1513.

[367]VOSS M W, VIVAR C, KRAMER A F, et al. Bridging animal and human models of exercise-induced brain plasticity[J]. Trends in cognitive sciences,2013,17(10): 525-544.

[368]WAGNER M O, BOS K, JASCENOKA J, et al. Peer problems mediate the relationship between developmental coordination disorder and behavioral problems in school-aged children[J]. Research in developmental disabilities,2012,33(6): 2072-2079.

[369]WAND B M, CHIFFELLE L A, O'CONNELL N E, et al. Self-reported assessment of disability and performance-based assessment of disability are influenced by different patient characteristics in acute low back pain[J]. European spine journal,2010,19(4): 633-640.

[370]WANG C Y, HASKELL W L, FARRELL S W, et al. Cardiorespiratory fitness levels among US adults 20-49 years of age: findings from the 1999-2004 national health and nutrition examination survey[J]. American journal of epidemiology,2010,171(4): 426-435.

[371]WARD B, THORNTON A, LAY B, et al. Can proficiency criteria be accurately identified during real-time fundamental movement skill assessment?[J]. Research quarterly for exercise and sport,2020,91(1): 64-72.

[372]WARDEH M, COENEN F, CAPON T B. PISA: a framework for multiagent classification using argumentation[J]. Data & knowledge engineering,2012,75: 34-57.

[373]WAUGH R F, CHAPMAN E S. An analysis of dimensionality using factor analysis (true-score theory) and Rasch measurement: what is the difference? which method is better?[J]. Journal of applied measurement,2005,6(1): 80-99.

[374]WELLMAN B L. Motor achievements of preschool children[J]. Childhood education,1937, 13(7): 311-316.

[375]WENDLER A J. A critical analysis of test elements used in physical education[J]. Research quarterly. American association for health and physical eucation,1938,9(1): 64-76.

[376]WHITALL J. A developmental study of the interlimb coordination in running and galloping [J]. Journal of motor behavior,1989,21(4): 409-428.

[377]WIART L, DARRAH J. Review of four tests of gross motor development[J]. Developmental medicine and child neurology,2001,43(4): 279-285.

[378]WICKSTROM R L. Fundamental motor patterns (Health, human movement, and leisure studies)[M]. Washington: Lea & Febiger,1977.

［379］WILD M R. The behavior pattern of throwing and some observations concerning its course of development in children［J］. Research quarterly American association for health and physical education,1938,9(3): 20-24.

［380］WILLIAMS P D, WILLIAMS A R. Denver developmental screening test norms: a cross-cultural comparison［J］. Journal of pediatric psychology,1987,12(1): 39-59.

［381］WILLIAMS P D. The Metro-Manila developmental screening test: a normative study［J］. Nursing research,1984,33(4): 208-212.

［382］WILSON M. Constructing measures: an item response modeling approach［M］. New York: Routledge,2004.

［383］WILSON M, ADAMS R J. Rasch models for item bundles［J］. Psychometrika,1995,60(2): 181-198.

［384］WINNICK J P, SHORT F X. Physical fitness testing of the disabled: project unique［M］. Champaign, IL: Human Kinetics,1985.

［385］WONGPAKARAN N, WONGPAKARAN T, PINYOPORNPANISH M, et al. Development and validation of a 6-item Revised UCLA Loneliness Scale (RULS-6) using Rasch analysis［J］. British journal of health psychology,2020,25(2): 233-256.

［386］WRIGHT H C, SUGDEN D A, NG R, et al. Identification of children with movement problems in Singapore: usefulness of the movement ABC checklist［J］. Adapted physical activity quarterly,1994,11(2): 150-157.

［387］WYLIE A R T. Contribution to the study of the growth of the feeble-minded in height and weight［J］. Journal of Psycho-Asthenics,1903,8(1): 1-8.

［388］WYLIE A R T. Investigation concerning the weight and height of feeble-minded children［J］. Journal of Psycho-Asthenics,1899: 49.

［389］WYLIE A R T. Motor ability and control of the feeble-minded［J］. Journal of Psycho-Asthenics,1900,5(2): 52-58.

［390］ZALIENE L, MOCKEVICIENE D, KREIVINIENE B, et al. Short-term and long-term effects of riding for children with cerebral palsy gross motor functions［J］. BioMed research international,2018,2018(1): 1-6.

后 记

2014年，我有幸加入宋乃庆教授团队攻读博士学位。在宋老师的指导下，以"青少年动商测评量表编制与理论模型构建研究"为题申报的国家社科基金项目喜获立项资助，成为国内首项"动商"研究主题国家级项目。历经七年探索，以此为主题我完成了博士论文，承担的国家社科基金项目也通过结项。在博士论文和国家社科基金结项报告的基础上，经修订完善，遂为本书稿。

值此成稿之际，衷心感谢一路走来帮助我的专家、学者、同行朋友们！首先，特别感谢我的导师宋乃庆教授。宋老师独具慧眼地抓住了"动商"这一新课题，并指导我立项了多个国家级"动商"课题。其次，我要感谢南京理工大学动商研究院院长王宗平教授在我研究过程中的鼎力支持，感谢美国伊利诺伊大学朱为模教授提供海外动商研究访学平台。在研究过程中，我也得到了国内诸多专家的指导，这些专家有国内统计学与教育学界的郭建华教授、辛涛教授、郭戈教授、王光明教授、范先佐教授、张淑梅教授、钱志坚教授、孙法省教授等；国内体育学界的池建教授、梁建平教授、王子朴教授、马新东教授、李佑发教授、石岩教授、张力为教授、杨剑教授、王波教授、王成教授、甄志平教授、华立君教授、姜桂萍教授、汪晓赞教授、漆昌柱教授、方千华教授、张秋霞教授等；西南大学张辉蓉教授、陈婷教授、王建军教授、彭作祥教授、李玲教授、廖其发教授、范蔚教授、蔡金法教授、梁贯成教授、范涌峰教授、毕重增教授、刘义兵教授、王开发教授、黄启华教授、裴长根副教授等，感谢他们在我课题及书稿撰写过程中的大力支持与帮助。

本人自2015年从事"动商测评"研究，在这期间主持了动商主题国家社科基金2项，国家留学基金2项，国家2011协同创新基金1项；在SSCI、SCI期刊上发表了动商主题系列研究论文。基于动商测评成果的应用，在组织实施注意力缺陷多动症(ADHD)儿童运动模式干预方面的研究已获2022年国家重点研发计划立项资助。

回首走过的这些年，虽然学术上取得一点小成绩，但距离宋老师对我的要求还相差甚远。站在新时代的起点，我将不忘初心再出发，解放思想再起航。以动商测评为基础，以我国学龄儿童的健康发展为根基，努力钻研动商测评结果的应用，开发我国学龄儿童动商培育策略，以学龄儿童动商测评促进我国学龄儿童身体健康水平的提升。同时，以学龄儿童动商测评为基准，拓展青少年动商的测评的开发与应用。

　　本书的出版得到了西南大学出版社和西南大学体育学院的大力支持。付梓出版之际，向他们付出的辛勤劳动，表示最真挚的感谢。本书在写作过程中，参考了国内外专家学者的诸多著述，在此一并致谢。由于作者水平有限，行文难免有误，恳请各位同仁批评指正。